# 诺奖往事
## ——诺贝尔生理学或医学奖史话

张 铭 编著

科学出版社

北京

# 内 容 简 介

在人类文明发展的历程中,总有一些人用努力与智慧照亮了蒙昧中的黑暗,他们像群星一样闪耀在历史长河,诺贝尔奖获得者历来是人们最关注的那些最闪亮的星。诺奖百年,往事知多少?

本书通过专题史话的形式,以诺贝尔生理学或医学奖的获奖工作(包括部分与生物学相关的诺贝尔化学奖获奖工作)为主要案例,介绍了现代生命科学和医学发展中的一些重大史实、科学家的成长经历、重大科学发现的应用、相关评述,以及现代生物学研究的一些主要的哲学思想。其目的是普及现代生物学知识,传播科学精神和人文精神,提高科学素养。

本书可作为大学通识教育课程教材,也适合作为中小学教师的教学资料、广大青少年的课外读物、生物学和医学爱好者的科普读物。本书相关视频可在线观看爱课程网(http://www.icourses.cn)国家精品视频公开课"认识生命和疾病的历史——经典事例和启示"和中国大学 MOOC (https://www.icourse163.org)"诺贝尔生理学或医学奖史话"。

**图书在版编目(CIP)数据**

诺奖往事:诺贝尔生理学或医学奖史话 / 张铭编著. —北京:科学出版社,2018.9

　　ISBN　978-7-03-058670-4

　　Ⅰ.①诺…　Ⅱ.①张…　Ⅲ.①诺贝尔生理学或医学奖史话　Ⅳ.①R33

中国版本图书馆 CIP 数据核字(2018)第 201165 号

责任编辑:刘　畅 / 责任校对:杜子昂
责任印制:吴兆东 / 封面设计:铭轩堂

**科 学 出 版 社** 出版

北京东黄城根北街 16 号
邮政编码:100717
http://www.sciencep.com

北京虎彩文化传播有限公司印刷
科学出版社发行　各地新华书店经销

\*

2018 年 9 月第 一 版　开本:720×1000　1/16
2024 年 5 月第六次印刷　印张:17
字数:337 000

**定价:78.00 元**
(如有印装质量问题,我社负责调换)

# 前　言

作为一名师范院校的生物学教师，我长期从事"人体及动物生理学"课程的教学工作。在基础教育中，无论是小学阶段的"科学"和"自然"、初中阶段的"生理卫生"，还是高中阶段的"生物学"，有关生理学的内容都占有相当大的比重。因此，生理学在师范院校生物学科的教学体系中非常重要。生理学是医学的基础，涉及大量与人体和医学相关的知识，随着现代生物学的发展，生理学的内容既涉及整体机能的调控，也涉及分子和细胞层面的各种机制。生理学的内容多、名词多、机制多，不少学生戏称"生理生化，必有一挂"。在生理学教学中如何调动学生的学习兴趣，使他们喜欢学、愿意学呢？我采取的办法有：首先，强调生理学在今后工作和个人生活中的重要性，提醒大家即使不从事与生理学相关的教学和科研工作，学好生理学也有利于提高个人和家庭的生活质量；其次，就是在课堂内外给大家讲科学史和医学史的小故事，激发大家的学习兴趣。这些小故事非常吸引人，大家都很爱听。

2006 年，我将这些小故事整理为一门通识教育课程"生命科学史话"，课程讲了一年，发现学生对诺贝尔奖的获奖工作特别感兴趣，而对自古希腊到第一次工业革命之前的生命科学史兴趣不大。2007 年，我迅速对课程内容进行了调整，突出现代生物学的主要成就，以诺贝尔生理学或医学奖的获奖工作为主线，并将课程改名为"诺贝尔生理学或医学奖史话"。这个课程名称一直有争议，教务部门屡次要求更换，原因主要是：第一，课程名称太长；第二，课程名称中有个"或"字。我们曾多次征求学生的意见，大家还是觉得现在这个名字最贴近课程的内容。另外，在课程设计方面，基于 HPS 的教育理念，将科学史（history）、科学哲学（philosophy）和科学社会学（sociology of science）融为一体，以专题史话的形式突出生物学各学科的特点和重大发现的案例，而不是一味地介绍每一年的获奖成果和获奖者，将科学与人文相结合，培育学生的科学素养和人文精神。

这门课程在 2010 年获华中师范大学"优质综合素质课程"称号。在多个教学研究项目的支持下，2011 年进行课程内容的第二次整合。原课程 30 余个故事经优化调整为 12 讲，进一步将课程特色和课程建设的目标归纳为 5 点：①以讲故事的形式传播科学精神和人文精神；②以再现科学探索的过程，普及生命科学知识；③以重大发现的史实展现现代生物学的发展；④以趣闻轶事介绍科学家曲折多样的人生；⑤以科学史的经典案例启迪学生的创新思维。

2012 年，我在通识课程的基础上建设视频公开课"认识生命和疾病的历史"，并将内容精简为 6 讲。2013 年，"认识生命和疾病的历史"入选湖北省精品视频公开课，同年获教育部"本科教育工程"国家级精品视频公开课立项，并调整为 5 讲，在爱课程网上线，2013 年作为学校首批试点课程开展混合式教学。2014 年，"认识生命和疾病的历史——经典事例和启示"被评为教育部第五批国家精品视频公开课。2013 年，进行东西部高校课程共享联盟和三校共享联盟（北京师范大学、台湾师范大学和华中师范大学）在线课程建设。2015 年，入选智慧树网东西部高校课程共享联盟学分课程。2016 年，实现了华中师范大学和台湾师范大学海峡两岸共享学分课程的突破，进入台湾地区高校授课并被认可学分。2017 年，入选中国大学 MOOC。

在 2006 年课程开课初期，还没有一位大陆学者获得过诺贝尔三大自然科学奖，如何在我们的课程中彰显中国特色和民族自信呢？在分析中国生物学和医学领域重大成就的基础上，我设计了"屠呦呦和青蒿素"一讲，在课程中介绍有关中国学者的重要发现和优秀工作。此后在通识课程和视频公开课中改为"疟疾与青蒿素"和"下村修的绿色荧光蛋白和屠呦呦的青蒿素"，这是国内高校中较早介绍屠呦呦和青蒿素的本科通识课程之一。2015 年，屠呦呦成为我国大陆首位获得诺贝尔自然科学奖的学者。遗憾的是"下村修的绿色荧光蛋白和屠呦呦的青蒿素"一讲在精品视频公开课建设时被建议删掉。

这门课程已经开设 12 年了，每次讲起一个个故事，都难免有心中的感慨，甚至热泪盈眶。我觉得不是在讲给别人听，而是讲给自己听，是在培养自己的科学素养和人文精神。

科学史和医学史上不乏勇敢、无私的探索者，他们是推动人类文明发展和进步的先驱。在旁人看似疯狂的举动中，常常意味着科学研究中必然的选择。屠呦呦以身试药；发现磺胺的拉马克不但以身试药，而且在自己心爱的小女儿身上试药；发明脊髓灰质炎（小儿麻痹症）灭活疫苗的索尔克则在自己、自己的夫人和自己三个年幼的孩子身上试药。虽然索尔克没有获得诺贝尔奖，但脊髓灰质炎疫苗的发明拯救了多少人的生命！1975 年的诺贝尔生理学或医学奖得主杜尔贝科在索尔克的葬礼上感叹："如果人类健康的显著进步都不被看作科学贡献的话，我们不禁要问，科学在我们生活中又有什么作用呢？"

我们的课程名称是"诺贝尔生理学或医学奖史话"，但我们要传播的绝不是诺贝尔奖，而是这些获奖工作背后所体现的科学精神和人文精神！

伟大出自平凡，高尚源于平庸。很多当事者习以为常的小事，常常被后人津津乐道、传为美谈。这似乎就是历史的魔力，大浪淘沙、酿水成酒。

2011 年以后，我所在的华中师范大学限制了生物学专业的学生选修本专业的通识课程。有意思的是，作为在线课程，每年都有大批医学和生物学专业背景的工作者和学生选课。由此，经常会被问到两个问题：其一是能不能再讲深一点，其二是能不能讲点现代的进展并做一些获奖工作的预测。其实这两点对于我来说都很难，生物学专业涵盖的内容非常广泛，一个人很难对各个方向都很了解，而且作为本科的通识课程主要是基于高中生物学。另外，即使讲些进展和预测也是在其他学者研究的基础之上再做综合。对于重要的历史事件和人物，最好的检验方法就是时间。时间越久，越能看清一项成果的历史价值和一位学者的历史地位。这有点像看山，在山脚下都会觉得高大巍峨，一旦渐行渐远，则可看到山外有山。

科学是在不断发展和进步的，如果用现今的标准去看待历史上的科学，这种做法可能本身就不科学。适当地介绍科学发现的历史背景既有助于我们理解科学发现的价值和意义，也有助于培养人文精神。因此，相关知识的介绍使这本书既可以作为生物学和医学爱好者的读物，也可以作为普通大众的读物。

兴趣和爱好是内在的不竭动力，对历史的兴趣和爱好是这门课程和这本书的源头。即使没有经过历史学或相关专业学习，对历史的爱好也挥之不去，并不由自主地把这一爱好带进了教学工作，最终形成了这门课程和这本书，希冀具有相同爱好的朋友共鸣！

这门课程的建设和教学得到了很多老师和学生的帮助和建议，在此深表谢意！本书参考了大量著作和文献，书中不少图片引自相关网络，在此一并表示诚挚的谢意！

由于本人的学识有限，书中难免有疏漏和不足之处，希望读者批评指正！

张 铭

2018 年 8 月 30 日于桂子山

# 目　录

**CONTENTS**

# 第一章
# 诺贝尔和诺贝尔奖

## 第一节　"诺贝尔"姓氏的由来和诺贝尔生平简介

### 一、"诺贝尔"姓氏的由来

　　谈及诺贝尔奖，必须要先说诺贝尔，而说到诺贝尔则又会查谱溯宗。诺贝尔对自己的家谱没什么兴趣，这里也不做赘述，仅从这个举世闻名的姓氏说起。阿尔弗雷德·诺贝尔（Alfred Nobel，1833~1896）（本书中如无特殊说明，诺贝尔特指阿尔弗雷德·诺贝尔，见图 1-1）的姓氏诺贝尔（Nobel）是由拉丁文"诺贝利叶斯"（Nobelius）而来，这是一个典型的瑞典人的姓氏。诺贝尔的祖父老伊曼纽尔·诺贝利叶斯（Immanuel Nobelius，1757~1839）在 1775 年将他的姓改为诺贝尔（Nobel）。老伊曼纽尔·诺贝尔（即老伊曼纽尔·诺贝利叶斯）的大儿子小伊曼纽尔·诺贝尔（Immanuel Nobel，1801~1872）（图 1-2）就是阿尔弗雷德·诺贝尔的父亲。1827 年，小伊曼纽尔·诺贝尔娶安德烈特·阿尔塞尔（Andriette Ahlsell，1803~1889）（图 1-2）为妻，他们一共生育了 8 个孩子，但只有 4 个儿子长大成人，而且最小的儿子埃米尔·诺贝尔（Emil Oskar Nobel，1843~1864）死于

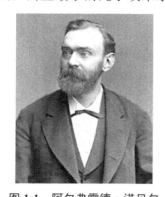

**图 1-1　阿尔弗雷德·诺贝尔**

（引自 http://www.nobelprize.org/alfred_
nobel/biographical/articles/life-work/）

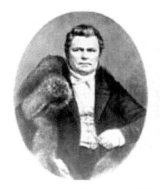
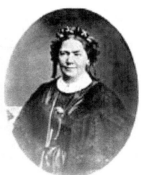

**图 1-2　诺贝尔的父亲和母亲**

（引自 http://www.nobelprize.org/alfred_nobel/biographical/articles/life-work/）

1864 年进行炸药实验时的意外爆炸，时年 21 岁。另外三个儿子，长子罗伯特·诺贝尔（Robert Nobel，1829～1896）和次子路德维希·诺贝尔（Ludvig Nobel，1831～1888），后来均成为著名的技术专家和成功的商人，三子即阿尔弗雷德·诺贝尔，是诺贝尔奖的创始人。罗伯特和路德维希均有后嗣，将其家族延续至今。

## 二、诺贝尔生平简介

### 1. 诺贝尔的青少年时代

阿尔弗雷德·诺贝尔于 1833 年 10 月 21 日出生在瑞典的斯德哥尔摩。诺贝尔出生后一直体弱多病，他的母亲用全部的爱来关怀这个羸弱的孩子，她相信他一定能长大成人。母亲的关爱使诺贝尔对母亲有一种特殊的情怀，这种情怀影响了他的人生。诺贝尔真正的学校教育仅仅是念了 2 年小学。当时，诺贝尔的父亲远在外地，家里靠母亲做点小生意维系一家四口人的生计，生活相当贫困。诺贝尔的父亲小伊曼纽尔·诺贝尔是个勤奋、善于思考的发明家和商人，但他的人生相当曲折。这位热衷于实验和发明的商人，总是因承包生意的失利而陷入困境。直到 1842 年，他发明的水雷和地雷得到了俄国的青睐，在圣彼得堡建立了自己的工厂，生活才逐渐好转。这一年，诺贝尔一家在俄国团聚。

在俄国，小伊曼纽尔·诺贝尔的事业蒸蒸日上，他为自己的孩子聘请了瑞典和俄国最好的老师。这种家庭教育对于兴趣广泛、热衷于发明和创新的诺贝尔家族来说，无疑比学校教育更为有效。同时，少年诺贝尔有机会接触自己的父亲、观察父亲的工作、了解父亲的思想，继承这个家族渴求知识、勤奋学习、不断创新、敢于冒险、坚韧不拔的传统。

1850 年，诺贝尔 17 岁的时候，离开圣彼得堡的家，进行了长达两年的游学。他去了他的祖国瑞典，另外还有德国、法国、意大利和美国。在这些工业化国家，诺贝尔了解和学习了很多先进的理论和技术，结识了不少学者和发明家，增长了见识，特别是有关化学和相关的应用技术。游学对于语言能力的提高无疑也是有益的，年轻的诺贝尔很快掌握了德语、英语、法语及瑞典语和俄语。

### 2. 发明雷管和黄色炸药

1853 年，克里米亚战争爆发。这场战争是俄国为了扩张自己的利益，与英国、法国、奥斯曼土耳其帝国和萨丁尼亚王国（意大利境内的封建王国）结成同盟而进行的一场战争。来自俄国军队的大量订单，使小伊曼纽尔·诺贝尔和他三个成年的儿子忙得不亦乐乎。地雷、水雷，诺贝尔父子的发明和才艺不仅满足了俄国军队的需要，也使诺贝尔家族获得了丰厚的经济收益和来自俄国沙皇的荣誉。但是好景不长，1855 年 9 月 8 日，英法联军在围攻 349 天后占领了克里米亚的塞瓦斯托波尔（就是现今俄罗斯和乌克兰争议的克里米亚，塞瓦斯托波尔是克里米亚半岛上著名的军港）。1856 年，克里米亚战争以俄国的战败结束。随着战争的结束，俄国新政府不再需要大炮和水雷，因此撕毁了与诺贝尔家族的一切订货合同。小伊曼纽尔·诺贝尔和他的三个儿子想尽办法，但依然于事无补。小伊曼纽尔·诺贝尔只能宣告破产，带着他的妻子和在俄国出生的小儿子埃米尔回到瑞典，而三个大一些的儿子则留在了圣彼得堡。当两个哥哥忙于收拾父亲留下来的公司事物时，诺贝尔则沉溺在化学和机械实验中，并得到了他一生中最初的几个专利。

回到瑞典的小伊曼纽尔·诺贝尔，在斯德哥尔摩郊外的家里建了一个小实验室，开始尝试硝化甘油的实验。1861年，诺贝尔弄到了一笔贷款，支持小伊曼纽尔·诺贝尔开始摸索硝化甘油的引爆实验。1863年，诺贝尔被父亲召回斯德哥尔摩，父子俩携手摸索引爆方法。就在这一年，诺贝尔发明了雷管。雷管可以安全地引爆硝化甘油，有学者认为，诺贝尔发明雷管的重要性超过其之后发明的黄色炸药，这项成就是自发明火药以来，在爆炸科学方面最伟大的进展。雷管引爆的方法虽然有多种改良，但其基本原理被沿用至今。

1864年9月3日，诺贝尔家族的硝化甘油实验工厂爆炸，弟弟埃米尔和其他4个人惨死。埃米尔年仅21岁，而且已经表现出诺贝尔家族成员特有的才干。这次爆炸不仅是对诺贝尔父母的巨大打击，也是对他们的邻居、甚至整个城市和国家的巨大震动，谁也不希望与炸弹为邻。此后的一些实验，诺贝尔不得不在斯德哥尔摩附近马拉伦湖中的泊船上进行。这次事故虽然没有摧毁小伊曼纽尔·诺贝尔的工作热情，但显然成为他长期操劳过度脊背上的最后一根稻草。此后，小伊曼纽尔·诺贝尔几乎卧床不起，直至1872年病故。而年轻的诺贝尔开始走向前台，实验、演示、专利、贷款、建工厂、推销，一件事接着一件事，诺贝尔的事业越来越兴旺。

硝化甘油是液体炸药，在制造和运输中危险重重、事故频频。如何将液体吸附使之成为固态，诺贝尔进行了各种实验，砂土、纸浆、木屑、砖灰、煤、干泥、石膏、黏土等，最后他选择了取自德国沼泽地区的硅藻土。硅藻土可以很好地吸附硝化甘油而又不破坏它的化学特性。吸附硝化甘油的硅藻土呈软块状，可以方便地成型和包装，运输方便安全，也很容易做成棍状塞进炮眼。诺贝尔把它称为"黄色炸药"。关于用硅藻土制作黄色炸药还有另外一种说法，当时工人在运输硝化甘油时，装油的桶有时会漏，工人就用硅藻土堵漏，事后发现吸附了硝化甘油的硅藻土仍可当炸药使用。由此，诺贝尔发明了黄色炸药。黄色炸药的发明满足了当时西方国家工业化过程中开矿、修路等很多重大工程建设的需要，当然也满足了西方列强争霸和掠夺的战争需要。订单滚滚、名誉四海，诺贝尔名利双收，他的工厂遍布欧美各地。

**3. 母亲和其他女性对诺贝尔的影响**

1889年，诺贝尔的母亲病故。母亲的病故对诺贝尔是一个巨大的打击。诺

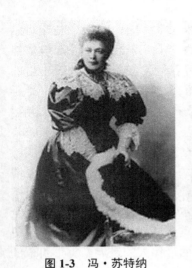

**图1-3 冯·苏特纳**

（引自 http://www.nobelprize.org/alfred_
nobel/biographical/articles/life-work/）

贝尔终生未娶，一般认为对诺贝尔一生影响很大的女性有三位，排在第一位的就是他的母亲。诺贝尔自小体弱多病，当时又是家中的幼子，母亲对他的关爱自然比两位哥哥更多，因此诺贝尔和母亲的关系一直很好。排在第二位的是冯·苏特纳（Bertha von Suttner，1843～1914）（图1-3），苏特纳的魅力和她的和平主义思想影响了诺贝尔。排在第三位的是索菲·赫斯（Sofie Hess，1856～1919），赫斯比诺贝尔小23岁，她的悲惨家事和模特式的迷人使诺贝尔深陷不能自拔。母亲的病故使诺贝尔开始认真地考虑自己的身后安排，套句小品中的话就是"人死了，钱没花完怎么办？"

1889年和1893年，诺贝尔先后两次立下遗嘱。1895年，诺贝尔立下第三次遗嘱，并作为最终遗嘱，遗嘱中明确说明要设立诺贝尔奖。

1896年12月10日，诺贝尔在意大利的圣雷莫去世，享年63岁。

## 第二节 诺贝尔遗嘱

1895年11月27日，诺贝尔在巴黎签署了第三次遗嘱，也是最后一份遗嘱（图1-4）。诺贝尔在遗嘱中写道："我所留下的全部可变换为现金的财产，将以下列方式予以处理。这份资本由我的执行者投资于安全的证券方面，并将构成一种基金；它的利息将每年以奖金的形式，分配给那些在前一年里曾赋予人类最大利益的人。上述利息将被平分为5份，其分配办法如下：一份给在物理方面有最重要发现或发明的人；一份给有过最重要的化学发现或改进的人；一份给在生理或医学领域有过最重要发现的人；一份给在文学方面曾创作出有理想主义倾向的最杰出作品的人；一份给曾为促进国家之间的友好、为废除或裁减常备军队，以及为举行和平会议做出过最大或最好工作的人。物理和化学奖金，将由瑞典皇家科学院授予；生理或医学奖金，由在斯德哥尔摩的皇家卡罗琳医学院授予；文学奖金，由在斯德哥尔摩的瑞典文学院授予；和平奖金，由挪威议会选出的一个五人委员会来授予。我明确的愿望是，在颁发这些奖金的时候，对于授奖候选人的国籍丝毫不予考虑，不管他是不是斯堪的纳维亚人，只要他值得，就应该授予奖金"（埃里克·伯根格伦，1983）。

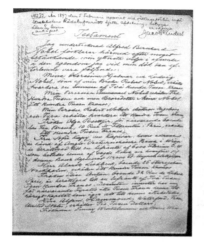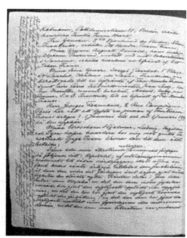
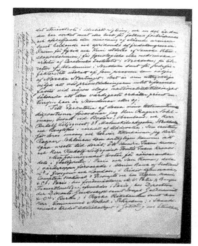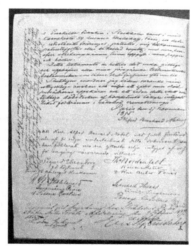

图 1-4　修改于 1895 年 11 月 27 日的诺贝尔的最后遗嘱

（引自 http://www.nobelprize.org/alfred_nobel/will/will-full. html）

1896 年，诺贝尔去世后，如何执行诺贝尔遗嘱是一个相当复杂的问题，涉及财产清算、不同国家的法律、诺贝尔家族的继承权和瑞典政府的利益等诸多问题，因为这几乎是当时世界上捐献的最大的一笔个人财富。几经周折，直到 1900 年 6 月 29 日，瑞典国王在瑞典议会颁布了管理诺贝尔基金会和诺贝尔奖金颁发机构的章程，诺贝尔奖获得者的选择才开始真正进行。因此，第一届诺贝尔奖是在诺贝尔去世 5 年后的 1901 年。

在诺贝尔奖相关章程之下建立了如下机构：诺贝尔基金会及其理事会和董事会；瑞典皇家科学院、皇家卡罗琳医学院、瑞典文学院和挪威议会的诺贝尔委员会 4 个奖金颁发机构；分别负责每项奖金事务的 5 个诺贝尔委员会；分别对每家奖金颁发机构负责的 4 个诺贝尔学会。

# 第三节  诺 贝 尔 奖

诺贝尔奖设置了 5 个奖项，即诺贝尔物理学奖（The Nobel Prize in Physics）、诺贝尔化学奖（The Nobel Prize in Chemistry）、诺贝尔生理学或医学奖（The Nobel Prize in Physiology or Medicine）、诺贝尔文学奖（The Nobel Prize in Literature）和诺贝尔和平奖（The Nobel Peace Prize）。其中诺贝尔物理学奖、诺贝尔化学奖和诺贝尔生理学或医学奖被称为诺贝尔三大自然科学奖。自 1901 年诺贝尔奖初次颁发至今的 100 余年，其获奖者或获奖工作有争议、不足，甚至有错误，但基本上反映了现代自然科学的主要成就。而诺贝尔文学奖和诺贝尔和平奖，由于政治、文化和意识形态上的差异和分歧，几乎争议不断。本书中主要介绍的是与生命科学相关的诺贝尔奖获奖工作，主要是诺贝尔生理学或医学奖的获奖工作，也有一些与生命科学相关的诺贝尔化学奖的获奖工作，以及一些未获奖的重要工作。

1968 年，瑞典银行在纪念它成立 300 周年之际，决定设立"瑞典银行阿尔弗里德·诺贝尔纪念经济学奖金"（The Sveriges Riksbank Prize in Economic Sciences in Memory of Alfred Nobel），常简称为诺贝尔经济学奖。每年由这家银行提供与当年诺贝尔奖金相同金额的奖金，交由诺贝尔基金会统一使用。诺贝尔经济学奖，由瑞典皇家科学院负责颁发。对获奖候选人的推荐、奖金的评判和授奖仪式等规则，基本与其他诺贝尔奖金一致，其相关获奖内容也发布在诺贝尔奖的官方网站上（https://www.nobelprize.org/）。

截至 2017 年，诺贝尔奖（含诺贝尔经济学奖）共颁发了 585 次，产生了 923 位获奖者（表 1-1），其中有 49 位女性获奖者。个人获得两次诺贝尔奖的有 4 位：居里夫人（Marie Curie，1867~1934；获 1903 年诺贝尔物理学奖和 1911 年诺贝尔化学奖）、巴丁（John Bardeen，1908~1991；获 1956 年和 1972 年诺贝尔物理学奖）、鲍林（Linus Pauling，1901~1994；获 1954 年诺贝尔化学奖和 1962 年诺贝尔和平奖）、桑格（Frederick Sanger，1918~2013；获 1958 年和 1980 年诺贝尔化学奖）。有 5 对夫妇分享了诺贝尔奖，获奖者中还有一对母女、一对父女、6 对父子和一对兄弟。居里夫人一家 5 人次获奖（居里夫人 2 次，居里 1 次，居里夫人的大女儿和女婿分享 1 次），居里夫人的小女婿亨利·拉波易斯（Henry Richardson Labouisse Jr.，1904~1987）代表联合国儿童基金会接受了 1965 年诺贝尔和平奖，也就是说居里夫人一家 6 人次登上了诺贝尔奖颁奖台。

**表 1-1　1901～2017 年诺贝尔奖基本数据**

| 诺贝尔奖类别 | 颁发次数 | 获奖人数 | 单人获奖 | 两人分享 | 三人分享 |
|---|---|---|---|---|---|
| 物理学奖 | 111 | 207 | 47 | 32 | 32 |
| 化学奖 | 109 | 178 | 63 | 23 | 23 |
| 生理学或医学奖 | 108 | 214 | 39 | 32 | 37 |
| 文学奖 | 110 | 114 | 106 | 4 | — |
| 和平奖 | 98 | 104 + 27 | 67 | 29 | 2 |
| 经济学奖 | 49 | 79 | 25 | 18 | 6 |
| 总计 | 585 | 923 | 347 | 138 | 100 |

注：引自 http://www.nobelprize.org/nobel_prizes/facts/；和平奖有 27 次颁发给国际组织

哪些学者有资格推荐诺贝尔奖的候选人呢？

诺贝尔物理学奖和诺贝尔化学奖推荐人主要有：瑞典皇家科学院的瑞典或外国院士；诺贝尔物理和化学委员会的委员；曾被授予诺贝尔物理学奖和化学奖的科学家；在瑞典乌普萨拉大学、瑞典隆德大学、挪威奥斯陆大学、丹麦哥本哈根大学、芬兰赫尔辛基大学、瑞典卡罗琳医学院和瑞典皇家理工学院永久或临时任职的物理和化学教授，以及在斯德哥尔摩大学有永久性职务的该学科的教员；根据各国学术中心所在，由皇家科学院选择至少 6 所大学或具有同等水平学院的提名人选；瑞典皇家科学院认为符合邀请目的的其他科学家。

诺贝尔生理学或医学奖的推荐人主要有：瑞典卡罗琳医学院教学机构的成员；瑞典皇家科学院医学部院士；以前的诺贝尔生理学或医学奖获得者；瑞典乌普萨拉大学、瑞典隆德大学、挪威奥斯陆大学、丹麦哥本哈根大学和芬兰赫尔辛基大学医学院的院务成员；由授奖单位根据各国学术中心所在，选择至少 6 个医学院的提名人选；瑞典卡罗琳医学院认为符合邀请目的的其他科学家。

诺贝尔生理学或医学奖产生的主要过程：每年 5 月，诺贝尔奖委员会会确定 6 个医学院和符合邀请目的的其他科学家作为提名人选，其他提名人选相对固定。9 月，诺贝尔奖委员会向大约 3000 名有诺贝尔生理学或医学奖候选人提名权的学者发出邀请书，征求候选人。提名必须是书面的，而且需要提供有公开资料支持的提名理由。提名在次年元月底之前完成。经诺贝尔奖委员会筛选，在 2 月产生初选名单。3～5 月，初选名单提交每年临时指定的专家评审。7～8 月，诺贝尔奖委员会根据专家意见撰写报告。9 月，诺贝尔奖委员会提交报告给卡罗琳医学院的诺贝尔学会进行讨论，推荐最后的候选人。10 月初，诺贝尔学会成员无记名投票表决，确定本年度的获奖者，并公布获奖名单。

有关诺贝尔奖的提名信息有 50 年的保密期，除生理学或医学奖的提名信息仅公开到 1953 年，其他各奖项均已公开至 1966 年或 1967 年，可在诺贝尔奖提名数据库查询（https://www.nobelprize.org/nomination/archive/）。

诺贝尔奖得主会得到些什么奖励？每位诺贝尔奖得主会得到一枚奖牌（图 1-5）、一本证书和一张支票。诺贝尔奖奖牌的正面为诺贝尔的头像浮雕和生卒日期（经济学奖略有不同），生卒日期用的是罗马数字。罗马数字和阿拉伯数字最重要的不同就是罗马数字没有零这个数字，因此表示大数字时很不方便。诺贝尔奖章上的诺贝尔出生年月的罗马数字 NAT. MDCCC ⅩⅩⅩⅢ；OB. MDCCC ⅩCⅥ转化为阿拉伯数字 M（1000）D（500）C（100）C（100）C（100）X（10）X（10）X（10）I（1）I（1）I（1）相加即 1833；M（1000）D（500）C（100）C（100）C（100）XC（90）Ⅵ（6）相加即 1896（表 1-2）。诺贝尔生理学或医学奖奖牌的背面图案，是一位医学女神收集从岩石上涌出的水给患病女孩解渴，她的膝上放着一本打开的书。诺贝尔物理学奖和化学奖的背面图案是一样的，女神伊希斯（Isis）从云中浮现，圣母手握象征着财富和科学智慧的号角，轻轻拉开女神的面纱，露出她冷峻的面容，意喻人类文明的不断进步和发展。每一本诺贝尔奖获奖证书都不一样，主要由瑞典和挪威的艺术家、书法家亲手绘制，证书上的绘画则是用艺术的形式展示获奖者的研究成果，每一本都堪称一件独一无二的艺术品（图 1-6）。DNA 双螺旋结构的发现者之一、1962 年诺贝尔生理学或医学奖获奖者克里克（Francis Crick，1916～2004）在 2004 年去世后，其奖牌（图 1-5）和证书于 2013 年以 227 万美元的价格拍卖，收藏家是一位美籍华人。

表 1-2　罗马数字和阿拉伯数字对照表

| 罗马数字 | 阿拉伯数字 | 罗马数字 | 阿拉伯数字 | 罗马数字 | 阿拉伯数字 |
|---|---|---|---|---|---|
| Ⅰ | 1 | ⅩⅠ | 11 | ⅩⅩⅩ | 30 |
| Ⅱ | 2 | ⅩⅡ | 12 | ⅩL | 40 |
| Ⅲ | 3 | ⅩⅢ | 13 | L | 50 |
| Ⅳ | 4 | ⅩⅣ | 14 | LⅩ | 60 |
| Ⅴ | 5 | ⅩⅤ | 15 | LⅩⅩ | 70 |
| Ⅵ | 6 | ⅩⅥ | 16 | LⅩⅩⅩ | 80 |
| Ⅶ | 7 | ⅩⅦ | 17 | ⅩC | 90 |
| Ⅷ | 8 | ⅩⅧ | 18 | C | 100 |
| Ⅸ | 9 | ⅩⅨ | 19 | D | 500 |
| Ⅹ | 10 | ⅩⅩ | 20 | M | 1000 |

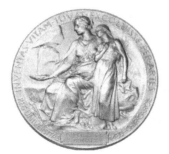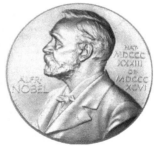

图 1-5　诺贝尔生理学或医学奖奖牌（克里克——1962 年的获奖者）

（引自 http://jjckb.xinhuanet.com/invest/2013-03/01/content_431168.htm）

扫一扫　看彩图

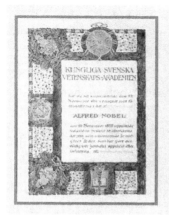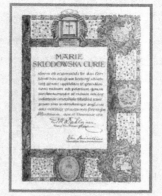

图 1-6　居里夫人 1911 年的获奖证书

（引自 https://en.wikipedia.org/wiki/Marie_Curie#/media/File：Marie_
Sk%C5%82odowska-Curie%27s_Nobel_Prize_in_Chemistry_1911.jpg）

扫一扫　看彩图

　　每年一度的诺贝尔奖颁奖仪式在 12 月 10 日诺贝尔的逝世日举行。诺贝尔奖的颁奖仪式显得正式和繁冗，那些沉溺于学术的精英多少有些不适应，但最终这些桂冠得主几乎都还是按瑞典人的要求一丝不苟地度过"诺贝尔周"。这种庄重的仪式，表达了瑞典人对为人类文明做出杰出贡献的人们的尊敬，也表达了瑞典人对诺贝尔和诺贝尔奖所代表的瑞典文化和传统的尊敬。

## 第四节　诺贝尔为何设置诺贝尔奖

　　诺贝尔为何设置诺贝尔奖？这似乎是一个很难回答的问题，因为不同的人有不同的解读。对于诺贝尔来说，在他母亲去世时，他也得到了一份遗产。诺贝尔除了保留母亲的照片之外，其他遗产均捐献给了慈善机构。诺贝尔认为，金钱，只要能解决个人的生活就够了。若是多了，它会成为遏制人才的祸害。诺贝尔也反思过他的发明在战争中的大量应用，他认为，由于炸药伤害了那么多人，需要他来补偿。此外，冯·苏特纳女士对诺贝尔的影响也不容忽视。早年，未婚的金斯基女伯爵（冯·苏特纳婚前姓氏）用 5 种文字的应聘信回复诺贝尔用 5 种文字发布的招聘书时，诺贝尔就被她所吸引。诺贝尔曾经婉转地问苏特纳，你的心还自由吗？可惜回答是否定的。这位女性的经历使她成为一名著名的和平主义者，有人认为她的魅力和和平主义思想影响了诺贝尔。有意思的是，冯·苏特纳获得了 1905 年的诺贝尔和平奖。而爱因斯坦（Albert Einstein，1879～1955；获 1921 年诺贝尔物理学奖）则认为诺贝尔设立诺贝尔奖，特别是诺贝尔和平奖是为了赎罪："Alfred Nobel invented an explosive more powerful than any then known—an exceedingly effective means of destruction. To atone for this 'accomplishment' and to relieve his conscience, he instituted his award for the promotion of peace"（引自 https://www.nobelprize.org/alfred_nobel/biographical/articles/ tagil/）。

# 第五节　（外一篇）从硝酸甘油到伟哥

诺贝尔成功的重要原因之一就是在 1864 年发明了用硅藻土吸收硝化甘油（主要成分是硝酸甘油）的方法制作安全炸药。几乎在同一时代，医学界发现硝酸甘油对心脏病有很好的治疗作用。这不禁令人好奇，炸药也是良药？人们无法解释硝酸甘油治疗心脏病的机制。诺贝尔本人患有严重的心脏病，但他拒绝使用硝酸甘油进行治疗，因为在研究和制作炸药时，诺贝尔就发现吸入硝酸甘油后会产生剧烈的头痛，所以他认为用硝酸甘油治病"令人啼笑皆非"，对于他"是一个巨大的讽刺"。

直到 100 年后的 1977 年，美国的穆拉德（Ferid Murad，1936～）在研究治疗心绞痛的硝酸甘油和其他可扩张血管的硝酸盐类物质的药理作用时发现，这些硝酸类药物都可以释放出一氧化氮（NO）。他们推测一氧化氮这种气体分子可能有信号传递的作用，并因此松弛血管平滑肌，缓解心绞痛。但穆拉德的发现和假说没有得到足够的重视。

确认一氧化氮是信号分子的作用源自另外一个著名的实验。美国的弗契哥特（Robert F. Furchgott，1916～2009）是研究血管生理的专家，他在 1953 年就发现乙酰胆碱（ACh）会导致兔离体血管条的收缩，这与家兔静脉注射导致血管舒张的结果正好相反。当时推测可能是激活了不同的受体。这一现象后来被称为"乙酰胆碱悖论"（the paradox of ACh），困扰学术界 20 余年。1978 年，弗契哥特实验室的一个实验员戴维（David）在做一个经典的实验时发现结果总是相反：用拟胆碱类物质 CCh（乙酰胆碱的类似物，作用与乙酰胆碱一样）作用于血管标本时，血管舒张；而以往实验室的实验结果都是收缩。难道是"乙酰胆碱悖论"在作祟吗？戴维将这一现象报告给了弗契哥特。弗契哥特通过对实验过程的仔细观察，发现戴维使用的血管标本是血管环而不是实验室经典的血管条。难道血管标本的制作差异会导致不同的结果吗？进一步观察发现，在做血管条时，常把血管的内面搭在手指上，而做血管环时则没有这一步骤。是不是做血管条时损伤了血管内皮而产生了相反的作用呢？经过反复的实验，弗契哥特发现血管内皮是否存在是决定血管舒张或收缩的关键。如果血管内皮完整，乙酰胆碱可使血管舒张；如果去掉血管内皮，乙酰胆碱可使血管收缩。

1979 年，上述研究被发表[Furchgott RF，Davidson D，Lin CI. 1979. Conditions which determine whether muscarinic agonists contract or relax rabbit aortic rings and strips. Blood Vessels，16（4）：213～214]，弗契哥特还破例将戴维的名字放在第二位，"乙酰胆碱悖论"由此解开。血管内皮通过什么机制使乙酰胆碱产生不同的效应呢？弗契哥特设计了一个类似三明治的复合实验，发现血管内皮细胞可以释放一种物质，这种物质改变了乙酰胆碱的效能。1982 年，弗契哥特发表论文将这一物质命名为内皮舒张因子（endothelium-derived relaxing factor，EDRF）。

内皮舒张因子又是什么东西呢？1986 年夏季，美国实验生物学会的一次研讨会上，弗契哥特报告了有关内皮舒张因子的研究进展，认为可能是一氧化氮（NO）。伊格纳罗（Louis J. Ignarro，1941～）赞同弗契哥特的观点，也认为内皮舒张因子是一氧化氮，而且其实验表明含硝基的药物和乙酰胆碱诱导的 EDRF 都能使血管平滑肌中的环鸟苷酸（cGMP）升高 [而不是环腺苷酸（cAMP）]，出现血管舒张反应。

说者无意，听者有心！英国的孟卡达（Salvador Moncada，1944～）在会上听到这个报告，会议还没结束他就匆匆忙忙回到了英国，他要证明 EDRF 就是 NO。很快，他的实验结果发表在 1987 年的 *Nature* 上。1986 年，弗契哥特和美国的伊格纳洛指出内皮舒张因子可能是一氧化氮，或者一氧化氮是内皮舒张因子的重要成分。1987 年，孟卡达确认内皮舒张因子就是一氧化氮。一氧化氮是一个信号分子，可激活细胞内鸟苷酸环化酶（GC），增加 cGMP 水平，从而导致血管舒张，而硝酸甘油可以产生一氧化氮。这一结果表明穆拉德的实验和推测是完全正确的。

一氧化氮这个常温下的气体可以作为信号分子！有关一氧化氮的研究和药物开发迅速风靡全球。在研发治疗心血管疾病药物西地那非（Sildenafil）时，意外地发现其治疗男性勃起功能障碍更为有效，这就是万艾可（Viagra），即"伟哥"。

伟哥的意外发现使一氧化氮的研究为大众所知。

1998 年，弗契哥特、伊格纳洛和穆拉德分享了这一年度的诺贝尔生理学或医学奖（图 1-7）。孟卡达没有获得诺贝尔奖。英国科学家约翰·文（John Vane，1927～2004）因在 1971 年发现了阿司匹林可预防血小板的凝结以减轻血栓带来的危险获得了 1982 年诺贝尔生理学或医学奖，而孟卡达作为约翰·文的学生和主要完成者没能获奖，这次又与诺贝尔奖擦肩而过（图 1-8）。

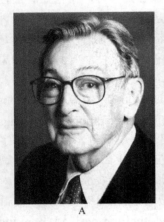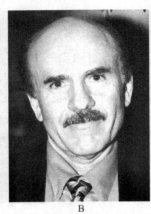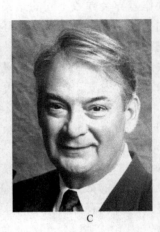

A  B  C

**图 1-7  弗契哥特（A）、伊格纳洛（B）和穆拉德（C）**

（引自 https://www.nobelprize.org/nobel_prizes/medicine/laureates/1998/）

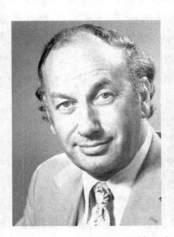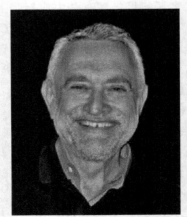

**图 1-8  约翰·文（A）和孟卡达（B）**

（引自 https://www.nobelprize.org/nobel_prizes/medicine/laureates/1982/vane-facts.html；

http://www.ucl.ac.uk/histmed/audio/neuroscience/moncada/）

　　硝酸甘油可迅速缓解心绞痛，但如果长期服用则会导致心力衰竭。这是因为一氧化氮产生不足会影响心血管系统的正常功能，但过量的一氧化氮则会产生心脏损伤而致命。作为信号分子，一氧化氮是一把双刃剑。如果诺贝尔遵从医嘱，硝酸甘油无疑可以延长他的寿命，但诺贝尔的心脏病和脑出血是否与研究炸药时长期吸入硝酸甘油有关呢？如果真的有关的话，真是成也萧何，败也萧何（张铭，2015）。

# 第二章
# 诺贝尔生理学或医学奖百年史

## 第一节　多彩多姿、令人着迷的生命现象

在浩瀚的宇宙中，地球只是一颗沙粒，但这颗沙粒有着无与伦比的光芒，因为在地球上存在着奇妙无比的生命现象。有人提出人类最好奇的四大科学问题是物质的本质、宇宙的起源、生命的本质和智力的产生。其中两个都与生命科学相关。"我是谁，我从哪里来，我要到哪里去"既是哲学问题，也是生物学问题。生命的本质、生命的起源和生命的演化是人类最为好奇的生物学问题，也是生物科学工作者从事生物学研究的原动力之一。

在生物学学科体系形成之前，有关生物学的研究通常属于博物学的范畴，从应用来看，主要表现在农学和医学两个方面。在医学方面，人类最古老的四大文明，都在长期经验积累的基础上建立了具有自身文明特点的传统医学，这种传统医学充斥了经验主义、哲学思辨和玄学。就其本质来说，难有伯仲之分；就其经验来说，仍使今人受益。

生命科学的形成与发展，从农学、医学、博物学，到生物学，再到生命科学。生命科学的内容有三个大的方面：一是宏观论证（形而上学），如生物学哲学、生物伦理学；二是研究问题（主题学科），如生理学、遗传学；三是技术手段（方法学科），如解剖学、细胞学。但技术手段与主题学科紧密结合，形成相互融合的学科，如细胞生物学、分子生物学。在生物学体系形成的过程中，方法学科和主题学科往往共同发展，从表面观察、解剖（包括植物的解剖、动物的解剖和人体的解剖），到显微镜的应用，再到电子显微镜和分子生物学技术的应用，生物学的主题学科从动植物的分类学，到胚胎学和细胞学，再到遗传学。随着生命科学的发展，一方面，生命科学的分科越来越细，如植物分子遗传学；另一方面，生命科学又不断出现学科的整合，如系统生物学。更细的分科研究有利于用某些方法或手段对某些具体的问题进行更深入的了解和探索，而整合学科的出现则有利于从整体上全面地认识生命现象。

人类对生命现象的好奇和兴趣，最初是生命现象的多样性。现代生命科学

认为生物多样性包括物种多样性、遗传多样性和生态系统多样性。生命现象是以生命有机体的个体存在为主要表现形式，细胞是生命有机体最基本的结构和功能单位，基因是生命有机体遗传和变异的物质基础，而不同生物有机体之间的相互关系及它们与环境之间的相互关系则构成了丰富多彩的宏观生命世界。在 20 世纪 40 年代，奥地利物理学家薛定谔（Erwin Schrödinger，1887～1961）在《生命是什么》一书里提出，无论是生命还是非生命，其最基本的构成都是基本粒子。对于生命有机体来说，生物大分子是大多数生物学研究中最底层的研究对象。当然化学的小分子也参与生物活动，但主要是辅助功能。由生物大分子、细胞器、细胞、组织、器官、系统、个体、种群、群落、生态系统和生物圈构成了生物学的主要层次。对于普通人来说，千姿百态的生物种类、丰富多彩的生态系统，是人类对于生命现象和生物世界最生动和最直观的认识，也是人类精神、理想、寄托等价值观的源泉。

恩格斯（Friedrich Engels，1820～1895）曾将细胞学说、生物进化论（图 2-1～图 2-3）和能量守恒定律称为十九世纪自然科学的三大发现。这三大发现无一不与生物学相关，无一不与生物学家相关。能量守恒定律的创立者之一迈尔（Julius von Mayer，1814～1878）是一位德国医生，他在运用放血疗法对船员因水土不服而患病进行治疗时，想到了新陈代谢中能量的问题。迈尔通过实验研究发表了关于能量守恒的论文。能量守恒定律的另一位创立者亥姆霍兹（Hermann von Helmholtz，1821～1894）

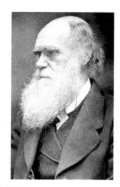
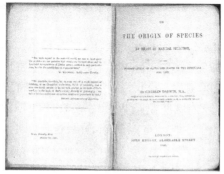
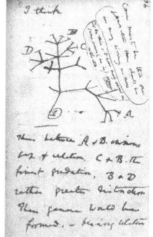

图 2-1　达尔文与物种起源

（引自 http://news.cntv.cn/world/20100812/104413.shtml；http://tupian. baike.com/ a0_57_96_01300000362281127842961132915_jpg.html）

图 2-2　达尔文在 1837 年绘制的进化树

（引自 Darwin，2009）

扫一扫　看彩图

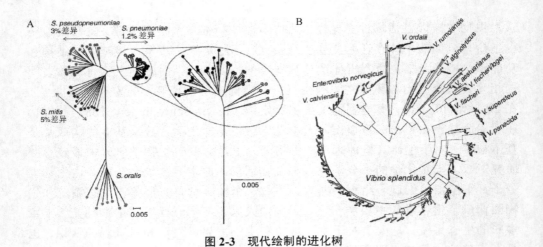

**图 2-3　现代绘制的进化树**

（引自 Darwin，2009）

也毕业于医学院，早期一直从事生理学研究，提出和验证了著名的三原色学说。亥姆霍兹后来转向物理学研究，成为德国历史上最著名的物理学家之一。生命科学的核心理论主要有进化论、细胞学说、遗传学原理、分子生物学理论、稳态理论五大学说或理论。进化论讨论生命现象的由来和发展；细胞是生命有机体最基本的结构和功能单位；遗传学原理揭示生命有机体的延续和变化；生物大分子是大多数生命科学研究最底层的结构，分子生物学理论主要探讨结构与功能的关系、现象与本质的关系（基因型与表现型）、效应与信号转导的关系；稳态理论则表述从分子、细胞、个体、生态系统乃至社会等不同层次中各种因素的相互关系。

## 第二节　生理学对生物学体系形成的影响

恩格斯说哈维发现血液循环而把生理学确立为科学。如果以英国生理学家哈维（William Harvey，1578～1657）1628 年发表的《心血运动论》（全称为《关于动物心脏与血液运动的解剖研究》）为近现代生理学的发端，生理学的发展历程经历了几个重要的阶段，这些阶段以当时代表性的理论、学说和人物为标尺。除哈维的《心血运动论》外，重要的事件还有贝尔纳（Claude Bernard，1813～1878）"内环境"概念的提出和"稳态"概念的形成；生理学研究方法的形成和离子学说的建立等。这些工作不仅完善了生理学的学科体系和研究方法，还推动和促进了整个生物学体系的形成和完善，许多生理学家成为生物学中新兴学科的创始人。从历史来看，生理学对生物学体系的形成和发展产生了重要作用。

## 一、哈维的《心血运动论》使生理学从自然哲学中脱颖而出

现代科学起源于古希腊的自然哲学。在现今生物学各学科中，最先从自然科学中独立出来的是生理学，其标志性事件就是英国生理学家哈维在 1628 年发表了《心血运动论》。为什么在生物学领域是生理学首先摆脱自然哲学的思想？为什么是血液循环的理论成为生理科学的奠基石？这其中有着历史的必然性。

第一，宇宙与人是人类最好奇的两个领域。人体的结构与功能，以及疾病的成因与治疗是人类最渴望探索的奥秘，有关人体及其相关疾病的研究一直是各民族传统文化所关注的首要问题之一。第二，有关血液的问题是当时西方医学界的核心问题。从希波克拉底（Hippocrates，公元前 460～前 370）的体液学说到盖伦（Galen，129～210）的三元气学说都与血液密切相关。第三，结构与功能的关系是生理学研究的主题，也是生物学研究的主题。而血液循环的研究特别适合初级的观察与实验，既不需要太复杂的设备，也不需要过于烦琐的实验，需要的是对人和各种动物的细致观察和结扎臂膀等一些简单的实验。当然由于未能使用显微镜，毛细血管未被哈维发现。第四，尽管哈维不是第一位提出血液循环的学者，但哈维是第一位通过实证主义方法证明血液是循环的学者。塞尔维特（Michael Servetus，1511～1553）发现肺循环、法布里修斯（Hieronymus Fabricius，1537～1619）发现静脉瓣，以及培根（Francis Bacon，1561～1626）有关归纳与实证的科学研究方法的提出和应用都为哈维心血运动论的提出提供了良好的时代背景和科学背景。

哈维《心血运动论》最重要的一个贡献就是运用了归纳与实证的科学方法。实证，用实验说话逐渐成为生理学研究的主要方法。自 17 世纪后叶，英国皇家学会成立后，主要的学术活动就是观察那些新奇的实验，其中生理学实验是主要内容之一。哈维因条件的局限，未能说明血液是如何由动脉流向静脉的。哈维去世后，意大利的马尔皮基（Marcello Malpighi，1628～1694）和荷兰的列文虎克（Antonie van Leeuwenhoek，1632～1723）分别向英国皇家学会提交了自己的观察结果，确认了毛细血管的存在。

意大利生理学家伽伐尼（Luigi Galvani，1737～1798）和物理学家伏特（Alessandro Volta，1745～1827）的生物电和原电池之争是科学史上著名的论战，伏特曾到英国皇家学会演示自己的实验以证明原电池理论。

这些事例表明生理学发展历程中实证主义思想的广泛应用，这些应用推动和促进了生物学研究方法和研究思想的发展。

哈维对每搏输出量和血量的量化推导和理性分析很清晰地表明人体不可能在一定时间内造出超出自身重量几倍的血量，因而血液一定是在体内循环的。科恩（Jerome Bernard Cohen，1914～2003）认为："哈维对生物学和医学

的生理学基础所带来的根本变革体现在三个方面，一是把实验和仔细的直接观察作为发展生物学和建立生命科学知识的手段稳固地确立了下来，这是最伟大的意义。二是定量推导的引进，并以此作为把握生命进程的基础。三是血液循环的发现十分简单地使生理学思想革命化了"（张永平和殷正坤，2006）。

## 二、多学科的形成——由人体的问题延伸到生物学的各个领域

### （一）从内环境到稳态

生理学对生物学影响最为广泛的基本概念之一就是内环境（inner environment）和稳态（homeostasis），内环境和稳态理论在生物学领域得到了广泛的应用。

1857 年，法国生理学家贝尔纳在"有机体体液的生理特征和病理变化"的讲座中首次提出了生物有机体内环境的概念，他认为在多细胞的生物有机体内，其组织细胞不直接接受外界环境的作用，而是处于主要由体内循环的体液所组成的内环境之中。1865 年，贝尔纳在《实验医学研究导论》（*An Introduction to the Study of Experimental Medicine*）一书里对内环境和内环境的恒定进行了深入的解释和论述。他认为："对于高等动物的实验，我们至少要考虑两种环境，即外围环境或体外环境，内部环境或体内环境""生物越高级，构造越复杂，细胞越精细，它需要的体内环境也更完善。一切体内流动的液体，血液和各种体液真正构成体内环境""一切生物的体内环境原是生物机体的产物，它与体外环境保持必需的交换与平衡。随着生物构造的进化，体内环境逐渐趋向特殊化，逐渐与体外环境隔离""高等动物的生理现象在完善的而具有特定理化特性的有机体的内环境中运行"（克洛德·贝尔纳，1996）。1878～1879 年，贝尔纳在《常见的动物和植物的生命现象的启示》（*Lecons Sur Les Phenomenes de La Vie Communs Aux Animaux Et Aux Vegetaux*）等著作中对"内环境"概念进行了精辟的概括："内环境的稳定是自由和独立生活的首要条件""所有生命机制，尽管多种多样，只有一个目标，就是保持内环境中生活条件的稳定"（阮芳赋，1980）。

贝尔纳提出的内环境在当时并未得到应有的重视。直到 20 世纪初，美国生理学家亨德森（Lawrence Joseph Henderson，1878～1942）在研究血液的酸碱平衡问题时，发现血液中包含多种缓冲体系用以维持血液 pH 的稳定。亨德森的同事坎农（Walter Bradford Cannon，1871～1945）发展了贝尔纳的内环境理论，提出了稳态的概念，认为生命机体内环境中的各种理化因素是一个动态平衡，即稳态。1929 年，坎农在《生理学评论》（*Physiological Reviews*）上发表了文章"生理稳态的组织"（*Organization for physiological homeostasis*），对稳态的理论进行了详尽的论述。1932 年，坎农的著作《身体的智慧》（*The Wisdom of the Body*）出版，对稳态的概念和理论进行了更为通俗易懂的解释，使这一理论逐渐在生理学中被广泛运用。

1948 年，美国数学家维纳（Norbert Wiener，1894～1964）在《控制论，或关于在动物和机器中的通讯和控制的科学》（*Cybernetics，or Control and Communication in the Animal and the Machine*）中提出了反馈系统的概念，认为生理机能通过负反馈（negative feedback）调节系统维持稳态，稳态是生命有机体生理机能调控的关键。自此，稳态成为整个生理学的核心概念。

随着生命科学的发展和控制论的应用，有关稳态的理论已扩展到生物学的诸多领域，在生命有机体的不同层次或水平及不同的时间，都存在着动态平衡和相应的调节机制。甚至在其他的学科，如心理学中有关情绪的变化也有类似的机制。

### （二）生物学多学科的形成——从生理学到生物学

生物学主要来源于博物学、农学和医学。博物学的研究对象是诸如植物、动物和矿物等自然产物。因此相应的研究者称为博物学家、植物学家或动物学家等，如达尔文（Charles Robert Darwin，1809～1882）和林奈（Carl Linnaeus，1707～1778）被称为博物学家，拉马克（Jean-Baptiste Lamarck，1744～1829）被称为动物学家。他们的主要研究内容是植物和动物的形态特征、分类和地理分布。生物学所关注的另外一个方面是生命有机体的功能及其相互关系，在生物学研究中，结构和功能的关系、现象与本质的关系、效应与信号转导的关系是生命现象三种最基本的关系。生理学的发展历程中充分体现了对这三大关系的关注，特别是对人体的结构和功能关系的研究一直是医学或生理学研究的主题。在这个方面，生理学几乎就是早期的生物学。即使因宗教的原因，不能解剖人的尸体而是解剖动物的尸体，研究者也可通过动物的结构来了解人的生理功能。一直到文艺复兴时期，对人的尸体的解剖才逐渐成为研究人体结构和功能关系的必要途径。

早期的生理学与解剖学没有实质的区别，而对解剖生理的了解则是医学专业最基本的要求。19 世纪，以德国的穆勒（Johannes Peter Müller，1801～1858）（图 2-4）、利比希（Justus von Liebig，1803～1873）、路德维希（Carl Ludwig，1816～1895），法国的马根迪（Francois Magendie，1783～1855）和贝尔纳，英国的福斯特（Michael Foster，1836～1907）等为代表的生理学家，开始运用物理和化学的方法研究

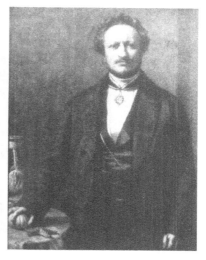

图 2-4　穆勒

（引自 Lohff，2001）

各种生命有机体的功能，他们的研究成果和著作导致了普通生理学的形成。普通生理学的形成不仅使生理学与解剖学分离，而且逐渐成为专门研究生命有机体机能的独立学科。

随着普通生理学的发展，以植物生理机能为研究对象的植物生理学从普通生理学的一个分支中分离出来。由于研究方法上的特点和研究对象的特点，以化学方法研究消化与吸收的化学机制的部分生理学内容逐渐形成了生物化学，并由生物化学在 20 世纪 50 年代催生出分子生物学。以电生理技术为主的物理学研究方法逐渐形成了生物物理学。在生命科学的三大基石细胞学说、进化论和孟德尔学说中，细胞学说的产生直接受益于生理学的研究。细胞生理的研究导致了细胞学说的诞生，细胞学说又进一步催生了细胞学，乃至细胞生物学的形成。生理学的发展使生理学研究中的诸多问题被细化，最终形成了生物学多个新的学科。

生理学成为生物学体系形成的重要基础之一，这也使得生物学多个新学科的创始人出自生理学家，如细胞学说的创始人之一施万（Theodor Schwann，1810～1882）、病理学之父魏尔肖（Rudolf Virchow，1821～1902）、生理心理学和实验心理学之父冯特（Wilhelm Wundt，1832～1920）等。而作为生物化学里程碑式的工作是有关三羧酸循环的研究，克雷布斯（Hans Krebs，1900～1981）和李普曼（Fritz Lipmann，1899～1986）因发现三羧酸循环和辅酶 A 的重要作用分享了 1953 年的诺贝尔生理学或医学奖（图 2-5）。克雷布斯和李普曼都出生于德国，就读于医学院并获得医学博士，但他们都没有行医，而是从事生理生化研究，最终成为生物化学家。

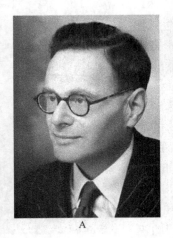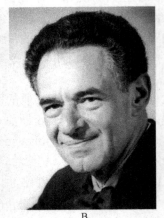

A                    B

**图 2-5　克雷布斯（A）和李普曼（B）**

（引自 https://www.nobelprize.org/nobel_prizes/medicine/laureates/1953/）

生理学的影响如此之大，以至于 19 世纪末诺贝尔在设立诺贝尔奖时将与生命科学相关的奖项设定为诺贝尔生理学或医学奖。那时生物学这个名词早已诞生，但生物学的学科体系还远未形成。biology（生物学）这个词是拉马克在 19 世纪初提出来的，而 physiology（生理学）这个词的提出则要早 1000 多年。

20 世纪 50 年代，离子学说的诞生，对生理学中一个古老的问题——生物电进行了解释，使生理学研究中理论、技术、方法达到了一个新的高峰。霍奇金（Alan Lloyd Hodgkin，1914～1998）和赫胥黎（Andrew Huxley，1917～2012）利用电压钳技术在枪乌贼的巨大神经轴突上的经典实验、构建的 H-H 方程（Hodgkin-Huxley equation），将细胞功能与组织器官功能、生物实验与数学模型相互联系，并预测了生物大分子——离子通道在功能上的存在，使离子学说成为生理学乃至生物学历史上极其闪亮的一点。生物学从 20 世纪 50 年代开始走向分子生物学时代，而生理学已不再可能引领整个生物学的发展了。2013 年，诺贝尔生理学或医学奖授予了关于细胞内运输系统的研究成果，其最初的问题"神经递质的释放和激素分泌的机制"仍是在生理学中最早提出的，但其方法和研究领域已经扩展到细胞生物学、分子生物学、生物物理学等多个学科。

### （三）从中国生理学会到多个生物学专业学会

由林可胜（1897～1969）主持的中国生理学会于 1926 年在协和医学院生理系宣告成立，林可胜担任该会的首任会长（1926～1928）。次年，林可胜主编的《中国生理学杂志》（*Chinese Journal of Physiology*）创刊。当时中国生理学会会员包括从事生理学、植物生理学、生物化学、营养学、药理学及临床相关学科的科学工作者。著名学者坎农曾受邀到协和医学院讲学（图 2-6）。

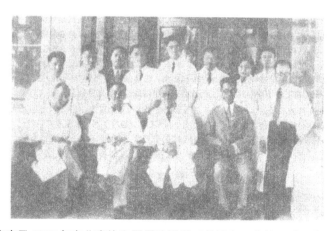

**图 2-6** 坎农于 **1935** 年在北京协和医学院讲学（前排左二为林可胜，左三为坎农）

（引自张锡钧，1981）

1956 年，由全国生理学、生物化学、药理学、病理生理学和实验生物学等学科的科学工作者正式成立了中国生理科学会，建立了生理学、生物化学、药理学、病理生理学、生物物理学和营养学 6 个专业委员会。1979 年和 1980 年，中国生物化学学会和中国生物物理学会分别从中国生理科学会中分出。1985 年，中国药理学会、中国病理生理学会、中国营养学会从中国生理科学会中分出，中国生理科学会改为中国生理学会。1995 年，中国神经科学学会成立，其会员大多来自于中国生理学会。

从生物化学到分子生物学，从细胞生理学到细胞生物学，从神经生理学到神经生物学，从病理学到人类遗传学，生物学中的许多学科的形成和历史中都有生理学的踪影。而随着生物学及生命科学的发展，古老的生理学和一个个新的学科都成为现代生物学中的分支。

## 三、医生群体为生理学乃至生物学的科学团体提供了高质量的人员构成

早期的生理学基本属于经验科学。生理学作为医学的基础，医生在行医中所积累的丰富经验，为生理学提供了大量研究的案例。由于医生群体的职业特点，他们研究的对象、问题相同，因此很容易因共同的问题进行交流，新理论、新方法和新技术也很容易在医生群体中传播。

医生本身就是一个专业的团体，在生理学从自然哲学中转化为科学时，很自然地转向或形成新的科学团体。以英国皇家学会为例，1660 年首次应邀的 40 位学会会员中，医生有 14 名。最初的 35 名会员中，14 位是医学博士，占 40%。而且由于医生与当时非常时尚的科学活动的密切联系，其自身的社会地位进一步提高了。

英国的哈维、法国的贝尔纳、德国的穆勒等都是医生出身。尽管达尔文在爱丁堡医学院的经历使他对医学产生了厌恶，但他毫无疑问地继承了他的父亲和祖父的经验和精神遗产，而他们都是医生。

作为一门实验科学，没有 19 世纪德国生理学家和生理学实验室的贡献几乎就没有现代生物学。穆勒提出了感觉神经特殊能力说（law of specific energies of the sense），发现了感觉器官的普遍特性。穆勒的学生亥姆霍兹提出和解释了著名的三原色学说（trichromatic theory）。穆勒的另一位学生雷蒙德（Emil du Bois-Reymond，1818～1896）第一次观察到了动作电位（action potential），而雷蒙德的学生伯恩斯坦（Julius Bernstein，1839～1917）提出了膜学说（membrane theory）。穆勒的学生施万和植物学家施莱登（Matthias Jakob Schleiden，1804～1881）一起建立了细胞学说，施万还是施万细胞的发现者，施万细胞构成了周围神经纤维的髓鞘。路德维希创建的莱比锡大学生理学研究所（图 2-7），不仅培养了一批优秀的生理学家，而且成为现代生理学实验室的典范。路德维希第一个描

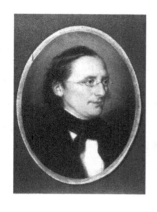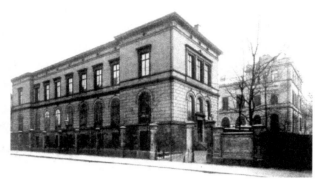

图 2-7　路德维希和莱比锡大学生理学研究所

（引自 Zimmer，1997）

述了窦性心律不齐，首次报道了室颤，发明了记纹鼓。现代生理实验室已难觅记纹鼓的踪影，但记纹鼓作为生理学实验室的必备仪器长达一个半世纪。路德维希的学生中有提出了条件反射学说和第二信号系统学说的巴甫洛夫（Ivan Pavlov，1849～1936）、提出色觉拮抗理论（opponent color theory）的海宁（Karl Hering，1834～1918）、发现了心脏的全或无定律的美国生理学会创始人之一鲍迪奇（Henry Pickering Bowditch，1840～1911）等，而提出稳态学说的坎农则是鲍迪奇的学生。

## 四、生理学在认识论和方法论上的争论及对生物学的影响

在哈维的《心血运动论》发表后，生理学或医学领域的机械论和活力论（或生机论）之争愈演愈烈。尽管如德国的生理学家穆勒等坚持活力论的观点，但大部分生理学研究者均倾向于机械论。这一现象使在生理学或医学领域居多的坚持机械论的学者与在博物学领域居多的坚持活力论的学者产生了严重的分歧和激烈的辩论。机械论和活力论双方通过各种实验和思辨证明自己的观点，这一过程推动了生物学研究思想的形成和完善。机械论的发展还进一步导致了还原论或还原主义思想的形成。贝尔纳认为活力论和机械论都是毫无价值的哲学，他提出的内环境的概念从整体上理解和认识生命有机体，使生理学摆脱活力论和机械论的束缚，是认识论上的一大进步。遗憾的是，贝尔纳的思想过于超前，在当时并未被广泛接受，甚至在英国生理学家福斯特为贝尔纳写的传记里都没有提到内环境。

19 世纪中叶，一批年轻的德国科学家用唯物主义的观点反对 19 世纪初在德国形成的思辨的、唯心的浪漫主义思潮。穆勒的学生路德维希和亥姆霍兹、布鲁

克（Ernst Wilhelm von Brücke，1819～1892）和雷蒙德四人在 1847 年发表了一个宣言，宣布生理学的目的是用物理学和化学的规律来解释所有的生命现象。这批年轻的生理学家建立了现代生理学研究的主要方法，超越了他们的老师穆勒所主张的生机论。物理学和化学方法逐渐在生理学研究中盛行，还原论思想成为生理学研究的主流，生理学研究成果如雨后春笋般爆发。这些生理学的研究成果不仅成就了一代伟大的生理学家，而且为生物学多个学科的形成培养了开拓者，他们中的很多人和他们的学生一起成为多个生物学学科的翘楚。

迈尔（Ernst Mayr，1904～2005）把还原论分为组成性还原论、解释性还原论和学说还原论。生理学研究把研究对象划分为细胞与分子水平、器官与组织水平、整体水平三个主要的层次，运用物理学和化学的方法和理论研究生命有机体的机能。这种模式使生理学家几乎都自觉或不自觉地成为组成性还原论和解释性还原论的拥护者和实践者。随着生物学的发展，生物学的研究对象逐渐形成了生物大分子、细胞器、细胞、组织、器官、系统、有机体个体、种群、群落、生态系统和生物圈这 11 个主要的层次。仅靠还原论或还原主义思想无法揭示生命现象的本质，对还原论或还原主义思想的反思和批判导致整合论或整合主义思想的形成和发展，使还原和整合成为到目前为止生物学研究中最重要的思想方法之一。在还原与整合的争论中，生理学研究者及其研究对象和研究方法始终处于这场争论的前沿和核心。

由于生理学研究的主要对象是人体，因此生理学家从未放弃对整体论的思考。尽管有关整体论的观点极易落入活力论或神秘主义之类的窠臼，但对人的生理机能的整体认识始终是生理学研究追求的目标，也是生物学研究追求的目标。

当谈到生理学对生物科学的认识论和方法论的贡献时，迈尔（2010）写道："对于自哈维到贝尔纳以至到分子生物学的功能生物学的成就与方法论也是无可争议的"。

在生物学中，历史叙述比定律解释更为重要。因为生物学理论不像物理学理论可以很好地预言。同样，科学史的回顾和叙述可以更好地厘清生物学体系的构架。因此，在分析生理学对生物学体系形成的影响时，无论从历史的过程，还是从认识论的发展来看，生理学的发展都在生物学体系的形成中起到了非常重要的作用。由此也可以从另一个角度看到诺贝尔设立诺贝尔生理学或医学奖而不是诺贝尔生物学奖的历史背景。

# 第三节　现代生命科学与诺贝尔奖

生物学学科体系形成和完善的时间是 19 世纪末到 20 世纪中叶。从时间上看，诺贝尔奖几乎是伴随生物学体系的形成与发展同行的。现代生命科学的很多重要成就，包括理论、方法和技术等获得过诺贝尔奖，其中主要是诺贝尔生理学或医学奖，也有许多成就获得了诺贝尔化学奖，还有一些可应用于生物学的技术获得了诺贝尔物理学奖。有一些重要的生物学理论在诺贝尔奖之前就已经建立，如达尔文的进化论、施莱登和施万的细胞学说、孟德尔的分离规律和自由组合规律、贝尔纳的内环境理论等。这些学说和理论为 20 世纪生物学体系的完善和 21 世纪生命科学的大发展奠定了基础，成为生命科学鲜花盛开的沃土。当然，诺贝尔奖的获奖工作不可能全面和真实地反映生物学或生命科学在这 100 余年的发展全貌，但这些获奖工作大多具有很好的代表性和权威性。因此，借用诺贝尔奖的获奖工作展现生命科学的发展仍不失为一个较好的选择。

截至 2017 年，诺贝尔生理学或医学奖共颁发了 108 届，共有 214 位获奖者。一些学者一般将诺贝尔生理学或医学奖（部分与生命科学相关的工作获得了诺贝尔化学奖）的颁奖历史分为三个阶段。第一阶段（1901～1928）以应用医学方面的成就为主，其中传染病的研究占有突出地位，近半数的获奖者都是在这一领域。第二阶段（1929～1957）以维生素和抗生素的发现为标志，代表了现代医学的重大突破，严重威胁人类健康的疾病基本上得到了有效的控制；第二阶段的另一特点是基础研究已和应用研究平分秋色。第三阶段（1958～）以基因和基因的功能研究为主的分子生物学、免疫学和神经科学等为代表的基础研究已占据主导地位。

首届诺贝尔生理学或医学奖颁给了德国的贝林（Emil Adolf von Behring，1854～1917），贝林因为血清治疗白喉的工作获得 1901 年诺贝尔生理学或医学奖。贝林当时的名气并不太大，用血清治疗白喉的工作在当时的生物学领域显得并不是很突出，相对于另外两个自然科学奖的获奖者伦琴（Wilhelm Conrad Röntgen，1845～1923）和范特霍夫（Jacobus Henricus van't Hoff，1852～1911），贝林名气小一些（图 2-8）。伦琴因发现了 X 射线获得首届诺贝尔物理学奖，有关 X 射线的研究贯穿了整个诺贝尔奖的百年史。荷兰的范特霍夫因发现化学动力学规则和渗透压规律获得了首届诺贝尔化学奖。

目前诺贝尔生理学或医学奖最年轻的获奖者是加拿大人班廷（Frederick Banting，1891～1941）。班廷因为发现胰岛素获得了 1923 年的诺贝尔生理学或医学奖，他当时只有 32 岁。但班廷并不是诺贝尔三大自然科学奖中最年轻的获奖者，最年轻的诺贝尔三大自然科学奖获奖者是英国的洛伦茨·布拉格（William Lawrence Bragg，1890～1971），也常被称为小布拉格，他和他的父亲布拉格（William Bragg，1862～1942）因 X 射线分析晶体结构的研究获得了 1915 年的诺贝尔物理学奖。洛伦茨·布拉格获奖的时候只有 25 岁（图 2-9）。

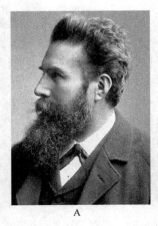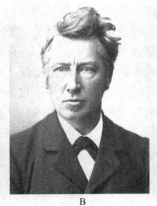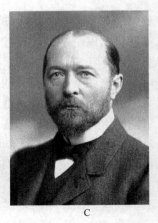

A                             B                             C

**图 2-8　伦琴（A）、范特霍夫（B）和贝林（C）**

（引自 https://www.nobelprize.org/nobel_prizes/physics/laureates/1901/rontgen-facts.html；

https://www.nobelprize.org/nobel_prizes/chemistry/laureates/1901/hoff-facts.html；

https://www.nobelprize.org/nobel_prizes/medicine/laureates/1901/behring-facts.html）

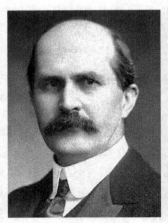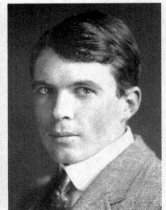

**图 2-9　布拉格父子**

（引自 https://www.nobelprize.org/nobel_prizes/physics/laureates/1915/）

　　小布拉格在 1938～1953 年任卡文迪什实验室主任。英国剑桥大学的物理系称为卡文迪什实验室，这个实验室赫赫有名，有很多学者获得过诺贝尔物理学奖和诺贝尔化学奖。小布拉格任卡文迪什实验室主任时，创建了剑桥大学分子生物学实验室，这个实验室有 14 人次获得诺贝尔奖，其中桑格获得了两次诺贝尔奖。此外，还有 12 名曾在这个实验室工作过的访问学者获得了诺贝尔奖。这个实验室可谓是一个传奇的实验室，在这个实验室有很多传奇的故事。剑桥大学分子生物学实验室的沃森（James Watson，1928～）和克里克，由于他们解析了 DNA 双螺旋结构，两人和威尔金斯（Maurice Wilkins，1916～2004）分享了 1962 年的诺贝尔生理学或医学奖。沃森的博士后导师和克里克的博士生导师——肯德鲁（John Kendrew，1917～1997）和佩鲁茨（Max Perutz，1914～2002），由于血红蛋白和肌红蛋白结构的研究获得了这一年的诺贝尔化学奖。来自同一个实验室的师徒四人同时获奖，在诺贝尔奖历史上是一个奇迹。有关 DNA 双螺旋结构的解析被认为是生命科学史上最伟大的发现。

在诺贝尔生理学或医学奖的历史上一共有 12 位女性获奖者。她们是 1947 年科里夫人（Gerty Cori，1896～1957）、1977 年耶洛（Rosalyn Yalow，1921～2011）、1983 年麦克林托克（Barbara McClintock，1902～1992）、1986 年蒙塔奇尼（Rita Levi-Montalcini，1909～2012）（图 2-10）、1988 年伊利昂（Gertrude B. Elion，1918～1999）、1995 年沃尔哈德（Christiane Nüsslein-Volhard，1942～）、2004 年巴克（Linda B. Buck，1947～）、2008 年西诺西（Françoise Barré-Sinoussi，1947～）（图 2-11）、2009 年布莱克本（Elizabeth H. Blackburn，1948～）和格蕾德（Carol W. Greider，1961～）、2014 年莫泽（May-Britt Moser，1963～）、2015 年屠呦呦（Youyou Tu，1930～）（图 2-12）。

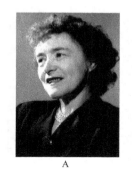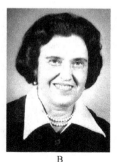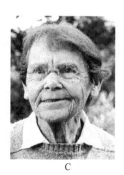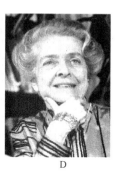

图 2-10　科里夫人（A）、耶洛（B）、麦克林托克（C）和蒙塔奇尼（D）

（引自 https://www.nobelprize.org/nobel_prizes/medicine/laureates/1947/cori-gt-facts.html；https://www.nobelprize.org/nobel_prizes/medicine/laureates/1977/yalow-facts.html；https://www.nobelprize.org/nobel_prizes/medicine/laureates/1983/mcclintock-facts.html；https://www.nobelprize.org/nobel_prizes/medicine/laureates/1986/levi-montalcini-facts.html）

蒙塔奇尼因发现神经生长因子获得了 1986 年诺贝尔生理学或医学奖，蒙塔奇尼享年 103 岁，是目前为止诺贝尔生理学或医学奖获奖者中最高寿的。

与蒙塔奇尼一起获奖的还有一位合作者库恩（Stanley Cohen，1922～），库恩除了与蒙塔奇尼合作发现神经生长因子外，还意外地发现了表皮生长因子。动物和人在受伤的时候都会下意识地舔伤口。舔伤口有诸多好处，首先，唾液里的溶菌酶可起到杀菌的作用；其次，唾液里还有表皮生长因子可以促进伤口的愈合。库恩的发现进一步解释了为什么动物在受伤后都会舔伤口。

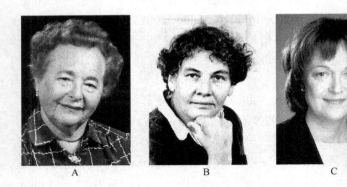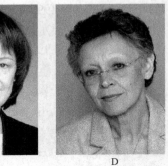

**图 2-11　伊利昂（A）、沃尔哈德（B）、巴克（C）和西诺西（D）**

（引自 https://www.nobelprize.org/nobel_prizes/medicine/laureates/1988/elion-facts.html；https://www.nobelprize.org/nobel_prizes/medicine/laureates/1995/nusslein-volhard-facts.html；https://www.nobelprize.org/nobel_prizes/medicine/laureates/2004/buck-facts.html；https://www.nobelprize.org/nobel_prizes/medicine/laureates/2008/barre-sinoussi-facts.html）

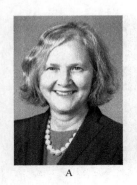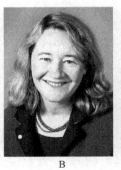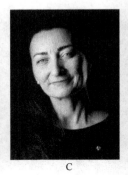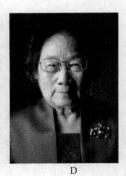

**图 2-12　布莱克本（A）、格蕾德（B）、莫泽（C）和屠呦呦（D）**

（引自 https://www.nobelprize.org/nobel_prizes/medicine/laureates/2009/；https://www.nobelprize.org/nobel_prizes/medicine/laureates/2014/may-britt-moser-facts.html；https://www.nobelprize.org/nobel_prizes/medicine/laureates/2015/）

　　第一位获得诺贝尔生理学或医学奖的亚裔是日本人利根川进（Susumu Tonegawa，1939～），利根川进因抗体多样性的研究获得 1987 年诺贝尔生理学或医学奖。生命有机体可产生免疫作用，通过产生各种各样的抗体去对应外界的抗原。为什么生命有机体会产生各种各样的抗体呢？抗体多样性的机制是如何形成的呢？利根川进解析了抗体多样性的机制。有意思的是，利根川进在解析了抗体多样性的机制后，由免疫学转向神经科学的研究。他在神经科学领域的研究，尤其在学习和记忆的机制方面的研究成就卓越。有学者认为利根川进在神经科学领域的研究还有可能获得一次诺贝尔生理学或医学奖。但从 20 世纪 80 年代以后，诺贝尔自然科学奖基本上不再给同一位科学家颁发两次，可能是因为现今世界需要奖励的重大发现和学者太多了。

2015 年诺贝尔生理学或医学奖授予了中国科学家屠呦呦，因为她发现了治疗疟疾的新方法（青蒿素的发现）。屠呦呦也成为第一位来自中国大陆地区的诺贝尔生理学或医学奖获奖学者。

# 第三章
# 哈维与血液循环——从放血到输血的故事

## 第一节　人类对血液的认识

　　人类认识血液的历史漫长而又曲折。血液是人体内可以流动的液体，血液对人体有什么作用？血液作用的机制是什么？血液在体内是循环的吗？血液可以食用吗？生病以后应该放血还是输血？这些问题人类探索了几千年。中学课本里曾有一篇鲁迅的小说《药》，这个"药"就是人血馒头，可见 20 世纪初一些百姓对血的认识。时至今日，在谈及某人行为表现极其兴奋时，常说"像打了鸡血一样"。殊不知，打鸡血曾是很多人试图增强体质的重要方法，这种方法曾经在 20 世纪六七十年代流行于大江南北，许多原本雄赳赳的大公鸡被抽血弄得蔫蔫的（图 3-1）。中国人如此，西方人同样荒诞。放血疗法曾是西方医学界主要的治疗方法之一。

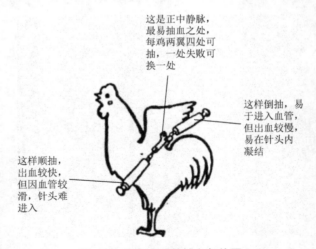

这是正中静脉，最易抽血之处，每鸡两翼四处可抽，一处失败可换一处

这样倒抽，易于进入血管，但出血较慢，易在针头内凝结

这样顺抽，出血较快，但因血管较滑，针头难进入

**图 3-1　鸡血疗法的抽血部位图**

（引自 http://www.360doc.com/content/17/0321/11/30863918_638708726.shtml）

　　直到 1628 年，英国生理学家和胚胎学家哈维出版了《心血运动论》，才从根本上推翻了西方统治千年的关于心脏运动和血液运动的经典观点，提出血液是循

环运行的，心脏有节律地持续搏动是促使血液在全身循环流动的动力源泉。在此基础上，西方逐渐由放血疗法过渡到输血治疗。一直到 20 世纪初血型的发现，人类才开始科学输血。其实，中国人很早就发现了不同人的血液之间有相容或相克的不同，即滴血验亲。古代中国的仵作常用的滴血验亲有滴骨法和合血法两种，滴骨法没有什么科学道理，合血法也不是建立在血型基础之上的，但滴血验亲仍不失为人类对血液特性认识的一种探索。

## 一、体液学说和三元气学说

2000 多年前，西方医学之父希波克拉底建立了体液学说，认为人体是由水、火、土和空气 4 种元素组成的，其特性分别为湿与干、热与冷。热能是生命的基本条件，热能消失人就死亡，人必须通过呼吸和血液维持热量的稳定。疾病的发生是因为体液（主要为血液）的失衡。因此，恢复体液平衡就成为治疗的主要手段，通常采用呕吐、发汗、泻下和放血的方法。希波克拉底留下的希波克拉底誓言被认为是古希腊医生职业道德的圣典，沿用至今。

希波克拉底誓言：

Hippocratic Oath

I swear by Apollo, the healer, Asclepius, Hygieia, and Panacea, and I take to witness all the gods, all the goddesses, to keep according to my ability and my judgment, the following oath and agreement: To consider dear to me, as my parents, him who taught meth is art; to live in common with him and, if necessary, to share my goods with him; to look upon his children as my own brothers, to teach them this art.

I will prescribe regimens for the good of my patients according to my ability and my judgment and never do harm to anyone.

I will not give a lethal drug to anyone if I am asked, nor will I advise such a plan; and similarly I will not give a woman a pessary to cause an abortion.

But I will preserve the purity of my life and my arts.

I will not cut for stone, even for patients in whom the disease is manifest; I will leave this operation to be performed by practitioners, specialists in this art.

In every house where I come I will enter only for the good of my patients, keeping myself far from all intentional ill-doing and all seduction and especially from the pleasures of love with women or with men, be they free or slaves.

All that may come to my knowledge in the exercise of my profession or in daily commerce with men, which ought not to be spread abroad, I will keep secret and will never reveal.

If I keep this oath faithfully, may I enjoy my life and practice my art, respected by all men and in all times; but if I swerve from it or violate it, may the reverse be my lot.

仰赖医神阿波罗及天地诸神为证，鄙人敬谨直誓，愿以自身能力及判断力所及，遵守此约。凡授我艺者，敬之如父母，作为终身同业伴侣，彼有急需，我接济之。视彼儿女，犹我兄弟，如欲受业，当免费并无条件传授之。凡我所知，无论口授书传，俱传之吾与吾师之子及发誓遵守此约之生徒，此外不传于他人。

我愿尽余之能力与判断力所及，遵守为病家谋利益之信条，并检束一切堕落和害人行为，我不得将危害药品给予他人，并不作该项之指导，虽有人请求亦必不与之。尤不为妇人施堕胎手术。我愿以此纯洁与神圣之精神，终身执行我职务。凡患结石者，我不施手术，此则有待于专家为之。

无论至于何处，遇男或女，贵人及奴婢，我之唯一目的，为病家谋幸福，并检点吾身，不做各种害人及恶劣行为，尤不做诱奸之事。凡我所见所闻，无论有无业务关系，我认为应守秘密者，我愿保守秘密。尚使我严守上述誓言时，请求神祇让我生命与医术能得无上光荣，我苟违誓，天地鬼神实共殛之。

（引自 http://www.med66.com/new/201211/ls201211156216.shtml）

公元 2 世纪，盖伦在大量动物解剖的基础上提出了三灵气学说，或三元气学说。盖伦解剖了很多动物的尸体，特别是灵长类动物如猴和猿等，但从未解剖过人的尸体，因为那时的宗教不允许解剖人的尸体。他认为人的机体里有三股元气或者三股灵气，第一种是自然灵气（生理元气），存在于肝，是营养和新陈代谢的中心；第二种是生命灵气（基本元气），以心脏为中心，调节血液流动和体温；第三种是动物灵气（精神元气），存在于大脑，是感知和运动的中心。他认为肝吸收通过门脉系统输送的营养物质造血，血流入心脏形成所谓的基本元气，基本元气又随着动脉系统分散到整个身体，其中有一些到了脑，形成了精神元气。静脉和动脉是截然分开的。实际上，盖伦没有揭示血液循环的本质，在三元气学说的基础上，西方医学界奉行的主要的治疗方法之一仍然是放血疗法。

基于体液学说和三元气学说，西方长期运用放血的方法进行疾病的治疗，而放血的工具之一就是柳叶刀，世界上最著名的医学杂志即以其命名（图 3-2）。放血在什么场所实施呢？当时放血属于外科，那时医生的地位并不是很高，一般人不愿意当外科医生。所以，放血工作常由理发师在理发店兼职完成。患者在放血的时候通常要拿一个小棍子，这个小棍子上有红白相间的条纹，红色代表血，白色表示绷带，红白相间的条纹后来成了理发店的标志。当然还有一种说法是红蓝白三色，意喻动脉、静脉和绷带。

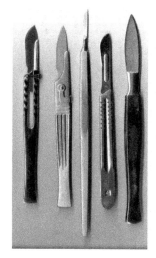

图 3-2　现代的柳叶刀和《柳叶刀》杂志

（引自 https://en.wikipedia.org/wiki/File: Various_scalpels.png；http://www.thelancet.com/journals/lancet/issue/current）

## 二、解剖学之父——维萨里

　　一直到 16 世纪，随着文艺复兴运动的兴起和发展，不仅可以解剖人的尸体，而且对人体结构的探索成为一种时尚。年仅 28 岁的比利时人维萨里（Andreas Vesalius，1514～1563），通过解剖人的尸体，在 1543 年完成了他的不朽著作《人体的结构》。1543 年还有一本伟大的著作出版，就是波兰天文学家哥白尼（Nikolaj Kopernik，1473～1543）的《天体运行论》。这些伟大的著作也成为人类历史上第一个科学中心在意大利形成的标志。《人体的结构》被认为现代医学的基础，维萨里也被誉为解剖学之父。

　　维萨里在这本书里，指出了盖伦的 200 多处错误。因为盖伦的所有知识都来源于对动物的解剖而不是对人的解剖，而维萨里是直接解剖人的尸体。在盖伦的著作里，盖伦认为，男人的肋骨比女人要少一根。在西方的主要宗教基督教里，有一个亚当和夏娃的故事。夏娃是怎么来的呢？夏娃是耶和华在亚当身上抽了一根肋骨，用黏土捏成的一个女人。那时的医学，包括科学都是为宗教，为宗教的事件，或者为宗教的传说和理论寻找依据。所以盖伦的学说认为男人的肋骨要比女人少一根。

　　这个问题现在看来很简单，维萨里通过解剖尸体，数一数男人肋骨和女人肋骨的数目就一目了然，都是 24 根。这是盖伦很典型的错误。尽管维萨里发现了盖伦的 200 多处错误，但他对循环系统并没有进行彻底的了解，没有突破盖伦的三元气学说。

　　《人体的结构》里有很多精美的插图，书中的插图非常生动。维萨里专门请了一位画家，据说是拉斐尔（Raffaello Sanzio，1483～1520）的学生，精心绘制了书中的插图（图3-3）。《人体的结构》的扉页就是维萨里在做解剖时的一个盛况。维萨里还找到欧洲最好的出版商印制出版这本书，使《人体的结构》这本书从内容到形式都是医学著作中的精品。

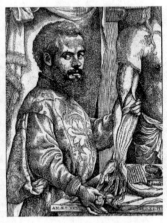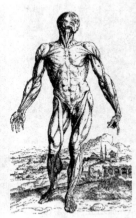

**图 3-3　维萨里《人体的结构》中的插图**

（引自 Vesalius，2001）

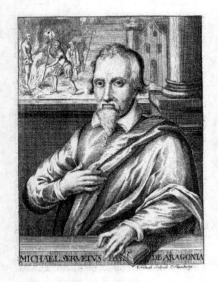

**图 3-4　塞尔维特**

（引自 https://en.wikipedia.org/wiki/Michael_Servetus#/media/File：Michael_Servetus.jpg）

## 三、塞尔维特与肺循环

　　与维萨里同时代的西班牙人塞尔维特在研究宗教问题的同时也研究了人体的问题（图3-4）。他认为必须有正确的人体知识，才能理解人的精神，才能理解上帝和人的关系。塞尔维特的观点实际上是一元论的思想。1553年，塞尔维特出版了《基督教的复兴》一书，在书中他提出了肺循环理论，批驳了盖伦的学说。《基督教的复兴》本质上不是科学著作而是神学著作，因书中反对基督教"三位一体"的理论，《基督教的复兴》被收缴，塞尔维特被宗教裁判所判处死刑。塞尔维特连同他的著作一起被活活烧死。据说《基督教的复兴》仅存世3本，西方人为纪念塞尔维特提出肺循环理论，将肺循环称为塞尔维特循环。

尽管塞尔维特被烧死了，但伴随着宗教改革的进程，越来越多的人冲破思想的禁锢，通过对自然现象的探索，了解世界、认识世界，而对人体和人体功能的认识成为这一探索过程中的重要内容（图3-5）。

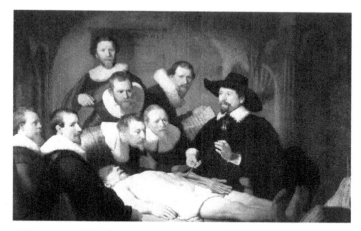

**图3-5　17世纪荷兰画家伦勃朗作品《蒂尔普医生的解剖课》**

（引自 https://baike. baidu. com/item/%E8%92%82%E5%B0%94%E6%99%AE%E5%8C%BB%
E7%94%9F%E7%9A%84%E8%A7%A3%E5%89%96%E8%AF%BE/9908210？ fr=aladdin）

# 第二节　哈维与《心血运动论》

## 一、哈维简介

哈维出生于1578年4月1日（出生于愚人节的著名人物之一），是家中的长子。在孩提时代，哈维曾随父亲参观过屠宰场，而且出于好奇还和小朋友一起解剖过牛的心脏。哈维读书时成绩非常优异，那时学习医学都要先学习拉丁文，他的拉丁文成绩在班上一直都是名列前茅。1597年，哈维从剑桥大学来到了意大利著名的帕多瓦大学，师从静脉瓣的发现者法布里修斯学习解剖学。

世界上最早的大学——博洛尼亚大学就诞生于意大利，文艺复兴时期的意大利形成了人类历史上的第一个世界科学中心。那时的大学主要由神学院、医学院、法学院和艺学院组成，帕多瓦大学是当时享有盛名的大学。帕多瓦大学的校训是"为全体帕多瓦人民以及全世界的自由而奋斗"。学校曾经有一段时间实行学生治校，由学生来选择上什么课，请什么样的教师，奉行自由主义。当然，早期的大学都受到宗教的影响，其建立的主要目的是为宗教服务。

帕多瓦大学培养了几位享誉世界的大师：《人体的结构》的作者维萨里；《天体

运行论》的作者哥白尼；《心血运动论》的作者哈维。任何一个大学能培养出一个这样的人物，这个大学就不得了，帕多瓦大学培养出了好几位。著名的物理学家伽利略（Galileo Galilei，1564～1642）曾经在帕多瓦大学任教多年，而且伽利略在帕多瓦大学任教时，哈维正好在那里读书。他们两位有没有交往，没有历史记载。

在帕多瓦大学，哈维的解剖学老师是法布里修斯。法布里修斯是世界上第一个描述静脉瓣的人，他出版了一本著作《静脉瓣》。哈维在《心血运动论》中，对静脉瓣的作用进行了很好的描述。法布里修斯对哈维专业上的影响是非常重要的。1602年，哈维回到英格兰，在剑桥大学获得医学博士学位，其后哈维先后担任英王詹姆士一世（James Ⅰ，1566～1625）和查理一世（Charles Ⅰ，1600～1649）的御医（图3-6）。

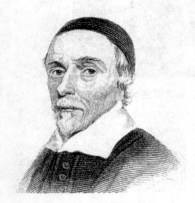

**图3-6 哈维**

（引自 https://www.vcg.com/creative/816932683）

哈维解剖过120多种动物，从路边的青蛙到妻子的宠物鹦鹉，从小虾、小鱼到猪、牛、羊。在帕多瓦大学读书时，因缺少解剖的实践机会还偷过无主死刑犯的尸体。偷尸体解剖在当时也是大忌，但不少医学院的学生冒险为之，维萨里也偷过尸体。当时医学院每学期一般只提供两具尸体供学生解剖，对于那些迫切希望探索人体奥秘的学生来说实在不够。哈维还解剖过自己去世亲人的尸体，包括他的父亲、姐姐和姐夫。

在没有冷冻设备的时代，真不知道这些医学院的学生和老师需要忍受什么样的刺激，一点一滴地弄清人体的结构，更正前人的谬误。

哈维与一位御医的女儿成婚，但终生没有子嗣。哈维在新婚时提出的条件就是要在新房里建一个实验室。除了对实验的热衷和勤奋，哈维在科学思想上受到现代实验科学的奠基人弗朗西斯·培根实证主义思想的影响。培根是哈维的患者，培根提出科学研究的主要方法一个是观察与实验，另一个是归纳。培根的实证主义思想对哈维的影响很大。法布里修斯和培根可谓哈维的良师益友。

## 二、《心血运动论》的诞生

1628年，哈维的《心血运动论》[*De Motu Cordis (Exercitatio Anatomica de Motu Cordis et Sanguinis in)*]出版（图3-7）。这本用拉丁文撰写的、仅仅72页的小册子从根本上推翻了统治千年的关于心脏运动和血液运动的经典观点，提出血液是循环运行的，心脏有节律地持续搏动是促使血液在全身循环流动的动力源泉。

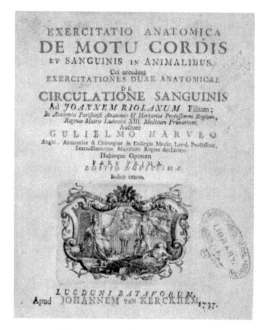

**图 3-7 《心血运动论》封面**

（引自 https://ss2.bdstatic.com/70cFvnSh_Q1YnxGkpoWK1HF6hhy/it/u = 3313310625、

2457447795&fm = 27&gp = 0.jpg）

在《心血运动论》中，哈维运用大量的实验证据和严密的逻辑推理表明血液在人体中是循环的，仅列举的动物种类就有数十种。

哈维认为左心室收缩时，血液射入主动脉；右心室收缩时，血液射到肺动脉。肺组织尽管呈现为多孔状，但血液始终是从动脉到静脉。左右心房和心室之间的间隔是固体性的，血液是不可能透过间隔的。

哈维在书中分析，如果每次心脏泵血 2 盎司①，每分钟心跳 72 次，1 小时泵血 8640 盎司（2×72×60 盎司），即 540 磅，约 245kg。如果不是循环，何以产生超过正常人体体重数倍的血？这在逻辑上是不可能的。

哈维通过实验发现，绑扎手臂时，绑扎处的下方手臂肿胀、静脉鼓胀，而绑扎处的上方手臂静脉塌陷；松开绑扎后，绑扎处下方的手臂肿胀和静脉复原。手臂静脉的压迫实验表明动、静脉血液沿着相反的方向流动，静脉瓣使静脉中的血液朝着一个方向流动。

《心血运动论》的发表挑战了统治西方一千余年的盖伦学说，引起了激烈的争议，但很快被大多数学者接受。

---

① 1 盎司 = 28.349 523g

基于当时的研究条件，哈维没有解释血液是如何从动脉流向静脉的。一直到1661年，意大利生理学家马尔皮基应用显微镜对活组织进行显微解剖，发现了毛细血管。荷兰的列文虎克进一步证实了毛细血管连接动脉和静脉，为哈维的血液循环理论画上了一个完美的句号。此时，哈维已经离世4年了。

## 三、对《心血运动论》的评价

哈维的《心血运动论》、哥白尼的《天体运行论》、牛顿（Isaac Newton，1642～1727）的《数学原理》和爱因斯坦的《相对论》被认为是影响世界历史进程的四大专著。哈维的血液循环理论是世界科学中心从意大利转向英国的代表性成就之一。世界科学中心最初形成于文艺复兴时期的意大利，后转移到英国，又从英国转移到法国，从法国转移到德国，第二次世界大战后从德国转移到美国。恩格斯认为，《心血运动论》使生理学真正地成为了科学，哈维被誉为实验生理学之父。

当生理学在血液循环理论的指引下走向科学时，科学方法和科学思想在医学实践中逐渐得到应用，但这一过程仍然是曲折和艰辛的。

# 第三节　《心血运动论》的影响和新的认识

## 一、笛卡尔的机械论

在哈维提出心血运动论之后，很多医生和学者开始接受他的思想，接受心血运动论中提出来的血液循环的理论。但是有一部分人又走向了另外一个极端，出现了机械唯物论的狂潮。

在血液循环中，心脏起到一个泵的作用，它把血泵出来。有一部分医生和生理学家由此联想，既然心脏是一个泵，那么肺就是风箱，肾是漏斗，四肢是杠杆，嘴是钳子……甚至有人幻想，在一个房子里放一把钳子、一个泵、两个风箱、两个漏斗，再加上几个杠杆，第二天再推门进去这些东西就会变成一个人。现在看来不可思议，而在当时则形成一个机械唯物论的狂潮。其中代表性人物是法国哲学家和数学家笛卡尔（Rene Descartes，1596～1650）。

笛卡尔有一句名言：我思故我在。笛卡尔在生理学上提出过一些重要的概念，比如反射。笛卡尔认为：任何自然现象，都可以用物质和运动来解释。

此外，与笛卡尔的机械唯物论相对立的一派是活力论，活力论认为生物体内有一种特殊的生命"活力"，它控制和规定着生物的全部生命活动和特性，不受自然规律的支配。机械论和活力论通过各种形式争论了很长时间。

## 二、贝尔纳的"内环境"理论

　　一直到 19 世纪中叶，法国人贝尔纳提出内环境的概念，把生物有机体，尤其是人作为一个整体看待。这是生理学、也是科学的又一次飞跃。

　　贝尔纳于 1813 年 7 月 12 日出生在法国维尔弗朗什（Villefranche）附近圣朱利安（Saint-Julien）的一个农家。贝尔纳少年时代非常喜欢文学和戏剧，渴望成为一个剧作家。贝尔纳在 20 岁的时候就创作了一部悲剧，他满怀希望地拿着剧本去请教一位著名的剧作家，但这位剧作家给这个年轻人的忠告是他更适合于学医。自此，贝尔纳走上了医学之路。1834 年贝尔纳进入法兰西学院医学院学医，1839 年在做实习医生时进入法兰西学院生理学教授和生理实验室主任马根迪的实验室，1847 年底成为马根迪的正式助手。1852 年马根迪退休后，他接替马根迪成为法兰西学院生理学教授和生理实验室主任（图 3-8）。

　　马根迪是当时世界上最著名的生理学家之一，发现了许多重要的生理现象。"贝-马定律"（Bell-Magendie law），即脊髓前根（腹根）为运动神经，而后根（或背根）为感觉神经就是其中之一。这一发现在当时被誉为继哈维的心血运动论后的第二个伟大贡献。

　　贝尔纳不仅在马根迪的指导下学习了用活体解剖进行生理学研究的方法，而且受到马根迪研究思想和认识论的影响。贝尔纳在生理学新概念和新思想的创立、生理机制的研究和实验技术的创新等许多方面都超过了他的老师，成为现代生理学的奠基人之一。

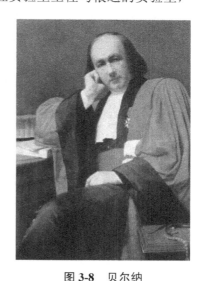

**图 3-8　贝尔纳**

（引自 http://marduel.com/dossiers/
claude-bernard.pdf）

　　贝尔纳在生理学上的主要贡献有：发现胰腺的消化作用；发现肝有生成糖原的功能；发现血管舒缩的神经控制，发现了一氧化碳和美洲箭毒的毒理作用。这些发现对以后相关的生理学、生物化学、毒理学和病理学研究开辟了道路。

　　贝尔纳最重要的贡献是提出了内环境的概念。1857 年，贝尔纳在"有机体体液的生理特征和病理变化"的讲座中正式提出生物"内环境"的概念，认为生物体内组织实际上并不直接接受外界环境的作用，而是处于一种内环境之中，这一内环境主要由体内循环的体液组成。

　　1865 年，贝尔纳的《实验医学研究导论》出版，这本书被认为是生理学发展史上的一个里程碑。之所以称为导论，是因为贝尔纳原计划出一套书，此书是此套书的第一本，实际上这套书并未完成，而《实验医学研究导论》却成为生物学和科学哲学的世界名著之一。

在《实验医学研究导论》中，贝尔纳对内环境和内环境的恒定进行了解释和论述。他认为，一切生物的体内环境与体外环境都保持必需的交换与平衡，高等动物的生理现象在具有特定理化特性的有机体内环境中运行。

生命有机体的内环境是如何形成的呢？加拿大生物化学家麦克拉姆（Archibald Byron Macallum，1858～1934），通过对不同体液和细胞中的化学成分的研究，提出一切动物的体液皆源自于海水。认为原始有机体的细胞是与其周围的海水相适应的。随着动物的演化，在形成多细胞动物时，由于体腔与外界隔开，海水被包入体内形成体液，因此体液的成分与原始海水非常相似。

贝尔纳于1878年2月10日在巴黎逝世。法国为贝尔纳举行了国葬，这是法国历史上第一次为一位科学家举行国葬。贝尔纳的好友著名作家福楼拜（Gustave Flaubert，1821～1880）用一篇散文记述了这次国葬。令人回味的是福楼拜的父亲是一位著名的医生，而他成为了一位伟大的作家，想成为作家的贝尔纳却成为一位伟大的生理学家和医生，被誉为实验医学之父。

## 三、"稳态"的提出和广泛运用

内环境概念的提出不仅有助于生理学摆脱活力论和机械论的狂潮，而且发现了当时盛行的还原论的问题和不足，从整体上理解和认识生命有机体，这是认识论上的一大进步。遗憾的是内环境概念在当时的欧洲并未得到应有的重视。当时的欧洲特别是法国的科学明星是巴斯德（Louis Pasteur，1822～1895），尽管巴斯德对贝尔纳的研究给予了很高的评价，但内环境理论却在大西洋彼岸的美国开花结果。

美国生理学家亨德森发现血液中包含多种缓冲体系，认识到贝尔纳有关内环境的重要性，使贝尔纳有关内环境的理论和思想在美国得以传播。坎农进一步发展了贝尔纳的内环境理论，提出稳态的概念，认为稳态是机体内环境中的各种理化因素的动态平衡。1935年，坎农还来到中国，在北京协和医学院进行了为期半年的讲学。1948年，美国数学家维纳在其控制论理论中提出反馈的概念，认为维持稳态的生理机能的调节控制是由负反馈系统实现的，通过负反馈调节而维持生理机能的动态平衡。

随着控制论和生命科学其他学科的发展，稳态已不仅指内环境的动态平衡，这一概念扩展到生物学乃至心理学的诸多领域：生命有机体的不同层次或水平（分子、细胞、组织、器官、系统、整体、种群、群落、生态系统乃至生物圈）的稳定状态；在特定时间内（由纳秒直至若干万年）保持的特定状态；心理活动的物质基础是脑，脑生理活动的动态平衡也会影响我们的心理活动，如情绪。

# 第四节　从放血到科学输血

哈维提出的血液循环的理论，并没有迅速改变西方医学界的放血疗法。医生仍然用放血的方法来治病，包括哈维本人。有学者评价，在血液循环问题上，哈维是一个伟大的理论者，但并不是一个伟大的实践者。

## 一、放血疗法与华盛顿之死

有人认为美国开国元勋华盛顿（George Washington，1732～1799）的病故与放血疗法不无关系。华盛顿有一次雪天骑马外出，回来就感觉不适，喉咙特别疼。现在认为可能是咽炎，特别不舒服，呼吸困难，而且感觉特别冷。华盛顿的家人找医生来给他看病，医生采取了一些措施以后觉得没有办法了，就采用放血疗法。

先放了400ml血，效果不好。之后请了当时美国的一些名医前来会诊。会诊的结果是放血放得不够，又接着给华盛顿放了570ml血。放了570ml血后，觉得病还没有好，血还是没有放够，又放了570ml。结果病还是没有好，怎么办呢？接着放血，又放了900ml血。前前后后，在一两天时间内，给华盛顿放了超过2000ml的血。一个成年男性身上的血量是多少呢？大概是5000ml血。基本上把华盛顿身体里的血放掉了一半，后来华盛顿就因为一个小小的咽炎不治身亡（图3-9）。

一个正常成年男性的血量大概有5000ml，当失血10%时人体机体自身可以代偿，当失血20%时就应当输血，当失血30%时就有生命危险了。现在有人研究华

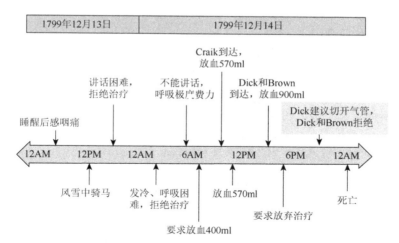

图3-9　华盛顿生前两日主要医疗措施时间表

（引自Cheatham，2008；中文引自周建新博文 http://blog.sciencenet.cn/home.php?
mod＝space&uid＝210636&do＝blog&id＝212199）

盛顿之死，可能就与放血过多有关。华盛顿之死至今争议不断，有人认为华盛顿的病不是简单的咽炎，而是急性会厌炎，严重的急性会厌炎即使在今天死亡率也很高。还有其他的一些说法，但无论如何，一个 67 岁的患者，两天中放掉 2440ml 血，至少是导致死亡的主要原因之一。

## 二、把动物的血输给人——莫里的故事

一直到了 17 世纪后半叶，一部分接受了血液循环理论的医生开始探讨输血的问题。既然血液是循环的，血液对人或者动物是非常重要的，那么在患病时，是不是由血液减少或者是血液里的问题而导致的？是否可以通过输血的方法来进行治疗而不是传统的放血疗法？有些医生开始尝试输血。

早期尝试输血，是把动物的血输给人。最具代表性的人物是法国御医丹尼斯（Jean-Baptiste Denis，1643～1704）。丹尼斯首先从理论上进行了研究，认为把动物的血输给人会产生很好的效果。比如有些人性情暴躁，可以选择输入一些比较温顺的小羊和小牛的血，输血后这些人的性情就会变好。

之后，丹尼斯终于有了一个实践的机会。当时巴黎有一个精神有点问题的人莫里（Antoine Mauroy，？～1668），莫里经常发疯病，打老婆，在大街上咆哮、放火，大家既讨厌又可怜他。一些医生给莫里多次放血都治不好他的病。

有一个贵族，把莫里介绍给丹尼斯医治。丹尼斯对他的理论在莫里身上进行了实践，给莫里输入了小牛的血。可以想象这次输血的结果，非常恐怖。莫里产生了强烈的免疫反应，但莫里的身体特别好，没有因输血而死掉。而后又输了一次血，产生了非常强烈的免疫反应，但是莫里还是没有死。而且事后，据说莫里的性格确实有所改变。

这个结果给丹尼斯的理论找到了非常好的依据，大家准备尝试把动物的血输给人以改变性格或者解决夫妻性格不合的问题。据史料记载丹尼斯还给莫里进行了第三次输血，这一次莫里没有逃过死神的魔爪。

莫里事件引起了极大的争议，输血被教会禁止了。

## 三、把人的血输给人——产科医生的尝试

在妇女生孩子的时候，往往会出现大出血。既然血液是循环的，那么在大出血时，把人的血输给产妇，是否可以拯救她们的生命呢？英国产科医生布朗德尔（James Blundell，1791～1878）大胆地进行尝试，把人的血输给产妇。他对 11 位因大出血而濒临死亡的产妇实施了输血，其中有 5 人得救。他根据实践总结出两条输血的基本原则：第一，只能使用人血。只能把人血输给人，而不能把动物的血输给人。第二，输血只能用于因为大出血而濒临死亡的人。布朗德尔的研究发表在

著名的《柳叶刀》杂志上，人类对血液的认识又前进了一步。后来有医生对几十年来的输血效果进行了一个统计，成功率和布朗德尔的成功率差不多，在40%左右。

## 四、血型的发现与科学输血

现代人都知道输血的关键问题是血型。一直到20世纪初，奥地利医生兰德施泰纳（Karl Landsteiner，1868～1943），在他实验室一个偶然的实验中发现了血型。他把实验室里不同人的血两两放置在一起，结果发现有的人的血，两者放在一起的时候会凝集，有的人的血两者在一起则不会凝集。兰德施泰纳根据实验结果将血液分为A、B、C三种类型，后来兰德施泰纳在更大范围的实验中发现了第四种类型——AB型。这就是人类发现的第一种血型，红细胞的ABO血型。兰德施泰纳后来又发现了MN血型和Rh血型。Rh阴性血型在汉民族中非常少，只有1%左右，被称为熊猫血。兰德施泰纳由于发现了人类第一个红细胞血型，获得了1930年的诺贝尔生理学或医学奖（图3-10）。

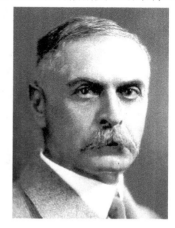

**图3-10　兰德施泰纳**

（引自 https://www.nobelprize.org/nobel_prizes/medicine/laureates/1930/landsteiner-facts.html）

后来人们又发现了主要组织相容性复合体，即白细胞抗原的不同类型，俗称白细胞血型。贝纳塞拉夫（Baruj Benacerraf，1920～2011）、多塞（Jean Dausset，1916～2009）和斯内尔（George D. Snell，1903～1996）因从事细胞表面调节免疫反应的遗传结构的研究（白细胞血型），获得了1980年的诺贝尔生理学或医学奖（图3-11）。在器官和组

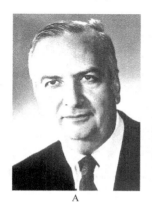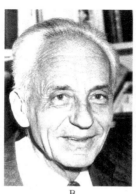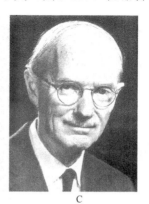

A　　　　　　　　　　B　　　　　　　　　　C

**图3-11　贝纳塞拉夫（A）、多塞（B）和斯内尔（C）**

（引自 https://www.nobelprize.org/nobel_prizes/medicine/laureates/1980/）

织移植的时候，有一个配型的问题，就是白细胞抗原的配型。因白细胞抗原的种类非常复杂，配型完全一致几乎不可能，而主要位点匹配才能避免异体器官移植产生的排斥反应，而两个没有血缘关系的人，他们白细胞抗原主要位点相匹配的概率只有几万分之一甚至百万分之一。

可能有人会问，动物有没有血型？动物也有血型，后来发现植物也有类似的"血型"。

## 五、启示与思考

哈维和血液循环理论建立的启示和思考：第一，就是挑战权威。任何一个新的学说、新的理论或新的思想的出现，它往往要挑战现存的或者既有的理论，你有没有勇气去挑战它？在科学研究里面，挑战权威是难能可贵的。第二，自然科学研究的基础是观察与实验。观察与实验是科学研究的基石。第三，只有在科学研究的基础之上，才能够科学地应用研究成果。只有正确地认识了血型，才能科学输血。第四，科学是在不断地发展与进步的。

# 第五节　（外一篇）心脏导管术——把导管插进自己的心脏

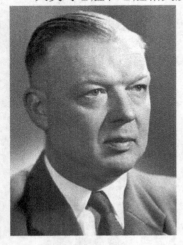

**图3-12　福斯曼**

（引自 https://www.nobelprize.org/nobel_prizes/medicine/laureates/1956/forssmann-facts.html）

人类对心脏和心脏相关疾病的治疗，还有两个重大的探索获得了诺贝尔生理学或医学奖。第一次是 1956 年，美国人库南德（André Frédéric Cournand，1895～1988）、德国人福斯曼（Werner Forssmann，1904～1979）（图3-12）和美国人理查兹（Dickinson W. Richards，1895～1973）因心脏导管术和循环系统的病理变化的发现。第二次是 1990 年美国人默里（Joseph E. Murray，1919～2012）和美国人托马斯（E. Donnall Thomas，1920～2012）有关应用于人类疾病治疗的器官和细胞移植术，默里开创了心脏移植的先例。

另外，法国人卡雷尔（Alexis Carrel，1873～1944）有关血管缝合和器官移植方面的研究获得1912 年的诺贝尔生理学或医学奖，卡雷尔的工作使器官移植和断指再植等手术成为可能；1938 年，比利时人海曼斯（Corneille Jean François Heymans，1892～1968）发现颈动脉窦和主动脉弓在呼吸调节中的作用（通过调节动脉血压进行调节的机制）获得 1938 年的诺贝尔生理学或医学奖。

很多人都知道心脏的介入疗法和支架技术，但大家大多不知道，是谁第一个把导管从血管一直插到心脏的？谁是第一个被插入心脏导管的人？

这是一位年轻的德国医生，福斯曼。1929 年，年仅 25 岁，还在医院做实习医生的福斯曼看到很多心血管患者不能被及时诊断和治疗而痛苦万分甚至死掉，就大胆地想象，能不能用导管将药直接导入心脏。

从理论上看，这是行得通的，因为按照哈维的理论，血液是循环的，从身体上任何一个血管都可通向心脏。从实践上看，这是疯狂的，要把一根管子从一个血管通到心脏。

可能只有福斯曼这样的年轻人敢想敢干。他在尸体上经过试验后，决定在自己身上试一试。他找来一根导尿管（那时肯定没有专门的心脏插管），从自己的肘静脉插入，一直向前推，推进去了 65cm。您看到这里，感觉到心脏疼了吗？即使没疼，至少也有点颤抖吧？福斯曼感觉心脏有点异样，管子似乎插到心脏了，如何证明呢？需要拍张 X 线片。

没人愿意和这个年轻的疯子医生合作！福斯曼好不容易说动了一位护士和他合作，当时大家都不愿意与福斯曼合作，因有风险。一天晚上，两人偷偷开始试验，福斯曼又一次把导管插进自己的静脉，然后两人一起下楼到 X 线片室拍下了人类第一张心脏导管的 X 线片（图 3-13）。

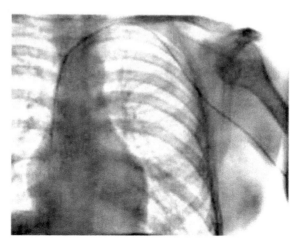

**图 3-13　导管插入福斯曼心脏的 X 线片**

（引自 Dunn, 2016）

福斯曼的疯狂举动把大家吓坏了，导师甚至要开除他。

　　此后，福斯曼一直不顺，甚至在第二次世界大战中加入德国军队参加了侵略战争。但作为一位军医的福斯曼拒绝了对犹太人的活体实验。战争结束时，福斯曼成了美国人的战俘，获释后，长期在乡村做医生，而他首创的技术在俘虏他的"敌国"开花结果。

　　1956 年，福斯曼获得诺贝尔生理学或医学奖。有人对福斯曼的纳粹经历颇有异议，但值得肯定的是，作为一个医生，他在那疯狂的年代坚守了自己的底线。福斯曼首次做心脏导管的医院被命名为沃纳·福斯曼医院。德国重新重用福斯曼，并把那把他朝思暮想的柳叶刀交到他的手上，让他主持心脏手术。福斯曼拒绝了，他又一次坚守了自己的底线，因为他已经错过了黄金岁月。值得欣慰的是，福斯曼和同是医生的妻子养育了 6 个孩子，他们个个才华横溢、成就斐然。

　　科学探索需要勇气，人要有良知。

# 第四章
# 维生素的故事

## 第一节　大航海时代与坏血病

在世界历史上，有一个大航海时代。在 500 多年前，人类史无前例的航海探险中，坏血病空前肆虐。由于不知道产生坏血病的原因是什么，也没有治疗这种怪病的良药，大批船员死亡。很多人把坏血病归于瘟疫，认为坏血病是传染病。

1519 年，葡萄牙航海家麦哲伦（Ferdinand Magellan，1480~1521）在穿越太平洋时，几个月没有新鲜水果和蔬菜，船员浑身无力、牙龈出血。到达目的地时，原来的 200 多人，仅活下来 35 人。在英国，坏血病曾夺去了几十万水手的生命。

坏血病也被称为大航海时代的瘟疫，但它的确不是瘟疫。坏血病是人类历史上一种非常可怕的疾病，这种病刚开始时，没有什么特殊的症状。患者感到虚弱、倦怠、呼吸短促，一旦身上有伤口，愈合非常缓慢。坏血病有两个特有的症状，一个症状是牙龈出血。如果早上刷牙的时候，发现牙龈出血，这时候就要警惕了，可能就是因为缺少维生素 C。另一个症状是皮下出血，出现紫癜。由于出血不一定在体表，也可能在内脏，患者的内脏器官会逐渐衰竭，最终因为深度衰竭而死亡。

在西方大航海时代之前，中国也有一个伟大的航海家郑和（1371~1433）。郑和在明永乐年间至明宣德年间（1405~1433）七下西洋，历史上从未记载过郑和的船队里有船员患过坏血病。为什么郑和的船员没有患上坏血病呢？

现代研究分析，可能有这么几个原因。第一个原因是沿海岸行船。郑和的航行路线基本上是沿海岸行船的，也就是每隔几天，最多每隔十余天就会靠岸。一旦靠岸，就可以补充一些食物，特别是补充新鲜的蔬菜和水果，这样就避免了坏血病的发生。第二个原因是郑和当时有一些高招，采用了一些特殊的饮食。一是所有的船员都饮用绿茶，当然饮茶过程中摄入的维生素比较少；二是船员每天都要吃豆芽，船队带了大量的黄豆等豆子，这些豆子可以发豆芽，发豆芽是中国传统的无土栽培方法，而且豆芽中含有丰富的维生素 C；三就是在那些大船上会安置一些木桶，这些木桶里面会装上泥土用来种菜，当然用木桶种菜可能只能满足少数高阶层船员的食用，大部分人可能还是要靠吃豆芽。这些措施使中国船员免遭坏血病的威胁，由此也可管窥中华民族传统膳食结构中所具有的科学内涵。其实各民族各地区生活的百姓都有各自的饮食传统，这些饮食传统很多都是长期经验积累的结果，因此人们常说饮食方面要入乡随俗。

郑和下西洋的资料因历史的原因一直找不到可靠的直接证据。一直到 2001年，在湖北省钟祥市发掘了明梁庄王朱瞻垍（1411～1441）的墓葬。出土文物中有大量由郑和下西洋所带回的珠宝，其中一块金锭上刻有"永樂十七年四月日西洋等處買到八成色金壹錠伍拾兩重"的铭文（图 4-1）。永乐十七年（1419）正是郑和第五次下西洋返回的时间。明梁庄王墓展室是湖北省博物馆继曾侯乙编钟展室的另一个重要展室，它为郑和下西洋提供了直接的证据。

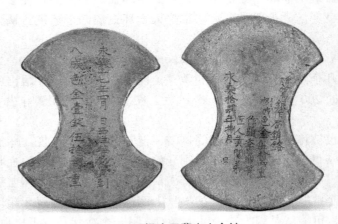

**图 4-1　明梁庄王墓出土金锭**

（引自湖北省博物馆 http://www.hbww.org/Views/ArtGoodsDetail.aspx?

PNo = Collection&No = JYQ&Guid = f4c2e716-a6c7-42e4-bc18-60d4816fd186&Type = Detail）

除了坏血病之外，还有脚气病。从 19 世纪开始，工业碾米使食用精米的人增加，不再是传统的舂米方法，吃的米越来越精，开始出现了脚气病。尤其在东南亚地区，很多人患有脚气病。1896 年，荷兰医生艾克曼（Christiaan Eijkman，1858～1930）在荷属东印度群岛，就是现在的印度尼西亚，发现用没有去壳的稻谷可以治疗鸡的多发性神经炎，也可以治愈人的脚气病。

脚气病和脚癣或"香港脚"是不同的疾病，脚气病是缺少维生素 $B_1$（硫胺素），而脚癣或"香港脚"是因为真菌感染。

除了坏血病和脚气病之外，还有一种病叫作夜盲症。患夜盲症的人，在黑暗的环境下或者在夜晚视力很差甚至完全看不清东西。后来发现这些患夜盲症的人，也是缺少某种营养物质，一旦补充胡萝卜和猪肝等食物，夜盲症的问题很快就可以消除。

坏血病、脚气病和夜盲症都与摄入的食物相关，对这三种疾病进行研究，发现了维生素。

# 第二节　维生素的发现

## 一、林德与双盲实验法

在航海的过程中，一旦有船员得了严重的坏血病，为了避免传染，就会把他们放在路过的荒岛上。这些被抛弃在荒岛上的船员，免不了用野草和野果充饥，几天后他们的坏血病竟会不治而愈。这一现象得到了一些军医的关注。

1747 年，英国海军军医林德（James Lind，1716～1794）（图 4-2）做了一个很著名的实验，在吃完全相同的食物的基础上，给患上坏血病的船员添加不同的食物或药物。结果发现每天吃两个橘子和一个柠檬的船员，坏血病的症状减弱了。

1753 年，林德出版了《坏血病大全》，总结了前人的经验，建议海军和远征船队的船员在远航时要多吃些柠檬和柑橘。他的意见很快被采纳，出海的船必须携带足够的柠檬和橘子，船员每天都要喝酸橙汁。酸橙汁成为航海的必需品，英国的所有港口几乎都有一条酸橙街，而那些水兵则被称为 Limey（"酸橙佬"）。从此英国海军再未发生大规模的坏血病，但那时还不了解柠檬

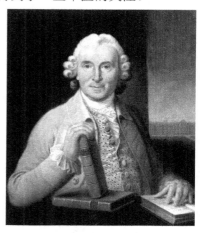

图 4-2　林德

（引自 https://en.wikipedia.org/wiki/James_Lind#/media/File：James_Lind_by_Chalmers.jpg）

中的什么物质对坏血病有抵抗作用。喝过柠檬茶的人都知道，柠檬汁很酸，含有大量的维生素 C。

林德的实验是将患有坏血病的 12 位船员分成了 6 组，一组两人。他们的基本食物都是一样的，但 6 组的添加食物或药物有一点差别。第一组加了一夸脱（1 夸脱＝0.946 353L）的苹果酒；第二组加两次 25 滴很稀的硫酸；第三组加 6 勺醋；第四组加 0.5 品脱（1 品脱＝0.568 261L）的海水；第五组加由树脂、香膏和草籽等做成的药剂；第六组加 2 个柑橘和 1 个柠檬。实验只进行了 6 天，因为 6 天以

后船上的柑橘和柠檬都没有了。实验结果表明，第六组船员基本上恢复了健康，第一组有一点点效果，而其他组则基本没有效果。

林德的实验，后来被称为双盲实验法。双盲实验法通常用于以人为研究对象的实验，实验对象和观察者都不知道谁是用药者、谁是对照者，对照者会使用一些安慰剂。林德的 6 组实验，事前也不知道哪一组的用药是有效的，不知道谁是有效药物使用者、谁是对照者。双盲实验法消除了可能出现在实验者和观察者意识当中的主观偏差和个人偏好。现在科学研究中，特别是在医学研究中，经常用到双盲实验法。

## 二、丰克与维生素理论

首先提出维生素理论或 Vitamin 理论的是在伦敦工作的一位波兰生物化学家丰克（Casimir Funk，1884～1967）（图 4-3）。1912 年，丰克从米糠中提取出一种能够治疗脚气病的白色物质，丰克称之为"维持生命的营养素"。他用拉丁语"vita"（生命），加上"amine"（氮族化合物）一词，创造出一个新词"vitamin"（维生素，也曾译作维他命）。而且丰克写了一本很著名的著作，名字就叫 *Vitamin*。

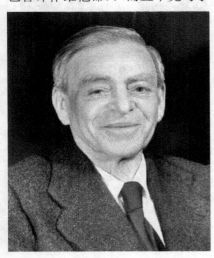

**图 4-3 丰克**

（引自 https://siarchives.si.edu/collections/
siris_arc_383002）

对于已发现的夜盲症、脚气病和坏血病，丰克认为都是因为缺少了某种营养物质。缺少维生素 A，会患上夜盲症；缺少维生素 B，会患上脚气病；缺少维生素 C，会患上坏血病。维生素 A、维生素 B 和维生素 C 就这么被命名了。后来人类又发现了更多的维生素，目前经常涉及的维生素主要有两类：一类是脂溶性维生素，主要有 4 种，维生素 A、维生素 D、维生素 E 和维生素 K。脂溶性维生素溶于脂类，就是常说的油。第二类是水溶性维生素，常见的有 9 种，主要是 B 族维生素，包括维生素 $B_1$（硫胺素）、维生素 $B_2$（核黄素）、维生素 PP 或者维生素 $B_3$（烟酸）、维生素 $B_5$（泛酸）、维生素 $B_6$、维生素 $B_7$（生物素，也称维生素 H）、维生素 $B_9$（叶酸）、维生素 $B_{12}$（钴胺素）和硫辛酸等，另外还有维生素 C，也称抗坏血酸。

水溶性维生素的特点主要有：①溶于水，不溶于脂肪及有机溶剂；②容易从尿中排出体外，且排出效率高，故食入量适当增加时一般不会产生蓄积和严重的毒害作用；③绝大多数以辅酶或辅基形式参与各种酶系统工作，在中间代谢的许多环节中都有极其重要的作用；④体内水溶性维生素的水平大多都可在血液和尿中反映出来。

## 第三节 有关维生素研究的诺贝尔奖

在 20 世纪 20～40 年代,有关维生素的研究获得了三次诺贝尔生理学或医学奖、三次诺贝尔化学奖。此外，还有一次诺贝尔生理学或医学奖是与维生素相关的。

1929 年的诺贝尔生理学或医学奖是与维生素 $B_1$ 和维生素 $B_2$ 相关的，1937 年的诺贝尔生理学或医学奖是与维生素 C 相关的，1943 年的诺贝尔生理学或医学奖是与维生素 K 相关的，1928 年的诺贝尔化学奖是与维生素 D 相关的，1937 年的诺贝尔化学奖是与维生素 C 和维生素 A、维生素 $B_2$、维生素 E 相关的，1938 年的诺贝尔化学奖是与维生素 $B_2$ 相关的。1934 年的诺贝尔生理学或医学奖授予了有关恶性贫血的相关研究，后来发现导致恶性贫血的主要原因之一是缺少维生素 $B_{12}$。

荷兰的艾克曼和英国的霍普金斯（Frederick Gowland Hopkins，1861～1947）因维生素 $B_1$ 和维生素 $B_2$ 的发现获得了 1929 年的诺贝尔生理学或医学奖（图 4-4）。艾克曼在印度尼西亚发现了使用粗米可以治愈脚气病，霍普金斯除了维生素 $B_2$ 的研究，他还分离和提纯了很有名的一个氨基酸——色氨酸。缺少维生素 $B_1$ 主要是得脚气病，而维生素 $B_2$ 的缺乏主要导致口角发炎和舌发炎。所以口角发炎或者舌发炎的时候，需要补充维生素 $B_2$。

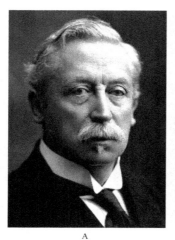 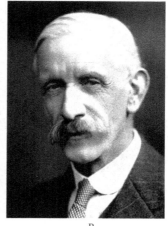

A          B

**图 4-4　艾克曼（A）和霍普金斯（B）**

（引自 https://www.nobelprize.org/nobel_prizes/medicine/laureates/1929/）

有关维生素 $B_1$ 的研究，还有一些学者也做出了非常重要的贡献，尽管他们没有获得诺贝尔奖。一位是日本的铃木梅太郎（Umetaro Suzuki，1872～1943）（图 4-5），铃木梅太郎在 1910 年从米糠中提取出维生素 $B_1$，是最早提取出维生素 $B_1$ 的人。一些日本学者对铃木梅太郎未能分享诺贝尔奖非常不满。另外一位就是波兰的丰克，他在 1912 年也从米糠中提取了维生素 $B_1$，丰克尽管没有得到诺贝尔奖，但他发明了一个非常重要的词，就是 vitamin，因此丰克被称为维生素（维他命）之父。"vitamin"这个词给丰克带来的声誉可能比诺贝尔奖更高。

圣·乔治（Albert von Szent-Györgyi，1893～1966；亦常译为焦尔季）（图 4-6）在 1928 年从橘子和白菜中分离出一种六碳化合物，他发现这种六碳化合物具有强烈的还原性，把它称为己糖醛酸。1932 年，圣·乔治指出这种己糖醛酸就是抗坏血病的活性物质，并把它命名为抗坏血酸，抗坏血酸就是维生素 C。圣·乔治因此获得了 1937 年的诺贝尔生理学或医学奖，他也被誉为维生素 C 之父。

如果经常不吃蔬菜和水果，很容易导致维生素 C 缺乏，牙龈容易出血。去医院看病时，医生常会开一些维生素 C 的片剂或者含有维生素 C 的药片。在服用维生素 C 片剂的时候，一定要注意片剂的颜色是白色还是黄色。维生素 C 片剂一般是白色的，一旦维生素 C 被氧化，片剂就变为黄色，再服用它就没有任何作用了。维生素 C 是强烈还原性物质，很容易被氧化。

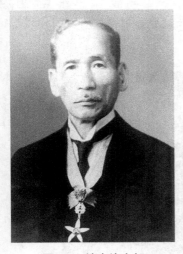

图 4-5　铃木梅太郎

（引自 https://en.wikipedia.org/wiki/Umetaro_
Suzuki#/media/File：Umetarosuzuki-pre1943.jpg）

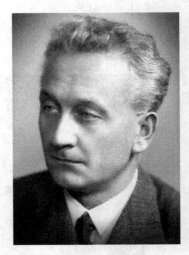

图 4-6　圣·乔治

（引自 https://www.nobelprize.org/nobel_
prizes/medicine/laureates/1937/szent-gyorgyi-facts.html）

丹麦的达姆（Henrik Dam，1895～1976）和美国的多伊西（Edward Adelbert Doisy，1893～1966）因为维生素 K 的研究，分享了 1943 年的诺贝尔生理学或医学奖（图 4-7）。

维生素 K 可以分为维生素 $K_1$ 和维生素 $K_2$，植物可以产生维生素 $K_1$，微生物可以产生维生素 $K_2$，人类肠道的微生物可以产生维生素 $K_2$。维生素 K 与血液的生理性凝集反应有关。维生素 K 属于脂溶性，但现在已经有改造的水溶性维生素 K 了。

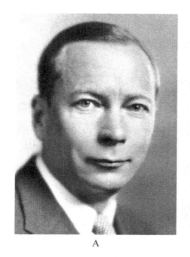
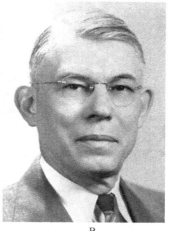

图 4-7　达姆（A）和多伊西（B）

（引自 https://www.nobelprize.org/nobel_prizes/medicine/laureates/1943/）

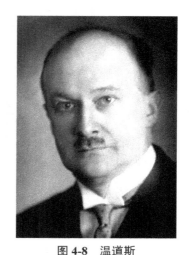

德国的温道斯（Adolf Windaus，1876～1959）在研究固醇类物质时，发现麦角固醇可被紫外线活化产生维生素 D。温道斯因此获得了 1928 年的诺贝尔化学奖（图 4-8）。维生素 D 又称骨化醇，能够有效地防止或者预防佝偻病的发生。温道斯出生于一个贫穷的工匠家庭，小时候曾被一辆马车撞倒，马车上的富孀很自责，而且觉得这个小孩挺聪明，就支持他去上学。温道斯就在她的资助下，一直读到大学，后来拿到了诺贝尔化学奖。

在诺贝尔奖的获奖者中，出身各不一样，有的人出身贫寒，有些人则是含着金钥匙来到人间，但他们都在自己的专业领域上做出了杰出的贡献。

图 4-8　温道斯

（引自 https://www.nobelprize.org/nobel_prizes/chemistry/laureates/1928/windaus-facts.html）

儿童缺乏维生素 D 会导致佝偻病，成人则导致骨软化症。有些小朋友的父母会给小朋友补钙，补钙的同时要补维生素 D，比如吃鱼肝油。当然人体自己也可以产生维生素 D，就是靠多晒太阳。皮肤经过紫外线照射，可以使维生素 D 的前体转化为维生素 D，这就是温道斯发现的。当然也可以从食物里补充维生素 D，多摄入奶、蛋、动物的内脏及鱼，都可以补充维生素 D，这有利于人体对钙的吸收。缺少维生素 D 会导致钙吸收不足，小儿容易导致佝偻病形成鸡胸，还可能形成 O 型腿或 X 型腿。当两个脚的踝关节靠在一起的时候，两条腿的膝关节靠不到一起形成 O 型腿，或者说当两个膝关节靠在一起的时候，两个踝关节却靠不到一起形成 X 型腿。

英国的哈沃兹（Norman Haworth，1883～1950）因为碳氢化合物的分子结构和维生素 C 的研究、瑞士的卡勒（Paul Karrer，1889～1971）因为维生素 A 和核黄素（维生素 B$_2$）的研究分享了 1937 年的诺贝尔化学奖（图 4-9）。缺乏维生素 A 会导致夜盲症。人眼的视网膜上有两种感光细胞，即视杆细胞和视锥细胞。在暗的环境下或者在晚上行使视觉的主要是视网膜上的视杆细胞。视杆细胞里的视紫红质遇光分解成视蛋白和视黄醛，产生感光换能作用。

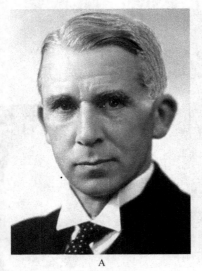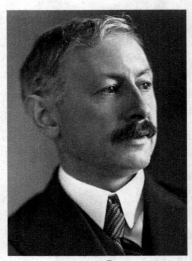

**图 4-9　哈沃兹（A）和卡勒（B）**

（引自 https://www.nobelprize.org/nobel_prizes/chemistry/laureates/1937/）

视紫红质由视黄醛和视蛋白构成，视黄醛由维生素 A 补充。当缺少维生素 A 时，视黄醛补充不足，视紫红质的形成减少，在弱光环境下或晚上，就没有足够的视紫红质分解而产生感光换能，导致夜盲症。视觉感光换能机制的发现者获得了 1967 年的诺贝尔生理学或医学奖。

奥地利的库恩（Richard Kuhn，1900～1967）因为类胡萝卜素和核黄素（维

生素 B$_2$）的研究获得了 1938 年的诺贝尔化学
奖（图 4-10）。类胡萝卜素是一类天然色素的
总称，在秋天，叶子会变黄变红，景色特别
美，主要是叶子里的叶绿素减少，类胡萝卜
素的颜色效应呈现出来，形成了斑斓多彩的
秋叶。

美国的迈诺特（George Minot，1885～
1950）、墨菲（William Parry Murphy，1892～
1987）和惠普尔（George Whipple，1878～
1976）因发现肝制剂可以治疗贫血分享了 1934
年的诺贝尔生理学或医学奖（图 4-11）。1926
年，迈诺特和墨菲发现贫血患者每天吃大量
的生猪肝（0.3kg 以上）可以治疗好恶性贫血，
他们发明了肝制剂治疗恶性贫血的方法。

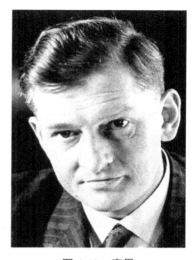

图 4-10　库恩

（引自 https://www.nobelprize.org/nobel_prizes/
chemistry/laureates/1938/kuhn-facts.html）

其实在中国的饮食传统中也有这样一
道菜——爆炒猪肝，但是现在很少有人吃
了。因为肝是动物体内的化工厂，肝里会沉积很多毒素，还有一些寄生虫或致
病微生物。这些毒素和致病微生物如果在烹调过程中没有被分解或者杀灭，很
容易对食用者产生危害。在现代烹调饮食过程中，常常有两难的选择：选择卫
生还是选择营养？如果选择营养，有些食品的卫生品质就得不到保证；反之，
如果选择卫生，食物做得很熟很烂，营养的品质则会下降。

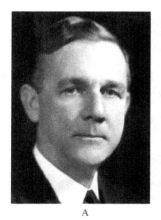
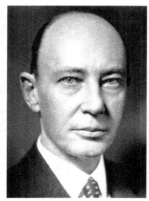
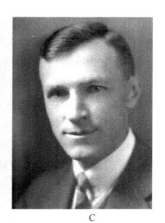

A　　　　　　　　B　　　　　　　　C

图 4-11　惠普尔（A）、迈诺特（B）和墨菲（C）

（引自 https://www.nobelprize.org/nobel_prizes/medicine/laureates/1934/）

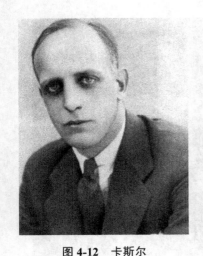

**图 4-12 卡斯尔**

（引自 Elrod and Karnad，2003）

有意思的是迈诺特和卡斯尔（William Bosworth Castle，1897～1990）（图 4-12）后来发现恶性贫血和缺铁性贫血的原因，尽管在发病机制上不同，但都可以通过肝制剂进行治疗。

因为肝中既富含缺铁性贫血所需要的铁，又富含恶性贫血所需要的维生素 $B_{12}$。患缺铁性贫血的患者如果吃了生猪肝或生牛肝，就是补充了铁；而患恶性贫血的患者如果吃了生肝，就是摄取了其中的维生素 $B_{12}$。卡斯尔做了一个实验，他把切碎的牛肉用健康人的胃液浸泡，然后给那些恶性贫血的患者口服，结果治好了恶性贫血。

卡斯尔提出，健康人的胃液里边存在着一种内因子（intrinsic factor），内因子可以和牛肉中的另外一种抗恶性贫血的外因子结合。内因子和外因子结合形成了一种有活性的造血物质，使得恶性贫血的症状得到改善。后来卡斯尔证实内因子就是胃壁细胞分泌的一种糖蛋白，而外因子就是钴胺素（维生素 $B_{12}$）。只有内因子和外因子结合，才能保证维生素 $B_{12}$ 在肠道被吸收。

所以有人说真正揭示维生素 $B_{12}$ 奥秘的是卡斯尔，而不是他的老师迈诺特，发现肝制剂可以治疗贫血，包含两个不同的机制，这是科学史上一个罕见的巧合。

# 第四节 平衡膳食和入乡随俗

有关维生素的研究使人类更关注膳食问题。现代营养学提倡平衡膳食，认为每天都应当摄入各种不同的食物。

因纽特人生活在北极，很少食用水果和蔬菜。冰天雪地里哪有水果和蔬菜呢？但是从来没有听说过因纽特人会患上坏血病，他们是怎么补充维生素的？

因纽特人过去有一个名字叫爱斯基摩人，爱斯基摩就是吃生肉的人。当然爱斯基摩有歧视的意思，现在不建议再这么称呼了。因纽特人有一个传统的饮食习惯，他们吃生肉、喝生血。因纽特人捕捉到海豹后，大家都要吃生肉、喝生血，这些生血、生肉里含有各种维生素。所以通过这种饮食习惯，保证了体内的维生素供给。

在饮食上通常需要入乡随俗，不同地方的人、不同的民族、不同的人种，生活习惯是成千上万年积累下来的经验。如果不入乡随俗，往往就会出现这样或那样的问题。当然因纽特人的生活习惯也在改变，因为交通和运输已经被极大地改善了，通过空运，也可以得到新鲜的蔬菜和水果。

除了入乡随俗外，还要平衡膳食。关于维生素 C 的摄入量，曾经长期争论不休。维生素 C 摄入得越多就越好吗？提出维生素 C 吃得越多越好的一个代表人物是美国的鲍林（图 4-13）。鲍林拿过两次诺贝尔奖，1954 年，鲍林由于对蛋白质结构，特别是蛋白质的 α 螺旋结构的解析获得了诺贝尔化学奖。鲍林还有一个很重要的贡献，就是差一点解析了 DNA 的结构，但是鲍林当时认为 DNA 的结构是三螺旋而不是双螺旋。鲍林是一个反战主义者，并因此获得了 1962 年的诺贝尔和平奖。

鲍林一生非常传奇，年轻的时候也很贫困，先打工再去读书。鲍林认为维生素 C 吃得越多越好，大量地吃维生素 C。鲍林活到 93 岁，因此有人戏称多吃维生素 C 对别人可能没有什么作用，对鲍林来说可能还是有点作用的。也有学者认为鲍林支持大量服用维生素 C 是因为与一些药厂有利益关联，也有学者认为鲍林因自己夫人的去世对医学界耿耿于怀。目前，大多数学者认为任何维生素吃多了也不行，但是大家到医院去看病的时候，医生往往会有一些习惯性的说法，一是要多喝水，二是多吃蔬菜和水果，也就是说要多补充维生素 C。

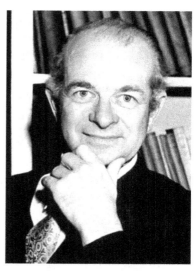

图 4-13　鲍林

（引自 https://www.nobelprize.org/nobel_prizes/chemistry/laureates/1954/pauling-facts.html）

很有意思的是，世界上绝大部分动物都可以自己产生维生素 C，很多动物体内的维生素 C 可以从葡萄糖转化而来。葡萄糖通过 L-古洛糖酸内酯氧化酶的作用可以转化为维生素 C。但是很遗憾，只有灵长类中的一部分动物，包括人类，在演化过程中，把机体表达 L-古洛糖酸内酯氧化酶的基因弄丢了，人体是不能表达这个酶的，因此人自己也不能够把自身的葡萄糖转化为维生素 C，而必须通过食物来补充维生素 C。

# 第五节　（外一篇）物质、能量和信息

有关维生素的研究主要是生物化学领域的工作，所以一部分获得了诺贝尔生理学或医学奖，另一部分获得了诺贝尔化学奖。在诺贝尔奖历史上，有相当一部分生物化学研究工作，以及以生物化学研究方法为主的细胞生物学研究工作，获得了诺贝尔生理学或医学奖与诺贝尔化学奖。物质、能量和信息是生命有机体赖以生存的基础,物质代谢、能量转换和信号转导是细胞的基本功能。本书在各章节中有部分介绍,此处主要介绍能量转换和信号转导有关的部分获得诺贝尔生理学或医学奖的工作。

德国人瓦尔堡(Otto Heinrich Warburg,1883~1970)因发现呼吸酶的性质和作用方式获得了 1931 年的诺贝尔生理学或医学奖(图 4-14)。瓦尔堡发现含铁的血红蛋白在生物氧化的呼吸链中承担呼吸酶的作用,这一发现为揭示能量代谢的机制奠定了基础。瓦尔堡认为生物氧化过程中是细胞色素氧化酶导致氧激活,但有学者发现脱氢酶也可导致氢激活,究竟是氧激活还是氢激活呢?被称为维生素 C 之父的圣·乔治证明氧激活和氢激活都参与了细胞呼吸。圣·乔治因生物氧化过程的研究和确认维生素 C 是己糖醛酸获得了 1937 年的诺贝尔生理学或医学奖。

克雷布斯因发现柠檬酸循环(三羧酸循环)和发现辅酶 A 及其作用的李普曼一起分享了 1953 年的诺贝尔生理学或医学奖,他们的发现进一步揭示了能量代谢的本质。

瑞典人西奥雷尔(Axel Hugo Theodor Theorell,1903~1982)对呼吸链中的氧化还原酶特别是细胞色素 c 等进行了细致的研究,在 20 世纪 30 年代得到了高纯度的细胞色素 c。西奥雷尔因有关氧化酶的作用和特性研究获得了 1955 年的诺贝尔生理学或医学奖(图 4-15)。

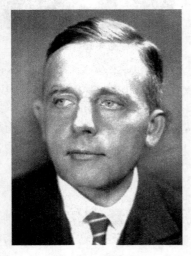

图 4-14　瓦尔堡

(引自 https://www.nobelprize.org/nobel_
prizes/medicine/laureates/1931/warburg-facts.html)

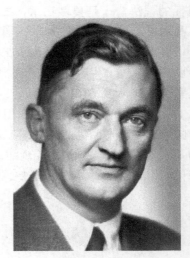

图 4-15　西奥雷尔

(引自 https://www.nobelprize.org/nobel_
prizes/medicine/laureates/1955/theorell-facts.html)

1940 年,美国学者萨瑟兰(Earl W. Sutherland Jr.,1915~1974)在研究肾上

腺素和胰高血糖素升血糖机制时，发现这两种激素都可以激活磷酸化酶，进而使肝糖原分解。经过多年的探索，在 20 世纪五六十年代萨瑟兰确认激活磷酸化酶的是环腺苷酸（cAMP）。几乎同时，美国学者克雷布斯（Edwin G. Krebs，1918～2009）和费希尔（Edmond H. Fischer，1920～）发现了第一种蛋白激酶——cAMP 依赖性蛋白激酶 A（PKA）（图 4-16）。

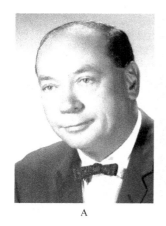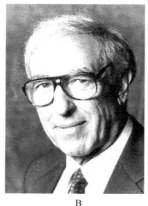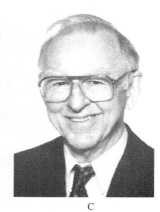

A        B        C

**图 4-16　萨瑟兰（A）、费希尔（B）和克雷布斯（C）**

（引自 https://www.nobelprize.org/nobel_prizes/medicine/laureates/1971/sutherland-facts.html；

https://www.nobelprize.org/nobel_prizes/medicine/laureates/1992/）

此后，又在多种激素和神经递质的研究中发现，它们都是通过环腺苷酸激活磷酸化酶的。环腺苷酸是一种信使分子。萨瑟兰把激素这类负责细胞间信号传递的分子称为第一信使，而把环腺苷酸这类因激素刺激细胞后在细胞内转导信号的分子称为第二信使。

20 世纪 70 年代，罗德贝尔（Martin Rodbell，1925～1998）发现细胞内的信号传递功能由三个结构完成：一是受体，二是转换结构 G 蛋白，三是效应部分。1980 年，萨瑟兰的学生吉尔曼（Alfred G. Gilman，1941～2015）分离出 G 蛋白，并证明 G 蛋白就是受体与腺苷酸环化酶之间的偶联蛋白（图 4-17）。

原来，肾上腺素与细胞上的受体结合，通过 G 蛋白与腺苷酸环化酶偶联，产生环腺苷酸（cAMP），cAMP 激活 cAMP 依赖性蛋白激酶 A，使蛋白磷酸化，调节糖原分解为葡萄糖，进而导致血糖升高。

萨瑟兰因发现激素的作用机制获得了 1971 年的诺贝尔生理学或医学奖。费希尔和克雷布斯因发现可逆的蛋白质磷酸化作用是一种生物调节机制分享了 1992 年的诺贝尔生理学或医学奖。吉尔曼和罗德贝尔因发现 G 蛋白及其在细胞中的信号转导作用分享了 1994 年的诺贝尔生理学或医学奖。

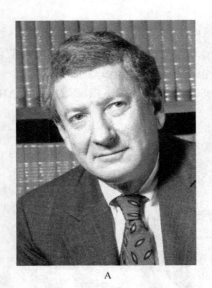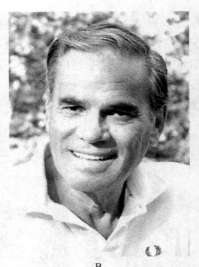

A                                    B

**图 4-17    吉尔曼（A）和罗德贝尔（B）**

（引自 https://www.nobelprize.org/nobel_prizes/medicine/laureates/1994/）

# 第五章
# 胰岛素的故事

## 第一节　糖尿病和血糖的调节

### 一、糖尿病

糖尿病是人类第一大代谢性疾病，是继肿瘤、心脑血管疾病之后威胁人类健康和生命安全的第三种重大疾病。糖尿病也是一个历史非常悠久的疾病，中国传统医学形象地把糖尿病称为消渴症。

当人的机体不能很好地利用葡萄糖，血液里的葡萄糖浓度过高，葡萄糖就会从尿液里流失。当葡萄糖从尿液里流失时，还会带走大量的水分。因此，患者既不能有效地利用葡萄糖进而导致产生饥饿的感觉，也因体内水的流失而产生渴的感觉，而且患者体内的蛋白质和脂肪会分解产生葡萄糖。因此患者往往又饥又渴，吃喝不断，但身体会变得越来越消瘦，所谓三多一少——多饮、多尿、多食和消瘦。蛋白质和脂肪等生物大分子分解后所产生的酮体带有酸性，所以患者还会产生酮症或酮症酸中毒。

在中国传统医学里，判断消渴症（糖尿病）的方法也很简单，就是把患者的尿液接在瓦片上，把瓦片放在野地里。如果这个瓦片上爬满了蚂蚁，那么这个人就有消渴症。因为患者的尿里糖浓度较高，蚂蚁很喜欢。

除了三多一少外，糖尿病还有哪些病征呢？一般会头痛、耳鸣、心率加快、视网膜受损，看东西越来越模糊，另外还容易导致致病菌滋生、伤口难以愈合。此外，糖尿病还会产生各种各样的并发症，如心脏的病变、肾脏的病变等，这些并发症对身体可产生非常严重的危害。

大概有99%的糖尿病患者会产生合并症，也就是并发症。有15%的患者视力下降，甚至会失明。正常人的眼底和糖尿病患者的眼底是不一样的，所以在体检时会检查眼底，观察眼底是否有病变，通过这种观察，也可以判断是否可能出现糖尿病问题，当然检查空腹状态下的血糖是判断是否患有糖尿病的主要指标。有10%～20%的糖尿病患者最后会出现肾衰竭。大概有50%的糖尿病患者最后会死于心血管疾病。对于一些中老年的糖尿病患者，还有一个很大的风险就是肢端坏死。

为什么会出现肢端坏死呢？血液里葡萄糖浓度升高，却又不能被很好地利用，相当于血液里溶质增加，血液的黏稠度增大，影响血液循环。在天气很冷的时候，人的脚趾头最容易感觉到冷，因为它在体循环的末端。糖尿病对血液循环的影响在脚趾头表现得最明显，因为循环变差，脚趾头处的供血、供氧会变差，组织就会坏死。所以糖尿病患者到了晚期的时候，会出现脚趾头发黑发乌，出现坏疽，有些患者还会因此截肢。

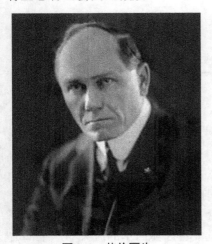

**图 5-1　艾伦医生**

（引自西娅·库珀和亚瑟·恩斯伯格，2011）

糖尿病的风险非常大，但在人类发现胰岛素之前，没有好的治疗方法。那时治疗糖尿病最有效的方法之一就是饥饿疗法。在20世纪初，美国医生艾伦（Frederick Madison Allen，1879～1964）（图 5-1）发明了饥饿疗法。饥饿疗法很简单，就是尽可能地少吃。食物严格控制在每日 1000 大卡（1 大卡 = 1000 卡 = 4186.8J）热量以下、不含碳水化合物。采用饥饿疗法的糖尿病患者骨瘦如柴，成人体重可降至 20kg，形同饿莩。患者整天躺在床上，连抬头的力气也没有。在胰岛素应用于临床之前，糖尿病患者的平均生存时间不足 5 年。

当时有一个糖尿病患者伊丽莎白·休斯（Elizabeth Hughes，1907～1981），她的父亲曾是美国的国务卿，是美国很有名的政治家。休斯很小的时候就患上了糖尿病，找到艾伦医生，采用了饥饿疗法，生命岌岌可危。

## 二、血糖的调节

人体里的血糖是怎样进行调节的呢？血液里的葡萄糖浓度主要是靠两种激素进行调节，一种是胰岛素，另一种是胰高血糖素。血糖升高时，胰岛素的分泌增加，血糖降低；血糖降低时，胰高血糖素分泌增加，血糖升高。人体主要通过胰岛素和胰高血糖素两种激素，使血糖浓度维持相对的稳定，即动态平衡。当然还有其他激素也可参与血糖调节，但主要是提高血糖的浓度，如生长激素、肾上腺素和糖皮质激素等。

血糖的调节机制受下丘脑的调节控制，下丘脑可以调节内分泌腺胰岛里的 β 细胞（B 细胞）和 α 细胞（A 细胞）。β 细胞分泌胰岛素，胰岛素使组织加速摄取血液里的葡萄糖，如肌细胞利用葡萄糖，也可把血液里的葡萄糖转运进肝细胞，通过糖原的方式存储在肝细胞里，这时血液里的葡萄糖浓度就会降低。当血液里的葡萄糖浓度降低的时候，胰岛中的另一种细胞 α 细胞接受下丘脑的指令，分泌胰高血糖素，胰高血糖素促进糖原分解，使血液里的葡萄糖浓度升高，满足机体组织的需要。通过胰岛素和胰高血糖素调节血液里的葡萄糖浓度的平衡，使血液里的葡萄糖浓度维持在一个相对稳定的水平。

什么时候血液里的葡萄糖浓度会比较高呢？吃了食物后，血液里的葡萄糖浓度就会升高。什么时候血液里葡萄糖浓度会比较低呢？比如食物摄入不够、在吃饭之前血液里的葡萄糖浓度会比较低。当然有些情况下，由于胰岛素分泌过多，血糖浓度也会比较低。血液中的葡萄糖浓度维持在一个很高的水平会患糖尿病；葡萄糖浓度很低对身体健康也是不利的，容易导致低血糖。有些同学晚上熬夜熬到很晚，第二天起得很晚，不吃早饭，到中午才进食。那时他的血糖浓度就会很低，有的时候就会出现低血糖的现象，甚至会昏倒。

胰岛素和胰高血糖素是由胰岛里的 β 细胞和 α 细胞分泌的，胰岛位于胰腺中。胰腺是一个非常重要的分泌腺，它既是一个外分泌腺，也是一个内分泌腺。作为外分泌腺，胰腺分泌很多消化酶，如胰蛋白酶、糜蛋白酶、胰脂肪酶，这些酶有利于机体的消化和吸收。胰腺也是一个内分泌腺，胰腺上有很多细胞团，这些细胞团就像在胰腺大海中的一个个小岛，所以给它们起了一个非常形象的名字叫胰岛。成人的胰腺里大概有数百万个胰岛，所有的胰岛加起来只有胰腺总重量的 1%～2%。胰岛是一个细胞团，内有数千个细胞，这些细胞大致可以分为几种，主要有 α 细胞（A 细胞）、β 细胞（B 细胞）和 δ 细胞（D 细胞）。α 细胞分泌胰高血糖素，β 细胞分泌胰岛素，δ 细胞分泌生长抑素。生长抑素主要调节 α 细胞和 β 细胞的分泌。

# 第二节　胰岛的发现——朗格汉斯岛

胰岛是德国医生朗格汉斯（Paul Langerhans，1847～1888）在 1869 年发现的（图 5-2）。朗格汉斯在其短暂的一生中在生物学领域做出了诸多贡献。朗格汉斯出生于德国柏林，是一位名医的儿子，先后在耶那和柏林的大学里学习医学，毕业于 1869 年。就在这一年，朗格汉斯发现在胰腺中一些细胞聚集呈岛状，并对细胞的形态分类进行了研究。他首次认真而详细地描述了胰岛的显微结构。他描述了 9 种不同类型的细胞，包括小的、不规则形的、多边形的无颗粒细胞。1893 年这些岛状的斑点被命名为"islets of Langerhans"（朗格汉斯岛）。

朗格汉斯在学生时代就对医学研究做出了杰出的贡献。在 1868 年的一篇论文中，他描述了一种新的表皮细胞。利用氯化金技术，他在表皮中发现了树状的无色素细胞，这些细胞后来被称为朗格汉斯细胞（Langerhans cell）。100 多年来，

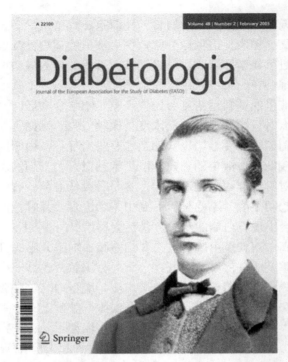

**图 5-2　国际著名杂志《糖尿病》封面上的朗格汉斯**

（引自 Diabetologia. 2005，48（2）. cover.）

这种细胞的作用或功能一直是一个谜。直到 1973 年，有学者发现表皮的这些朗格汉斯细胞是免疫系统最重要的外周前哨。此后，它的面纱才逐步揭开。郎格汉斯细胞来源于骨髓及脾脏的树突状细胞，主要存在于表皮，以及口腔、食道、宫颈的鳞状上皮中，它是机体抵抗外界抗原的第一道防线，并对皮肤迟发性变态反应有重要作用，还能把一些物质转化为维生素 D，是皮肤中重要的抗原提呈细胞。当表皮接触半抗原之后，半抗原与朗格汉斯细胞表面上的抗原结合形成完全的抗原复合物，朗格汉斯细胞将这些完全抗原通过淋巴管迁移至淋巴结呈递给 T 细胞，进而诱发接触超敏反应的发生。当表皮中朗格汉斯细胞丧失时，接触超敏反应的发生则不被诱导。有关抗原提呈细胞的研究获得了 2011 年诺贝尔生理学或医学奖。

　　人类在发现糖尿病之后，有学者就怀疑人的机体里有一些物质在调节血糖的浓度，而糖尿病可能是某种可以降低血糖的物质出了问题。这种物质是什么呢？进一步的研究怀疑这种物质很可能是胰腺胰岛里的某种细胞所分泌的，而且给这个物质起了个名字叫 insulin，也就是胰岛素。

　　很多学者都想提取能降低血糖的物质胰岛素，但是都没有成功。这主要与胰腺特殊的性质和功能有关。胰腺既是一个内分泌腺，也是一个外分泌腺。胰岛素是一个蛋白质，胰腺作为外分泌腺，分泌一些消化酶，它们会使胰岛素被水解而失去活性。胰岛素是谁最先发现和提取出来的呢？

# 第三节　胰岛素的发现

## 一、班廷的早期经历

发现胰岛素的是一个年轻人班廷（图 5-3）。班廷发现胰岛素在科学史上是一个非常传奇的故事。班廷是加拿大人，1891 年 11 月 14 日出生于加拿大安大略。班廷出生的房子现在成为加拿大的一个著名的纪念馆，纪念班廷发现了胰岛素。

1917 年，班廷从加拿大最好的大学之一多伦多大学医学院毕业，当时恰逢第一次世界大战。班廷在大学的最后一年没有上什么课，班廷自己回忆在大学最后一年只记了 5 页笔记。但在这一年，他听过糖尿病饥饿疗法创始人艾伦医生的讲座。班廷大学毕业后，他入伍当了一名陆军医生，而且上了法国前线。班廷参加过著名的坎伯拉战役，坎伯拉战役在战争学和战争史中非常有名，因为在这场战役里英国人首次使用了坦克，这也是人类第一次使用坦克。班廷在战场上是一位非常勇敢的军医，他经常冲到前线去抢救伤员。他在一次抢救伤员的时候负伤，之后光荣退役。在第一次世界大战中，班廷由于他的勇敢获得了奖章。

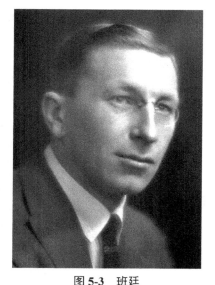

**图 5-3　班廷**

（引自 https://www.nobelprize.org/nobel_prizes/medicine/laureates/1923/banting-facts.html）

班廷退役以后，在多伦多附近的小城伦敦开了一间私人诊所。尽管班廷上过前线、有一定的经验，但没有什么名气，诊所的生意很清淡。班廷在经营小诊所之外，还在当地的西安大略大学医学院做兼课教师。

## 二、一个 idea 的诞生

班廷在西安大略大学医学院任教时，有很多同学问他关于糖尿病与胰腺关系的问题。一天晚上，班廷准备的第二天上课的内容就是糖尿病与胰腺的关系，他研读了相关论文。当时大家都认为，胰腺里可以产生一种降血糖的物质，被命名为 insulin（胰岛素），但是谁也没把它提取出来，因为胰腺既是内分泌腺又是外分泌腺，外分泌腺分泌的酶会将胰岛素消化而丧失活性。这篇文章探讨如果破坏了外分泌细胞，则消化酶不产生或产生数量减少，内分泌细胞分泌的胰岛素就不会被水解而失去活性。

班廷看了这篇文章后，形成了这样一个思路，一个 idea。先结扎胰腺的导管，使胰液和胰液中的消化酶不能排出，分泌消化酶的胰腺细胞（外分泌细胞）退化，而胰腺上的胰岛仍然保持相对完整的功能，再从胰腺里的胰岛中提取能够降血糖的胰岛素，胰岛素就不会被消化酶所消化而具有活性。在 1920 年 10 月 31 日凌晨两点，班廷写下了他的 idea。记录这个 idea 的小纸片目前仍然保留在加拿大班廷纪念馆里（图 5-4）。这个故事已经有点传奇了！

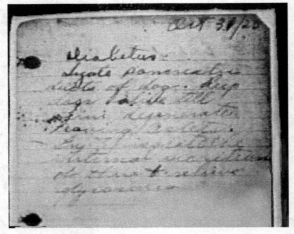

图 5-4　记录班廷 idea 的活页

（引自 http://www.diabetes.ca/about/banting-house/the-birth-of-an-idea）

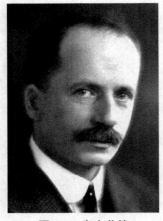

图 5-5　麦克劳德

（引自 https://www.nobelprize.org/nobel_prizes/
medicine/laureates/1923/macleod-facts.html）

## 三、追梦之路

班廷当时既没有自己的实验室，也没有什么科研经验和经历，但他有一腔热情。他有了这个想法后，就一心想去实现它。班廷回到自己的母校，找到多伦多大学生理系的麦克劳德（John Macleod，1876～1935）教授（图 5-5）。麦克劳德是美国北美内分泌学会的主席，是内分泌学领域的权威。班廷向麦克劳德谈了他的 idea。麦克劳德听了班廷的 idea 后，觉得班廷的科学知识是非常肤浅的，而且听了班廷自己的介绍后，觉得班廷没有什么经验。对于胰岛素提取的问题，当时已经有很多著名的学者、很多著名的实验室做过相似的实验，但最后都失败了。麦克劳德认为班廷的设想是不会成功的。但是班廷没有放弃，第一次找麦克劳德，麦克劳德不同意，就找第二次，第二次不行，就找第三次。经过多次努力，麦克劳德教授终于同意让班廷试一试。

当时恰逢假期。麦克劳德是苏格兰人，假期要回苏格兰度假，所以麦克劳德允许班廷在大学暑假，也就是麦克劳德度假的时候，在麦克劳德的实验室工作两个月。提供的条件很有限，一是提供一间实验室，在麦克劳德度假时，可使用两个月；二是提供10条狗；三是安排一位助手。其他的材料就靠班廷自己准备了。班廷很高兴，准备开始实验，首先要找一个助手。原来麦克劳德准备安排实验室里的两个本科生做科研助手，但由于经费的原因只能安排一位。两位学生一个叫白斯特（Charles Best，1899～1978）、一个叫瑙努尔（也有译作诺博），只能选一位做助手。据说这两位学生为了决定谁留下来做班廷的助手，掷了一次硬币，结果留下来的是白斯特。白斯特也因和班廷一起发现了胰岛素而永远留在了科学史上。

除了麦克劳德提供的条件之外，班廷还需要其他的实验材料。为了筹集实验资金，他把他父亲留给他准备成家的一些资产变卖了。这时，班廷谈了多年已经订婚的女朋友也与他分手了。班廷决定不顾一切，一定要实现自己心中的梦想。

1921年5月中旬，班廷和白斯特开始进行他们的实验。他们当时的设想是，首先将狗的胰腺导管结扎，让外分泌细胞慢慢地萎缩死掉，然后从胰腺里的胰岛中提取胰岛素，再将胰岛素注射到前期做好的糖尿病狗的体内，观察糖尿病狗的症状是否有所好转，以检测胰岛素降血糖的效果。班廷和白斯特两人都没有太多的实验经历，所以最初的手术都不是很熟练，很容易感染。在最初的两周，10条狗就死了7条。重新买了10多条狗，手术仍然是不太好，还是有感染发生，又死了7条，而且实验结果很不理想，经费也快用光了。

班廷和白斯特没日没夜地工作。班廷的日子比白斯特还要难，白斯特当时还是大学生，而班廷既不是多伦多大学的学生，也不是多伦多大学的员工，经常食无定时、居无定所。班廷和白斯特相互鼓励，不断地改进实验方法、提高实验技术水平。

做得多了，手术也熟练了，实验有了重大进展。班廷和白斯特在10条糖尿病狗身上注射了75次胰岛素提取液，发现狗的血糖和尿糖都降了下来，病狗的寿命也延长了，其中有一条狗竟然活了70天（图5-6）。实验证明他们提取的胰岛素在降血糖方面是有效的。

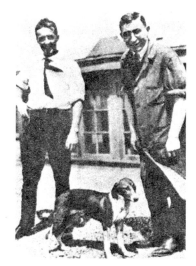

图5-6　白斯特和班廷

（引自西娅·库珀和亚瑟·恩斯伯格，2011）

对班廷一直不看好的麦克劳德，在度假回来之后看到班廷的实验结果，改变了自己的态度。麦克劳德不仅本人开始直接参与班廷的实验，还动员他的助手生物化学家考立普（James Collip，1892~1965）参与进来。班廷和白斯特都没有提纯胰岛素的技能，所以考立普的参与，对胰岛素提取液的纯化做出了非常重要的贡献。由于他们的努力，胰岛素被提纯了。

大量提取胰岛素，用实验狗已经不够了，他们就从屠宰场找来牛的胰腺；而且他们意识到根本不需要做什么胰脏导管结扎手术，只要用酸化乙醇破坏胰腺里的消化液，防止胰岛素被降解，就可以提取出有活性的胰岛素。实验结果表明用酸化乙醇处理胰腺再制成的提取液对糖尿病狗的功效明显，血糖和尿糖都下降了。

在动物实验成功后，班廷等决定在自己的身上先做尝试，几个人对于谁最先来试验争论不休。结果第二天他们都在自己身上偷偷注射了胰岛素，幸运的是大家都没有出现明显的不良反应。

几个月之后，班廷用胰岛素对一个患有严重糖尿病的儿童进行了治疗。一些儿童由于患有先天性糖尿病，多采用艾伦的饥饿疗法，最后瘦成了皮包骨。这个患有严重糖尿病的孩子骨瘦如柴，在用胰岛素进行治疗后，可以慢慢地进食了，脸也开始慢慢丰满红润起来了。治疗效果非常好。而后班廷等又对几个成年的糖尿病患者进行了治疗，都取得了很好的疗效。

班廷发现胰岛素的消息很快风靡北美、风靡全世界。大家知道胰岛素终于被找到了，糖尿病患者的救星来了！

1923 年，加拿大的班廷和麦克劳德因发现胰岛素，分享了诺贝尔生理学或医学奖。这是目前由实验设计和实验研究，到科学成果，然后获得诺贝尔奖间隔时间最短的一次。1920 年班廷才有一个 idea，1921 年开始做实验，1923 年就拿了诺贝尔生理学或医学奖，在科学史上是一个传奇的故事，而且班廷在当时是一个名不见经传的人。很多人都想发现胰岛素，但是都没有成功，班廷成功了。班廷获得诺贝尔生理学或医学奖时，年仅 32 岁，他是到目前为止诺贝尔生理学或医学奖最年轻的获奖者。

## 第四节　诺贝尔奖风波

班廷得知自己和麦克劳德分享了 1923 年的诺贝尔生理学或医学奖后，拍案而起：为什么没有白斯特？班廷在最艰苦的时候，他的助手是白斯特。每一项诺贝尔奖可以颁发给三个人，为什么班廷和麦克劳德分享了这一年的诺贝尔生理学或医学奖，而不发给白斯特呢？诺贝尔奖委员会没有解释。班廷没有去瑞典的斯德哥尔摩出席那一年的诺贝尔奖颁奖仪式，他宣布把自己的奖金分给白斯特一半。麦克劳德知道班廷将自己的奖金分了一半给白斯特之后，也宣布把自己的奖金分一半给考立普（图 5-7）。两位获奖者都把自己的奖金分了一半给自己的助手，这在科学史上成为一个美谈。

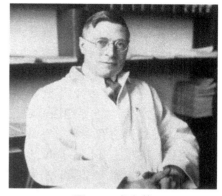

图 5-7　考立普

（ https://en.wikipedia.org/wiki/James_Collip#/media/ File:J._B._Collip_in_his_office_at_McGill_ University_ca._1930.png ）

班廷发现胰岛素以后，完全可以通过专利获得极大的经济利益，但是班廷最后把发现和提纯胰岛素的专利以一个加元的价格转让了，因为他知道有很多糖尿病患者都等着胰岛素去延续生命。

年轻的白斯特，作为助手和班廷一起发现了胰岛素，成为很多著名学者的培养对象，但他这一辈子最大的贡献，还是和班廷一起发现了胰岛素。加拿大成立了班廷研究所，班廷成为首任所长，在班廷去世后，白斯特接任所长。

胰岛素是糖尿病患者的救星。20 世纪 40 年代以后，10 岁、30 岁和 50 岁的糖尿病患者因采用胰岛素治疗，分别可继续存活约 45 年、30 年和 16 年，而此前则只能存活 5 年左右。尽管胰岛素不能根治糖尿病，但胰岛素降低血糖的功效改变了无数人的人生。

本章最初提到的伊丽莎白·休斯在 1919 年 12 岁的时候发现患有糖尿病，采用艾伦医生的饥饿疗法，体重由 34kg 降到不足 20kg，危在旦夕。但是她终于等到了胰岛素的发现和应用，当休斯家族知道胰岛素发现并用于临床以后，很快就找到了班廷，用胰岛素来治疗这个小女孩的糖尿病。伊丽莎白·休斯成为最早接受胰岛素治疗的糖尿病患者，她一直活到了 1981 年，并结婚生子，享年 74 岁。

胰岛素是针对糖尿病的特效降血糖药物。糖尿病主要分为两种，Ⅰ 型糖尿病和 Ⅱ 型糖尿病。Ⅰ 型糖尿病是先天性糖尿病，儿童先天性糖尿病一般都是 Ⅰ 型糖尿病。曾经有过一个报道，一个丹麦的小朋友，4 岁就发现患上了糖尿病，然后开始用胰岛素进行治疗，每次吃饭前都要注射胰岛素。这个小朋友在上小学的时候，就学会了自己给自己注射胰岛素。现在这个小朋友已经快 80 岁了，也就是说，他自己给自己注射胰岛素已经有 60 多年了。现在，他在很多方面和正常人没什么太大差别，身体非常健康。由此可见，胰岛素对糖尿病的作用是多么大。尽管胰岛素不能根除糖尿病，但它使糖尿病患者的生命得到了延续。胰岛素的发现，在人类科学史上，或者在医学史上是一个里程碑式的重大发现。

1941 年，第二次世界大战爆发后，班廷作为加拿大援助前线医疗机构的领导人再次前往前线。很不幸！1941 年 2 月 21 日，他要乘坐飞机去协商有关医疗救援的事务，结果飞机失事，班廷遇难。班廷去世时还不到五十岁。

1991 年，国际糖尿病联合会和世界卫生组织发起"世界糖尿病日"，决定每一年的 11 月 14 日，即班廷的诞辰日，作为世界糖尿病日，让大众了解糖尿病并以此纪念班廷，从 1992 年开始举行各种活动。2006 年，联合国通过决议，从 2007 年开始，将"世界糖尿病日"正式更名为"联合国糖尿病日"。

胰岛素故事的启示和思考是什么呢？在众多研究者中，在众多著名学者中，众多有名的实验室都没有提取出胰岛素，而是一个名不见经传的班廷最先发现了胰岛素，它给大家最重要的启示与思考就是执著。在科学研究中，一旦有了一个正确的目标，剩下要做的就是坚持，坚持把这个事情做下去。

# 第五节　（外一篇）与胰岛素有关的故事

丹麦生理学家克劳（August Krogh，1874～1949）在同是生理学家的克劳夫人（Marie Krogh，1874～1943）的协助下，发现了肺泡中毛细血管气体交换的机理，因毛细血管生理学的研究获得了 1920 年的诺贝尔生理学或医学奖（图 5-8）。就在这时，克劳夫人被发现患有糖尿病。作为生理学家和医生的克劳夫人开始对糖尿病进行研究。1922 年克劳夫妇受邀访问美国，正值班廷发现胰岛素的事件风靡北美，克劳夫人非常关注。克劳夫妇和麦克劳德联系，并一同到访了加拿大。经过与加拿大班廷研究团队的协商，克劳夫妇获得了在北欧斯堪的纳维亚地区生产和销售胰岛素的许可。回国后，他们创建了胰岛素研究和生产的机构。这个机构经过多年的发展和重组，现在成为世界上最著名的胰岛素生产企业。克劳夫人的糖尿病得到了很好的控制，她于 1943 年死于乳腺癌。

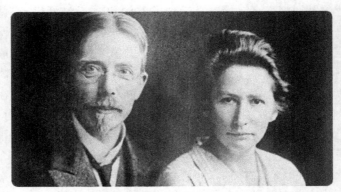

**图 5-8　克劳夫妇**

（引自 http://www.novonordisk.com.cn/about-novo-nordisk/history/Founders.html）

在胰岛素被提纯 6 年之后，胰岛素被确定是一种蛋白质。1951 年，英国生物化学家桑格首次检测了牛胰岛素的一级结构，并因此获得 1958 年的诺贝尔化学奖。桑格后因发明快速测定 DNA 序列的技术而再次获得了 1980 年的诺贝尔化学奖。桑格也成为到目前为止最后一位两次获诺贝尔奖的学者（图 5-9）。

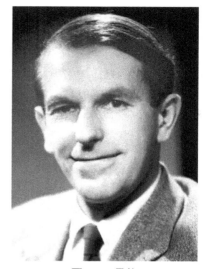

图 5-9　桑格

（引自 https://www.nobelprize.org/nobel_prizes/chemistry/laureates/1958/sanger-facts.html）

在班廷发现胰岛素之后，阿根廷学者何塞（Bernardo Alberto Houssay，1887～1971）对胰岛素分泌的调节进行了研究。何塞发现垂体前体（腺垂体）的提取液可调节胰岛素的分泌，从而影响血糖的变化。摘除垂体的动物对胰岛素极为敏感，切除垂体可改善由切除胰腺所导致的糖尿病病症。此后，切去胰腺和垂体的动物被称为何塞氏动物（Houssay animal）。何塞和发现糖原转化机制的科里夫妇［科里（Carl Cori，1896～1984）］一起分享了 1947 年的诺贝尔生理学或医学奖。何塞是第一位获得诺贝尔奖的南美洲人（图 5-10）。

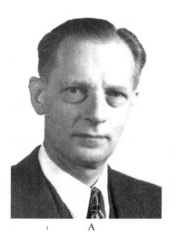 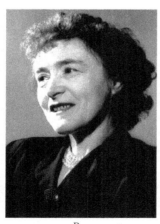 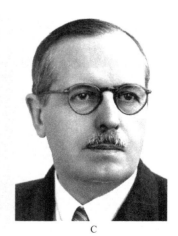

A　　　　　　　　　　B　　　　　　　　　　C

图 5-10　科里夫妇（A 和 B）和何塞（C）

（引自 https://www.nobelprize.org/nobel_prizes/medicine/laureates/1947/）

1956 年，美国的耶洛夫人在经常注射牛胰岛素的糖尿病患者体内发现了胰岛素抗体，这一结果因审稿人认为胰岛素太小而不会使人产生抗体被驳回，但耶洛夫人

最终还是用实验证明了这一发现。耶洛夫人后因发明了放射性免疫分析法获得了
1977 年的诺贝尔生理学或医学奖。

1964 年的诺贝尔化学奖获得者英国结构化学家霍奇金（Dorothy Hodgkin，
1910～1994）在 1969 年用 X 射线晶体衍射的方法解析了胰岛素的空间结构。

1965 年，中国成功完成人工合成结晶牛胰岛素的工作，在《中国科学》上发
表了一篇简报介绍这一结果，而这一工作的全文则发表在次年《科学通报》的一
期专刊上。据一些学者回忆和报道，这项工作的主要完成者曾被推荐为诺贝尔奖
的候选人（详见陈佳同学制作的作业展示"胰岛素和人工结晶牛胰岛素研究历程
图示"，见图 5-11）。

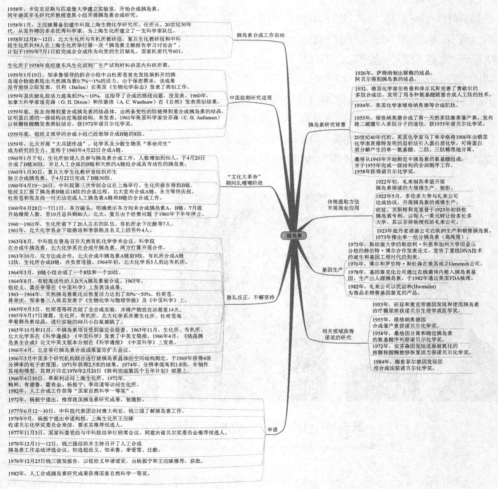

**图 5-11　胰岛素和人工结晶牛胰岛素研究历程图示**

# 第六章
## 青霉素的故事

在第二次世界大战中有三个非常重要的发明：第一个是雷达，雷达的发明和使用可以说拯救了英伦三岛；第二个是原子弹，原子弹的使用加速了第二次世界大战的结束；第三个就是青霉素，青霉素的发现拯救了无数人的性命。为什么青霉素的发现如此重要呢？主要是因为它可以抗感染，而感染是对生命的主要威胁之一。

## 第一节　威胁生命的感染

致病微生物的感染是非常可怕的。在第二次世界大战开始后，伤员剧增。有很多伤员不是死于战争中的创伤，而是死于受伤后的感染。毛泽东主席（1893～1976）有三篇著名的文章被称为"老三篇"（图6-1）：第一篇是《为人民服务》，第二篇是《愚公移山》，第三篇是《纪念白求恩》。白求恩（Norman Bethune，1890～1939）是加拿大著名外科医生，在战火纷飞的抗日战争中，他来到了中国的华北

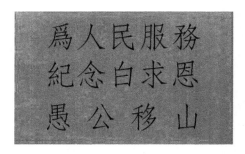

**图6-1　老三篇**

（引自 http://blog.sina.com.cn/s/blog_470355100101cio1.html）

前线，成为一名国际主义战士，用自己的手术刀声援中国的反法西斯战争，最后献出了自己的生命。白求恩大夫在做手术时，手术刀在手指头上拉了一条口子。由于伤口感染，白求恩大夫得了败血症，牺牲在中国抗日战争的前线（图6-2）。毛泽东主席专门撰写了《纪念白求恩》，缅怀这位伟大的国际主义战士。白求恩成为中国人最熟悉的加拿大人。从这个事例可见，感染对生命的威胁是非常大的。

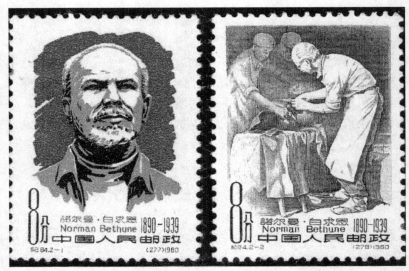

图6-2　中国邮政发行的纪念邮票"诺尔曼·白求恩"

（引自 http://www.58ybk.com/youpiaojiagebiao/104.html）

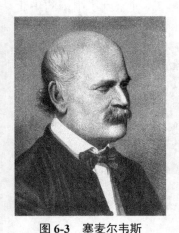

图6-3　塞麦尔韦斯

（引自 http://en.wikipedia.org/wiki/
File:Ignaz_Semmelweis_1860.jpg）

## 一、塞麦尔韦斯与产褥热

在历史上，人类对致病微生物的感染有过很多次抗争，塞麦尔韦斯（Ignaz Philipp SemmelWeiss，1818～1865）（图6-3）与产褥热是其中非常著名的一次。

中国人常说"女人生孩子如过鬼门关"，意思是妇女在生育过程中面临着对自身生命的威胁。其实在现代医学形成之前，不仅在中国，在西方国家也是如此，很多因素导致了产妇很高的死亡率。其中威胁最大的是产褥热，就是产后发烧，很多人因高热不退而死亡。中国传统医学认为是感染邪毒，现代医学认为是细菌等致病微生物的感染。

从 18 世纪后叶到 19 世纪中叶，欧洲的很多医院的产妇死亡率平均在 10%以上，经常达到 30%，甚至有个别医院在一年中就没有产妇活下来。这就不是"过鬼门关"而是"进鬼门关"了。

在 19 世纪中叶，奥地利首都维也纳有一所医院，医院有两个产科诊所。这两个产科诊所的产妇死亡率相差极大，一所为 13%，另一所为 2%。这一现象使得产妇都祈求到死亡率低的诊所分娩。为什么同一所医院的两个不同诊所的产妇死亡率有如此大的差异呢？一个年轻的医生塞麦尔韦斯对此非常好奇。

塞麦尔韦斯发现死亡率高的诊所里主要是男性医生，而死亡率低的诊所主要是女助产士。难道是性别的差异？原来这所医院有很多实习的医学院学生，学校将男女学生分别安排在两个不同的诊所实习，男生到第一诊所，女生到第二诊所。塞麦尔韦斯进一步发现，女生大多读的是产科，而男生则要复杂得多，很多男生希望成为外科医生。为了成为一名外科医生，必须学习更多的解剖学知识，第一诊所的男生通常会在实习前到解剖室解剖尸体，而第二诊所的学生（主要是女生）则很少到解剖室。这些男生往往在解剖尸体后，穿着溅着血迹和污渍的外衣，随意擦擦他们的手，然后就进入产房，为产妇检查、接生。塞麦尔韦斯敏锐地觉察到第一诊所产妇死亡率高的原因是感染！最简单的防治方法是洗手！

塞麦尔韦斯出生于匈牙利的布达，1837 年前往维也纳学习法律，后转向学习医学。1844 年，塞麦尔韦斯获得了医学博士学位，成为一名产科医生。当时产褥热的发病率极高，产妇往往因此丧命。

塞麦尔韦斯发现导致产褥热的主要原因是没有清洁和消毒而导致的感染。1847 年，塞麦尔韦斯的一位医生同事因割破手指，出现了与产褥热同样的病状，最终丧命。此事更坚定了塞麦尔韦斯的判断。他要求所有的医生和助产士在检查和接生前必须彻底洗手：用漂白粉的溶液清洗双手，而且要仔细刷洗手指缝。

这一简单的措施很快就使产妇由产褥热导致的死亡率下降至 2%以下，可谓立竿见影。1861 年，塞麦尔韦斯出版了《病源论：产褥热的发生及预防》(*The Etiology, the Concept and the Prophylaxis of Children Fever*)，对医院流行病进行了详细的介绍和分析，提出了自己的理论，并对其他理论进行了一一批驳。

但在当时，人们对致病微生物一无所知。塞麦尔韦斯的观点遭到许多人的反对，其中不乏当时的一些大师级的人物，如著名的化学家利比希和细胞病理学之父魏尔肖。塞麦尔韦斯陷入一场场对于他来说似乎毫无意义但又无休止的争论中，因为事实就在那里。在工作中他也饱尝不公、心情愤懑。有的医院甚至改变了已建立起来的手术前要洗手等清洁消毒的程序，产妇的死亡率迅速回升。

1865 年，塞麦尔韦斯被送进精神病院，仅仅两周后，他就死在那里，遍体鳞伤，多处被打成骨折。

就在塞麦尔韦斯惨死的这一年，英国医生李斯特（Joseph Lister，1827~1912）发明了石炭酸（苯酚）消毒法，要求医生和护士在手术前必须用石炭酸溶液洗手，所有与伤口接触的物品都需用石炭酸溶液消毒，甚至手术室也要用石炭酸溶液喷雾剂消毒。

1886年，德国医生贝格曼（Ernst von Bergmann，1836~1907）发明了高压消毒技术，要求手术器械和裹料等用高压蒸汽消毒。1890年，美国医生哈斯特（William Stewart Halsted，1852~1922）发明了橡皮外科手套。这一系列无菌操作方法和技术的使用，使外科手术中的感染源头被遏制了，人类不再愕然面对生孩子和外科手术时高企的死亡率。

一直到19世纪后叶，法国学者巴斯德和德国学者科赫（Robert Koch，1843~1910）证实产褥热及所有的感染都是由细菌引起的，塞麦尔韦斯的观点才最终得到了认可。

1906年，匈牙利在布达佩斯的一个广场为塞麦尔韦斯竖立了一个雕像以纪念这位拯救了无数产妇生命的先驱（图6-4）。人类也将永远纪念那个生前饱受冤屈的匈牙利医生塞麦尔韦斯，他被誉为现代医院流行病学之父。

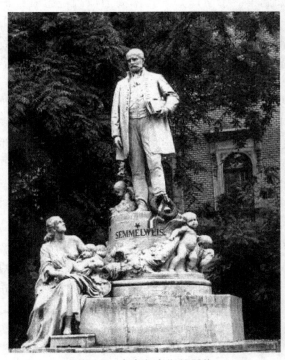

图6-4　塞麦尔韦斯的雕像

（引自 http://www.clinotol.net/MINI/default.asp？2-202-0-0-0-0-a-.htm）

## 二、埃尔利希的化学疗法与 606

在小学课本里曾经有一篇课文"六零六的故事",故事介绍了一种编号 606 的药物的发现是经过了 605 次失败后的结果,意喻科学研究的艰辛。其实,606 是当时用于实验的一种化学物质的编号,除了 606,还有 418 和 914 等。606、418 和 914 是几个简单的数字,但又不是几个简单的数字,它们背后有一串科学发现的故事。

19 世纪,德国的印染业十分发达,有关染料的研究在世界上遥遥领先。一些从事医学和生物学研究的学者纷纷尝试用各种染料对生物组织和细胞进行染色。有一个高中生埃尔利希(Paul Ehrlich,1854~1915)经常到他的表兄魏格特(Carl Weigert,1845~1904)的实验室去做实验。魏格特是德国病理学家,常用各种染料给细菌染色,用以观察不同的细菌及它们的变化。显微镜下缤纷的微观世界吸引了埃尔利希,染料和细胞成为他最感兴趣的东西。埃尔利希后来进入德国最著名的微生物学家科赫的实验室,与贝林一起工作。贝林、科赫和埃尔利希后来分别获得了 1901 年、1905 年和 1908 年的诺贝尔生理学或医学奖。还有一个日本人叫北里柴三郎(Kitasato Shibasaburo,1852~1931),他也是科赫的学生,他与贝林合作发现了治疗白喉和破伤风的抗毒素。

在埃尔利希那个时代,人们对很多细菌和寄生虫导致的疾病,特别是传染病毫无办法。埃尔利希希望能够找到这样一些"魔弹",这些"魔弹"能够像子弹击中靶子一样在人的身体里消灭一个个细菌和寄生虫。606、418 和 914 就是这些"魔弹"的编号。

20 世纪初,埃尔利希了解到法国巴斯德的实验室里发现了一种叫阿托西尔(Atoxyl)的药,这种药是一种砷化合物,可以治疗锥虫病,但这种药的毒副作用很强。埃尔利希认为可以通过对阿托西尔结构的改造,合成更好的化学药物。埃尔利希的助手合成和改造了上千种化合物,通过筛选,发现编号为 418 的药物效果较好。此时,德国学者发现导致梅毒的元凶是梅毒螺旋体。说起梅毒,这是一个臭名昭著的传染病。自 15 世纪起,梅毒开始肆虐欧洲,感染率一度超过了 10%,许多名人乃至一些国王都因梅毒而死。晚期梅毒患者的病状和行为更是让人触目惊心。如何治疗梅毒一直是西方医学界的一个非常棘手的问题。

埃尔利希很快想到他的那些"魔弹",这些"魔弹"是否能击中梅毒这个魔鬼呢?他让他的助手,也是北里柴三郎的学生秦佐八郎(Sahachiro Hata,1873~1938)进行药物筛选的实验(图 6-5)。秦佐八郎发现在对付梅毒时,编号 606 的砷化合物比编号为 418 的要有效得多。这就是历史上著名的 606,二氨基二氧偶砷苯,商品名叫砷凡纳明(Salvarsan,Arsphenamine)。

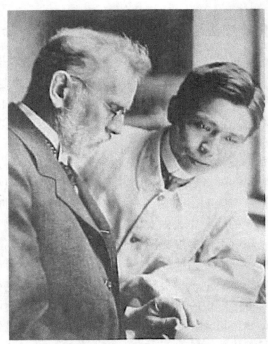

图 6-5　埃尔利希和秦佐八郎

（引自 http://en.wikipedia.org/wiki/File：Paul_Ehrlich_and_Sahachiro_Hata.jpg）

　　有科学小品文写到 606 是经过 605 次失败后的成功。从最后筛选出治疗梅毒的药物来看，似乎主要是判断 606 和 418 的疗效，而从埃尔利希最初探索化学疗法来看，他们做的实验何止 606 次？606 很快成为当时治疗梅毒最有效的药物。但 606 的使用方法复杂，有很强的毒副作用。后来，埃尔利希又发现编号 914 的砷化合物更易溶于水，有更好的疗效，并且使用方法比 606 简单得多。埃尔利希把 914 称为新砷凡纳明（Neosalvarsan，Neoarsphenamine），一直到今天，新砷凡纳明仍作为治疗锥虫病和早期梅毒等疾病的药物使用。

　　人类与细菌和寄生虫的抗争远没有结束。一直到第二次世界大战时，英国的弗莱明（Alexander Fleming，1881～1955）、钱恩（Ernst Boris Chain，1906～1979）和弗洛里（Howard Walter Florey，1898～1968）发现了青霉素的抑菌作用，人类进入了抗生素时代，才基本上遏制了梅毒的肆虐。

　　埃尔利希因其在免疫学研究上的贡献，获得了 1908 年的诺贝尔生理学或医学奖。埃尔利希发现的 418、606 和 914，成为当时治疗锥虫病和梅毒最有效的药物，很多学者认为这也是一个诺贝尔奖级的工作，埃尔利希被誉为化学疗法之父。从 606、418 和 914 这些编号不难看出，为了找到一个合适的药物，岂止是失败了 605 次。

## 三、多马克与磺胺

对于抗感染药物的探索，人类的步伐一直没有停止。在 20 世纪的二三十年代，有一批科学家在探索和筛选抗感染药物中成就斐然。其中比较有名的一位是德国学者多马克（Gerhard Domagk，1895～1964）。

1932 年，多马克用磺胺类的药物进行抗感染试验，其中有一种合成的红色染料百浪多息（Prontosil），它对于一些致病细菌的抑制作用非常好，尤其是链球菌。在进行了动物实验取得很好的效果后，准备进行人的临床试验。这时正好多马克的女儿患病感染了，而且用其他的药物都没有太好的作用，多马克冒险用了他正在研究的百浪多息给自己的女儿进行治疗。幸运的是结果很好，女儿的病治好了，百浪多息也被证明是一个较好的抗感染药物，成为世界上第一种商品化的合成抗菌药。

磺胺类药物的抗菌谱广，对大多数革兰氏阳性细菌和许多革兰氏阴性细菌都有效。后来的临床实践发现磺胺类药物有一些副作用，如有些人磺胺过敏，另外磺胺容易在肾脏里结晶而导致结石，所以现在磺胺类药物一般多外用。

1939 年，为了表彰多马克在百浪多息抗菌作用方面的研究，诺贝尔奖委员会授予多马克诺贝尔生理学或医学奖（图 6-6）。当这个消息传到德国以后，多马克被德国纳粹政府的秘密警察逮捕了，因为纳粹反对诺贝尔奖，因此强迫多马克致信诺贝尔奖基金会，拒绝接受诺贝尔奖。多马克只有违心写信拒绝了诺贝尔奖。一直到第二次世界大战结束两年后的 1947 年，多马克才补领了奖章和证书。诺贝尔奖的奖章和证书是可以补领的，但是奖金是不能补领的，这是一个迟来的奖章。

在纳粹统治德国时期，大部分诺贝尔三大自然科学奖得主是反对法西斯独裁统治的，最著名的代表人物是 1918 年的诺贝尔物理学奖获得者普朗克（Max Planck，1858～1947）（图 6-7）。希特勒（Adolf Hitler，1889～1945）以杀死普朗克的儿子等多种卑劣手段相威胁，要求普朗克公开支持纳粹政府，被普朗克断然

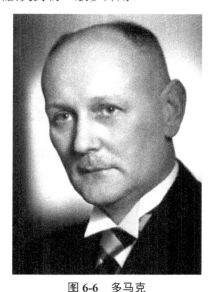

图 6-6　多马克

（引自 https://www.nobelprize.org/nobel_prizes/medicine/laureates/1939/domagk-facts.html）

拒绝。作为当时德国科学研究的最高机构威廉皇家科学促进协会的会长，他反对纳粹政权统治下的种族灭绝政策，坚持留在德国竭力保护纳粹统治区域的科学家，

并为此付出了极大的代价。战后，德国为纪念这位伟大的科学家，将德国威廉皇家科学促进学会改名为马克斯·普朗克科学促进学会（Max Planck Society for the Advancement of Science），简称马普学会，学会标志是罗马神话的智慧女神弥涅尔瓦（Minerva）（图 6-7），将学会下的国家科学研究机构命名为马克斯·普朗克研究所（Max Planck Institute）。

但德国也有极少数的诺贝尔三大自然科学奖获得者是支持法西斯的，如 1905 年诺贝尔物理学奖获得者勒纳德（Philipp Lenard，1862～1947）和 1919 年诺贝尔物理学奖获得者斯塔克（Johannes Stark，1874～1957）。第二次世界大战结束后，勒纳德因年事已高，未予判刑，但被勒令离开海德堡大学。而斯塔克在 1947 年被判处有期徒刑 4 年。

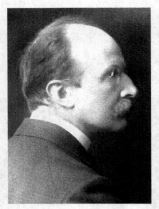
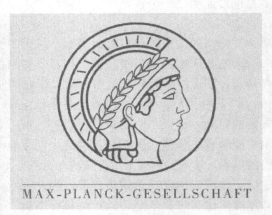

MAX-PLANCK-GESELLSCHAFT

图 6-7 普朗克和马克斯·普朗克学会的标志

（引自 https://www.nobelprize.org/nobel_prizes/physics/laureates/1918/planck-facts.html；https://www.mpg.de/11359095/annual-report-2016-cover.pdf）

此外，还有几位在第二次世界大战中作为士兵和低级军官参加过纳粹军队侵略战争的诺贝尔三大自然科学奖获得者，在授奖时也有不少争议，如 1956 年因发明心脏导管术而获得诺贝尔生理学或医学奖的福斯曼和 1973 年因发现个体及社会行为模式而获得诺贝尔生理学或医学奖的洛伦兹（Konrad Lorenz，1903～1989）。在历史的大潮中，这些科学的天才并不是每一个人都在科学之外做出了正确的选择。

## 第二节 偶然中的必然——青霉素的发现

尽管多马克发现了百浪多息的抗菌作用，但很快就有学者发现对磺胺制剂敏感的细菌，在体内外均能获得耐药性，而且细菌一旦对一种磺胺药物产生耐药性后，对其他的磺胺类药物也会产生交叉耐药性。磺胺类药物并不能解决感染的问题，所以在第二次世界大战中，仍然有很多受伤的士兵和平民死于感染。战争环境迫切需要找到一种抗感染的有效药物，也就是在那个时代，青霉素被发现了，这是一个非常传奇的故事。青霉素和它的发现者弗莱明是诺贝尔奖众多获奖工作和获奖者中最受关注的，也许这与现代文明离不开抗生素有关，无论是直接地还是间接地，几乎每个人都用过抗生素。

自从发现细菌产生了磺胺类药物的耐药性以后，人类就希望寻找到更好的抗感染的药物。在第二次世界大战中，研发新的抗感染药物的任务交给了牛津大学的一批学者。牛津大学有一批学者在寻找有效的抗菌药物，其中两个代表性的人物是钱恩和弗洛里，钱恩是弗洛里的助手。弗洛里毕业于澳大利亚的大学，而钱恩是德国人。钱恩的父亲是俄罗斯的政治流亡者，母亲是德国人。钱恩的钢琴弹得非常好，原本希望成为一个艺术家，但后来主修了化学。在第二次世界大战时，钱恩流亡到了英国的伦敦。钱恩没有成为伟大的艺术家，但成为了很有名的科学家。

1939年，弗洛里和钱恩在寻找抗感染的药物时，查阅了很多文献。弗洛里在200多篇文献里发现了10年前弗莱明发表的一篇论文。在1928年，弗莱明发现了一个叫青霉素的物质，而且认为青霉素可能是一种抗感染的有效药物。

弗莱明发现青霉素是一个很偶然的发现。1928年，英国细菌学家弗莱明在一次度假回来后，到实验室看他的学生在他度假期间做的实验。因为从事细菌学研究，实验室里有很多培养皿，培养了各种各样的细菌。弗莱明把培养皿一个一个拿来看，看看里面的细菌长得好不好。结果在一个培养皿里，他发现了一个很有意思的现象。这个培养皿里培养的是葡萄球菌，但培养皿里长了一团霉菌。在生物学上，一旦培养某种菌的培养皿里面长了一团别的霉菌，就是被污染了。污染的菌通常会被处理掉，但是弗莱明没有把它处理掉。如果弗莱明把这块霉菌处理掉了，那就是把诺贝尔奖给扔掉了。弗莱明没有扔掉这块霉菌，而是仔细看了一下，觉得很奇怪，这团霉菌的周围一些葡萄球菌被杀死了，离得越近的地方，葡萄球菌越难以生长。

一般来说，培养葡萄球菌的条件和青霉菌生长的条件相差很大，怎么可能在培养葡萄球菌的培养皿里长了一块青霉呢？这个是难以思议的事情，但是它就是长了。

弗莱明把这个霉菌接种到琼脂培养基和肉汤培养基里去培养，结果发现在肉汤培养基里长得非常快，很快就可以形成一个个白中透着暗绿色的霉菌团。这些霉菌产生的液体可以抑制葡萄球菌、链球菌和白喉杆菌。它对一些当时人类没有一点办法的致病微生物具有明显的抑制作用。通过鉴定，弗莱明认为这种霉菌属于青霉菌的一种，他给这种霉菌产生的可抑制细菌的液体起了名字，叫盘尼西林（Penicillin），就是青霉素。

有很多研究科学史的人觉得很奇怪，在弗莱明的那个实验室里，培养葡萄球菌的环境和培养青霉的环境差别都很大，怎么可能会长出来一块青霉呢？这个青霉又是从哪飘来的呢？不可思议。因此有一些人说青霉素的发现归功于脏乱的实验室环境。弗莱明当时已是非常有名的细菌学家，作为一位细菌研究者，他的实验室应该不可能是一个脏乱的实验室。尽管不知道那个青霉是从哪儿飘来的，有人说是从他楼上的一个实验室飘下来的，但是为什么这个青霉会落在培养葡萄球菌的培养皿里，谁也弄不清楚。

但是大家不得不感叹弗莱明的科学素养。一般情况下，看到这种长了霉菌斑的培养基都会把它扔掉，而弗莱明则是观察和分析。为什么这块霉菌掉进去后，它周围的葡萄球菌就会被抑制？它分泌了什么物质？它分泌的这种物质对葡萄球菌有什么样效用？弗莱明通过实验进行了进一步的验证。正是由于弗莱明的细心和探索精神，青霉素才最后被发现。

看似偶然的事情往往都有其必然。弗莱明的学生曾回忆，弗莱明有个怪习惯，他通常不及时擦洗桌椅和培养皿，而是让其上的细菌有足够的生长时间，以便进一步观察和研究。这个怪习惯可能就是弗莱明实验室脏乱说法的源头，但可能正是这种不合常理的怪习惯成就了弗莱明。

弗莱明是个小个子，1881年8月6日出生于苏格兰。他出生时父亲年纪已经很大了，在他7岁时父亲就去世了。弗莱明一直跟着他的哥哥长大，家境并不是很好、比较贫寒。弗莱明兴趣非常广泛，成绩也很优秀。据说弗莱明考试成绩很少得第二名，基本上都是第一名。弗莱明读书时获奖累累，在读大学时，还获得过全英联考的第一名。1908年，弗莱明获得医学学士学位，1909年成为了英国皇家外科学会会员。弗莱明有很多成就，除了发现青霉素之外，他还是溶菌酶的发现者。细胞可以产生溶菌酶，溶菌酶可以溶解细菌。

1929年6月，弗莱明的研究成果发表在英国实验病理杂志上，这是科学史上非常重要的一篇论文，在这篇论文中有一段提到了青霉可以分泌青霉素，也就是盘尼西林。盘尼西林可能有潜在的治疗作用，但弗莱明和他的助手都没有把青霉素提纯出来。

弗莱明是细菌学家，他和他的学生或者助手，都没有相关技术或者能力提纯青霉素。尽管他们也做过这方面的努力，但都没有成功，弗莱明后来转向了其他的研究。有人也对弗莱明在1929～1939年的研究进行了分析，发现弗莱明发表了20多篇论文，但这些论文里再也没有涉及青霉素。一直到1939年，弗洛里在200多篇相关的文献里发现了弗莱明在10年前发表的那篇文章。

弗洛里团队如何拿到弗莱明的青霉菌有两种说法，一种说法是弗洛里看到了弗莱明的论文后，就与弗莱明联系。弗莱明作为细菌学家，他非常专业地保存了青霉菌的菌株。弗莱明把菌株交给了弗洛里，钱恩开始提纯青霉素。另一种说法是，弗洛里和钱恩看到弗莱明那篇文献后，钱恩就四处去寻找青霉菌。有一次在实验室里，钱恩无意中听到一个实验员说："哎呀！这个里边又长霉了！长了一个弗莱明的青霉。"在做培养的时候，很容易就会长上一块青霉，大家习惯地把这种霉叫作弗莱明的青霉。钱恩一听是弗莱明的青霉，就赶快拿来做实验了。在讲科学故事时，经常会有各种各样的传奇，也不知道哪个是对的哪个是错的，对于一些重要的历史事件，往往需要严谨的考证，而有些小事儿大家通常也不做进一步的研究了。

钱恩是一个化学实验的高手，他很快就从青霉菌中提纯出青霉素。1940年5月25日，在第二次世界大战著名的敦刻尔克大撤退的前一天，弗洛里用青霉素对感染了致病链球菌的小白鼠进行了实验。结果注射了青霉素的小白鼠大部分都恢复了健康，4只小白鼠3只都恢复了健康，而没有注射青霉素的小白鼠全部都死掉了。这说明青霉素的动物实验是非常有效的，牛津大学更多的学者加入青霉菌的研究工作中。

1941年2月12日，弗洛里等做了一个历史上很有名的临床试验。当时有一个43岁的英国警察叫亚历山大，不小心弄伤了脸。也有两种说法，一种说法是说他修剪院子里草坪的时候，不小心被灌木把脸给刮伤了；另一种说法是他在刮胡子的时候不小心在脸上拉了一条口子。总归是脸上受了伤，而且很不幸地感染了，感染非常严重，奄奄一息。当时使用医院里常用的抗感染药治疗都没有什么效果。听说牛津大学正在实验青霉素，希望用青霉素来试一试。弗洛里就把刚刚在实验室里面纯化的青霉素注入了亚历山大的体内。连续注射了5天后，他的病情明显好转。但很遗憾，当时青霉素的提纯非常困难，提纯的效率很低。5天之后，所有的青霉素都用完了，最后亚历山大还是因为病情恶化在3月5日去世。后来，弗洛里等又进行了一系列临床试验，试验结果表明青霉素对于人的抗感染非常有效。

在第二次世界大战前沿的英国已没有太多的精力推动青霉素的进一步研发和生产了，他们想到了大西洋对岸的盟国美国。一场与时间赛跑的青霉素研发与生产在美国开始了。

# 第三节　科学合作和功利科学

青霉素是英国人发现的，但是后期的研发和生产主要是美国人。弗洛里和钱恩在提纯出青霉素，并进行了临床试验证明青霉素具有非常好的抗感染效果之后，进一步的研发和大规模的生产迫在眉睫，他们需要美国的支持和帮助。

在弗洛里准备将青霉菌和青霉素带到美国去之前，他们想到了一个问题——专利。是否要先申请专利？钱恩在德国接受的高等教育，对专利特别敏感，他知道青霉素有着非常重要、非常巨大的潜在价值，希望能先申请专利。

弗洛里和钱恩找到了英国皇家学会会长戴尔（Henry Dale，1875～1968），戴尔也是诺贝尔奖得主，他因神经递质乙酰胆碱的研究获得过1936年的诺贝尔生理学或医学奖。弗洛里和钱恩请示戴尔，青霉素马上要带到美国去研发和生产，英国人是不是要先申请专利。戴尔说了一句很著名的话，他说："青霉素的发现是全人类的福利，申请专利是不道德的！"当时欧洲有一部分科学家，仍然秉承古希腊的科学精神。戴尔觉得青霉素的发现对全人类的健康有着非常重要的作用，他认为是全人类的福利，不应该申请专利，应该是无偿地提供给全人类。英国人把青霉素带到美国去的时候没有申请专利。

但是后来青霉素在美国进行研发了以后，参与研发的美国厂商经过了一番仔细的斟酌，采取了对自己最有力的措施。他们一开始也没有申请专利，主要是担心在申请专利的过程中会暴露青霉素生产的技术细节。当其他厂商逐渐了解了青霉素生产的技术细节之后，参与研发的美国厂商申请了所有的专利，以致后来英国人在生产青霉素的时候，还要向美国人付专利费。

现代科学是有一定功利性的。第二次世界大战之后，以美国为代表的现代科学有一定的功利性，这种功利性对于现代科学的发展是有利还是有弊呢？目前这还有一些争议。

1941年，弗洛里把青霉素和青霉的菌株带到了美国。1944年，第二次世界大战尚未结束，青霉素在美国完成了它的商业化过程。

青霉素是一种抗生素，抗生素是具有生理活性的物质，它对生命现象很敏感。通常用效价表示抗生素的生物效能，最小效价单元叫作"单位"，用unit的U来表示。利用抗生素对特定的微生物具有抗菌活性的原理可以测定抗生素效价。当某种抗生素在某种菌的培养基中扩散时，会形成抗生素浓度由高到低的浓度梯度，当抗生素浓度达到或高于最低抑制浓度时，这种菌就被抑制而不能繁殖，原来有菌的培养基中就会呈现出透明的圆形无菌区域，即抑菌圈。通过比较抗生素标准品与所检验抗生素的抑菌圈大小，就可以计算出抗生素的效价。

因为青霉素不稳定，通常要把它做成钠盐或者钾盐。一单位大概是 0.6μg 的青霉素的钠盐，或者是 0.625μg 的钾盐。1mg 青霉素钠盐大概是 1667 单位，1mg 的青霉素钾盐是 1595 单位。在医院里看病的时候，医生会说注射青霉素多少单位就是这个意思。

青霉素刚刚被研出来的时候，通过固体培养基培养青霉菌得到的青霉素产量非常低。尽管后来又筛选了很多菌株，但产量仍然很低。弗洛里实验室的产量大概只有 4 单位。所以用青霉素治疗亚历山大的感染效果很好，但是最后青霉素都用光了、没药了。如果能在液体培养基里面进行培养，效率则高得多，而且可以用发酵罐进行大规模培养。所以青霉素进一步研发的任务带到美国去以后，很重要的一项任务就是要找到比较好的菌株，这个菌株能够在液体培养基里进行大规模培养，可以产生出更多的青霉素。

当时美国同弗洛里合作的实验室的负责人，让实验室所有的人都要注意收集青霉。大家都有点疯狂了，只要在外面看到一块霉，就要弄回来试试，看看是不是能在液体培养基里进行大规模培养？是不是能增加产量？

他们甚至和军方联系寻找合适的菌株。因为当时美国空军可以到全世界很多战区去，有的是运输补给品，有的是运送士兵到前线去。他们跟美国空军联系，希望他们无论到哪个地方去，都要把当地的霉菌带回来，看一看是否适合在液体培养基里培养，是否能够增加产量。实验室收集了很多世界各地带过来的霉菌，其中还有从中国重庆带过去的霉菌，据说从重庆带过去的霉菌的培养结果还是不错的。

在讲历史故事的时候，经常会说"踏破铁鞋无觅处，得来全不费工夫。"当时实验室里有一个实验员叫玛丽·亨特，玛丽有一次到超市里去买东西，她要买甜瓜。一般买水果，肯定是要找没有烂掉的，可玛丽下意识地看有没有烂的水果。结果她发现有一个甜瓜上面长了一块霉菌，甜瓜烂掉了，玛丽当宝贝一样把它买了回去。玛丽带回去的这块霉菌正好就是实验室需要的那种霉菌，所以这个玛丽在科学史上被称为"发霉玛丽"（moldy Mary），这是一个好的玛丽。美国的科学史上还有一个玛丽，叫"伤寒玛丽"，那是一个倒霉的玛丽，在"从天花到艾滋病"一章里将进行介绍。

也许"发霉玛丽"是弗莱明"偶然"发现了青霉素后的又一次"偶然"，但也不难看出这一"偶然"的必然。

1943年，玛丽在当地一个普通超市里发现的那块"漂亮的金色霉斑"使青霉素的产量扶摇直上。弗洛里实验室的产量最初只有4单位，改进培养基以后到了40单位，玛丽发现的菌株，一下子就提高到了250单位，这个变化的级别是关键的。又用到紫外突变技术，进一步提高到900单位。后来又提高到2500单位，最后提高到5万单位。美国很多大药厂都开始生产青霉素，大规模的工业化生产使青霉素从此走向了世界、走向了大众，无数的生命被拯救。青霉素的价格从最开始比黄金的价格还昂贵，到现在则是最廉价的药物之一了。

1945年，第二次世界大战结束的那一年，弗莱明、钱恩和弗洛里分享了诺贝尔生理学或医学奖（图6-8）。弗莱明是青霉素最早的发现者，而弗洛里和钱恩则是二次发现者。弗莱明在1955年去世，1945～1955年十年中，弗莱明被世界上的很多机构、大学请去演讲，介绍青霉素是如何发现的。弗莱明被授予很多荣誉，荣誉博士、荣誉教授，各种各样的奖章。在诺贝尔奖的网站上可以查到，在所有的诺贝尔奖得主中，弗莱明得到的荣誉和荣誉称号是最多的一位，青霉素的发现也是最受关注的获奖成果之一。弗莱明非常谦虚，只要提到青霉素，他都会说青霉素是弗洛里和钱恩二次发现的，他们居功至伟。

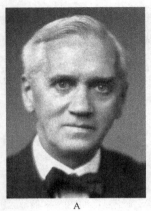 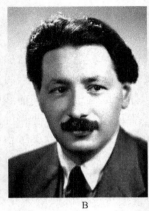 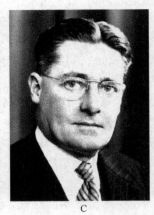

A                   B                   C

**图 6-8　弗莱明（A）、钱恩（B）和弗洛里（C）**

（引自 https://www.nobelprize.org/nobel_prizes/medicine/laureates/1945/）

牛津大学的另外一位学者霍奇金解析了青霉素的晶体结构。霍奇金还解析了胰岛素等分子的结构，她获得了 1964 年的诺贝尔化学奖。霍奇金特别喜欢中国、热爱中国，同中国科学家非常友好，对中国非常友好，多次访问中国。霍奇金等著名结构生物学家或者结构化学家和中国科学家的这种友好关系，也推动了中国在结构化学和结构生物学上的发展。中国在结晶牛胰岛素等研究上的成就，以及在生物大分子结构研究上的一些成就，都是与这些热爱中国、与中国关系友好的世界上著名科学家的宣传、关心和关怀密不可分的。

自从发现了青霉素和链霉素（本章第四节介绍）之后，人类进入了一个所谓的抗生素时代。有人说青霉素是人类的大救星，世界上一些非常可怕的疾病，像白喉、猩红热、肺炎、梅毒等，都被抗生素所遏制了。应该说现代社会的每一个人都直接或者间接地使用过抗生素。有的人虽然没有直接地使用抗生素，但是由于养殖业大量地使用抗生素，因此现在食用的肉里大多含有抗生素。另外，由于抗生素的大量使用甚至滥用，而一些抗生素又很难分解，在一些地方的自来水里都可以检测出抗生素。

## 第四节　瓦克斯曼与沙茨的链霉素发现之争

抗生素（antibiotic）这个词是美国的瓦克斯曼（Selman Waksman，1888～1973）

最早提出来的，因此瓦克斯曼被誉为抗生素之父。瓦克斯曼因发现链霉素获得了1952 年的诺贝尔生理学或医学奖。

链霉素是一种氨基葡萄糖型的抗生素，它是继青霉素后第二个生产并用于临床的抗生素。链霉素的发现在美国非常轰动，因为链霉素对于结核杆菌具有特效。

结核病，尤其是肺结核在当时是不治之症，被称为白色的瘟疫，肆虐人类几千年。链霉素的发现对于结核病，尤其是抗结核杆菌的特效作用，开创了治疗结核病的一个新纪元。当然在链霉素发现不久，人类还在 1952 年发现了更为有效的药物异烟肼（isoniazid），这些药物使结核杆菌的肆虐很快得到了遏制。

瓦克斯曼是移民美国的乌克兰人，在美国罗格斯大学从事土壤微生物的研究工作。瓦克斯曼有个学生发现结核菌在某些土壤里会被杀死，暗示着这些土壤里可能有杀死结核杆菌的物质。这些物质是什么呢？大家就在土壤里面找。其实后来人类发现的很多抗生素，都是在土壤里的微生物中找到的，也就是说土壤里的微生物会产生相应的抗生素，微生物和微生物之间有相互作用。

瓦克斯曼是美国微生物学界第一个获得诺贝尔生理学或医学奖的人，美国微生物学界有一个大奖就是以瓦克斯曼的名字来命名的。

瓦克斯曼获得诺贝尔奖后，他的学生沙茨（Albert Shatz，1920～2005）提出了异议，认为自己也应该是诺贝尔奖的分享者，这就是历史上的链霉素成果之争（图 6-9）。这一事件从 20 世纪 50 年代开始，一直到 20 世纪 90 年代才基本画上一个句号。

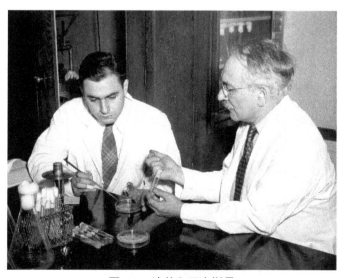

图 6-9　沙茨和瓦克斯曼

（引自 https://www.acs.org/content/acs/en/education/whatischemistry/landmarks/selmanwaksman.html）

从现有的资料来看，有关链霉素的研究，瓦克斯曼作为导师主持了整个工作，设计了实验方案并安排了相应的实验工作，但是具体发现链霉素的实验是瓦克斯曼的学生沙茨做的。沙茨当时做实验的时候非常艰苦，是在学校里的一个地下室里完成的。因为要发现并研究一个抑菌的物质，做实验时不能影响其他人，一般都是在一个相对封闭的环境里开展实验。沙茨做实验的时候，一进入那个实验室，基本上一天就不出来。吃饭的时候，都是他的女朋友把饭带过去，从窗口递给他。整个实验过程非常艰苦，而且主要的实验工作都是沙茨做的。

链霉素可以抑制结核杆菌，对于治疗肺结核是非常好的药物。瓦克斯曼作为这个领域的专家，很早就预料到链霉素的发现可能有巨大的利益或者经济价值。尽管相关研究论文是两人共同署名发表，但瓦克斯曼在申请链霉素专利的时候，同沙茨进行了一些协商，希望付给沙茨一笔钱，而沙茨放弃专利等一些权益。两人达成了协议，沙茨拿到一笔钱而放弃了其他的一些权益。之后瓦克斯曼获得了很好的经济效益，而且由于发现了链霉素获得了 1952 年的诺贝尔生理学或医学奖。但是作为这项成果的一个主要研究者，沙茨却不在获奖之列，沙茨对此非常不满，提出抗议。

沙茨认为尽管以前给了一些补助，但是和后来专利的收入无法相比；另外，诺贝尔奖也没有颁给沙茨。沙茨对自己的老师非常不满，甚至告到学校，形成了所谓的链霉素成果之争。事情越闹越大，在美国学术界可谓是沸沸扬扬。美国学术界和主流媒体是支持瓦克斯曼的，而且瓦克斯曼是美国历史上第一个获得诺贝尔生理学或医学奖的微生物学家，沙茨被认为背叛了自己的老师。沙茨后来在美国是没有办法待下去了，美国的学术界无法接纳一个和老师对着干的研究者，而且这个老师是诺贝尔奖得主。沙茨在美国找不到合适的工作，只有到南美洲一个国家的大学里当老师去了。

沙茨对这件事情耿耿于怀。一直到 20 世纪 90 年代，瓦克斯曼已经去世快20 年了。沙茨又向他的母校罗格斯大学提出异议，希望调查这一事件，承认自己在链霉素发现中的贡献。罗格斯大学专门组织了一个委员会，对瓦克斯曼和沙茨当时的实验记录、论文和数据进行了非常仔细的调查和分析。调查委员会最后得出结论，不能抹杀沙茨的贡献，承认链霉素的发现是瓦克斯曼与沙茨的共同成就。为了补偿沙茨，罗格斯大学专门给沙茨颁发了罗格斯大学最重要的一个奖——罗格斯大学奖。

对于链霉素的成果之争，不能因为沙茨而否定了瓦克斯曼，也不能因为瓦克斯曼而否定了沙茨。1942 年，瓦克斯曼发现了灰链丝菌和对整个链霉素发现的设计，这些贡献是不能抹杀的。1943 年，沙茨发现链霉素的功绩也是不能抹杀的。他们两个人都做出了重要的贡献，但学术界一般认为学术成果的主要贡献者是论文的责任人，或者说是论文的通讯作者，而大部分生物学研究论文的责任人或通讯作者是老师，而不是完成具体实验工作的学生。

# 第五节　后抗生素时代

人类发现青霉素以后，其对一些非常厉害的致病菌的抑制作用是非常有效的。在 20 世纪 50 年代，对葡萄球菌的抑制作用可以达到 100%，效果非常明显。一些人类曾经束手无策的传染病如梅毒，也被有效地控制住了。但是后来发现一些致病菌产生了抗药性，到 20 世纪 80 年代，对葡萄球菌的抑制作用下降到最初的 10%。对链球菌，在 20 世纪 40 年代，每天只要 4 万单位就可以有效地抑制。而到了 20 世纪 90 年代，每天则需要 2400 万单位。道高一尺，魔高一丈。细菌的抗药性逐渐增强，产生了超级细菌。在抗生素里，发现于印度尼西亚土壤微生物中的万古霉素（vancomycin）一直是最有效的抗生素，对革兰氏阳性菌特别有效，其命名的原词 vanquish 就有征服、战胜和抑制的意思。万古霉素在医院里一般是到最紧急的时候才会使用，因为它对肾的损伤非常大。自 20 世纪 50 年代以来，万古霉素一直是抗击超级细菌的法宝，后来发现一些金黄色葡萄球菌和肠球菌也可以耐万古霉素。2002 年，人们发现了第一株临床完全耐万古霉素的金黄色葡萄球菌，已经没有一种抗生素能够控制这样的超级细菌了。以此为标志，人类进入了后抗生素时代。人类是否又要再次面对感染的严重威胁呢？已有学者在探索新的抗感染方法，比如用噬菌体这种细菌的天敌对付细菌，或者用抗菌肽等药物。

青霉素故事的启示和思考是什么呢？第一，这是一个源于偶然的发现，而且是一个二次发现。偶然中也有必然，人类总会找到青霉素的，因为它是一种需要，一种文明发展过程中必然的结果。第二，战争促进了青霉素的研发和商品化。第二次世界大战促进了青霉素的研发和商品化。第三，目标明确、多方合作。在青霉素的发现过程中，目标非常明确，就是一定要找到抗感染的有效药物。研发和生产中，不仅有研究小组和研究小组之间的合作，学校与学校之间的合作，还有国家与国家之间的合作。第四，人类对于细菌的斗争更加艰巨。因为人类又进入到了一个新的时代——后抗生素时代。

# 第六节　（外一篇）青霉素背后的无名英雄
## ——希特利

诺贝尔自然科学奖每项最多只有三人获奖，但某项科学研究中贡献和成就相近的学者往往不止三人，因此人们常常把做出了重要贡献而又未获得诺贝尔奖的学者称为"第四人",青霉素研究中的"第四人"就是弗洛里团队的希特利(Norman George Heatley,1911~2004)。希特利是青霉素背后的无名英雄,他在研究青霉素中的贡献,50年后才被世人广泛认可。

1939年,在牛津大学弗洛里团队里有两位生物化学家,一位是钱恩,另一位是希特利。与钱恩的外向和热情不同,希特利非常内向和腼腆。希特利的特点是善于分析实验中的问题,找到解决的办法,而且动手能力极强。他设计和制作了许多实验设备,使青霉素的研究能顺利进行。

为了得到更多的青霉素,必须增加霉菌的数量。弗洛里和他的助手尝试了各种方法,比如采用大的培养瓶、增加培养液等,但效果都不好。因为霉菌的

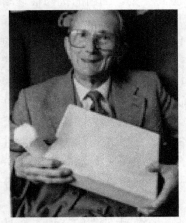

**图6-10　希特利和他的陶瓷培养皿**

(引自http://www.rsc.org/ScienceAnd Technology/Awards/NormanHeatleyAward/)

生长需要氧气,一旦大瓶中培养液过多、液体过深时,霉菌生长反而变差。降低培养液液面的高度,培养瓶的面积又嫌太小而体积却太大。希特利从一家医院找来了十几个小便盆用来培养霉菌,这些小便盆底部面积大,培养霉菌的效果特别好,而且容易放置,摞在一起又可以节省空间。希特利根据这些小便盆的形状,设计了一种培养皿,并由一家陶瓷厂制作了600个。这些陶瓷培养皿为青霉素的研究做出了重要的贡献,被称为"青霉素便盆"。有意思的是,在希特利的暮年,还找到一个当年的"青霉素便盆",成为那段历史的遗物(图6-10)。

在青霉素提纯的过程中,希特利还发明了一种逆流装置,将两个玻璃侧管中的弱碱性水溶液和乙醚上下对流,在玻璃管中间混合,从而把青霉素分离出来。这种方法加快了初期研究中青霉素的提纯。

1941年,弗洛里和希特利带着青霉素的样本经葡萄牙来到美国寻求青霉素的大规模生产的方法和技术。作为青霉素的主要研发者,希特利和美国学者合作,为青霉素的大规模生产做出了自己的贡献。

弗莱明、弗洛里和钱恩因青霉素的研究获得诺贝尔奖而家喻户晓,作为重要成员的希特利却一直不为世人所知。一直到20世纪90年代,希特利被牛津大学授予荣誉医学博士学位,他那一段经历才逐渐浮出水面。据说牛津大学有史以来仅授予了两个非医务人员荣誉医学博士学位,希特利便是其中之一,可见其珍贵。2008年,英国化学学会设立了希特利奖学金,奖励为化学和生命科学研究做出贡献的学者。

　　科学研究中经常需要制作和改进一些仪器设备，有些仪器的发明和创新增添了人类认识自然的方法和手段，有些设备和技术的改进使很多研究工作柳暗花明。很多科学工作者不仅是思维敏捷的大师，也是心灵手巧的匠人。希特利直到去世前都未泯灭小发明、小创新的兴趣，他是青霉素研究团队中最后一位离世的成员（张铭，2016）。

# 第七章
## 肌肉为什么会收缩——生物电研究简史

在古埃及，人们就记载了有关电鳐和电鳗奇特的放电效应。电是什么？生物为什么会产生电？生物电的机制是什么？生物电成为现代科学形成以来最令人好奇的问题之一。在研究生物电的历程中，人类尝试了各种疯狂的实验，有些实验真可谓"奇葩"。

## 第一节  凉台实验——青蛙腿为什么会收缩

最早用科学的方法研究电的吉尔伯特（William Gilbert，1544～1603）是英国女王的一位御医，而最早研究生物电的是一位意大利生理学家——伽伐尼。伽伐尼发现用不同的金属刺激分离的青蛙腿，青蛙腿会收缩。据说，伽伐尼的实验源自于一个意大利民间的神奇发现：当渔民将刚刚腌制的鱼用铜钩子挂在凉台上晾晒时，一旦鱼肉碰到阳台的铁栏杆，肌肉就会收缩。起初伽伐尼认为是雷电的影响，用铜钩勾住青蛙腿，拉上一根长长的金属线挂在凉台上进行实验。后来他发现无论雨天还是晴天，只要青蛙腿与铁栏杆连接，就会收缩。这就是历史上著名的"凉台实验"。

1791 年，伽伐尼发表了《肌肉运动的电效应》（*De viribus electricitatis in motu musculari commentarius*），他认为肌肉组织是带电体，提出了生物电（动物电）的概念。同一时代的伏特认为这是不同金属在盐溶液中形成的原电池现象，而不是生物体本身产生的电。伽伐尼与伏特产生了激烈的争论，双方都有很多支持者，但谁也说服不了谁。为了证明自己观点的正确，两派人士各显其能。1797 年，拿破仑（Napoleon Bonaparte，1769～1821）占领了意大利，伽伐尼因为反对入侵一度失去了教职，无法继续他的实验。一年后，伽伐尼在失意中离世，而伏特颇得拿破仑的欢心，屡屡展示他的电池实验，甚至得到了一枚拿破仑颁发的奖章。从现代科学来看，正是不同金属在盐溶液（新鲜的鱼或蛙腿表面的液体也是盐溶液）中产生了电，电刺激肌肉或支配肌肉的神经，导致肌肉收缩。肌肉收缩的本质是神经和肌肉都是可兴奋组织，可以产生生物电。伽伐尼和伏特两人各

自掌握了真理的一部分，后人称伽伐尼为生物电
之父（图7-1），伏特为原电池之父。

那个时代最激动人心的科学实验莫过于电和
电流的实验了，演示和观看电的实验成为一种时
髦，有些实验可谓疯狂。有关电，特别是生物电的
实验不仅有许多名人参与，也成为备受关注的公众
娱乐（图7-2）。

当时著名的学者，如法国的贝尔纳和德国的亚
历山大·洪堡（Alexander von Humboldt，1769～
1859），都试图证明生物电的存在，但是都没有成
功。亚历山大·洪堡是博物学家，是德国著名的教
育学家、哲学家威廉·洪堡（Wilhelm von Humboldt，
1767～1835）的弟弟，洪堡兄弟被称为德国教育史

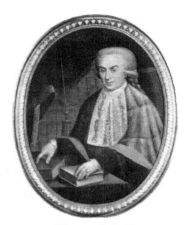

图7-1　伽伐尼

（引自 Piccolino，1998）

上的双星。galvanometer（电流计）一词就是由亚历山大·洪堡发明的，其前缀就
是伽伐尼的名字。亚历山大·洪堡曾割开自己臂膀上的肌肉，放入一根电极，去
亲身感受生物电。

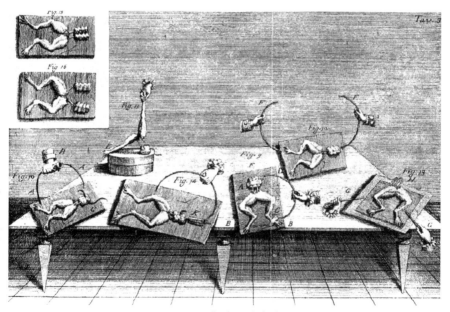

图7-2　伽伐尼的实验

（引自 Piccolino，1998）

伽伐尼的外甥阿迪尼（Giovanni Aldini，1762～1834）为研究生物电，曾对砍

下来的动物脑袋进行电击，甚至对死刑犯被砍下来的头颅进行电击，显示离开身体的头颅在电击后，舌头仍可以抖动、眼睛仍可以眨动。有人甚至认为电是人体的精髓，它隐藏在人体内一个不知道的地方，即使人死了多年以后，仍可以用外界刺激唤醒这个精髓，让人复活。著名诗人雪莱（Percy Bysshe Shelley，1792～1822）的夫人玛丽·雪莱（Mary Shelley，1797～1851）曾想象用一根电线连接上木乃伊裸露的肌肉让其复活。

电疗法被认为是当时最重要、最有效的治疗方法，与刚刚兴起的免疫接种一样风靡欧洲。人们认为电疗法可以包治百病，包括不育不孕，著名诗人拜伦（George Gordon Byron，1788～1824）就是电疗法在生殖医学上应用的积极实践者。

也许正是那时的疯狂，开启了人类对电的研究和认识，经过 200 余年的探索，使与电有关的设备和治疗方法成为现代医学中不可或缺的组成部分，如体检时用到的心电图机和急救时用到的电击起搏器等。

生物电是否存在？如何证明生物电的存在？生物电的本质是什么？此时，一位叫诺比利（Leopoldo Nobili，1784～1835）的学者发明了电流计，很多学者设法利用电流计去测量生物电。但由于生物电非常弱，在那个时代发明的电流计是根本测不出来生物电的。

困难总是难不倒积极探索的人，人们一边改进电流计的精度，一边探索证明生物电的方法。一位叫马特希（Carlo Matteucci，1811～1868）的学者想了一个办法，做了一个非常有意思的实验。他把肌肉的损伤面，一块肌肉组织中有损伤的一面（如被切开的那一面）和正常的一面分别放上一个电极。一个电极放在正常面，另一个电极放在损伤面，然后用更精细的电流计去测量两个电极之间有没有电流。他测量到肌肉的损伤面和正常面之间有电流，而且在损伤面那一方是负电。

马特希还做了一个著名的无金属收缩实验。用一个神经肌肉标本所产生的电再去刺激另一个神经肌肉标本。用锌铜弓刺激一个神经肌肉标本时，神经肌肉标本的肌肉就会收缩。再用这个神经肌肉标本搭到另一个神经肌肉标本上，结果发现当刺激第一个神经肌肉标本使肌肉收缩时，第二个神经肌肉标本的肌肉也会收缩。第一个神经肌肉标本是受到锌铜弓的刺激产生收缩，而第二个标本并没有给它金属刺激，但它接受了第一个标本传来的生物电，也可以收缩。后一个收缩被称为无金属收缩，无金属收缩实验证明了生物电的存在。

马特希还有一些很有意思的发明，当时用单个神经肌肉标本测量生物电非常困难，因为生物电实在是太弱了，很难测量。马特希把很多的肌肉组织标本叠加在一起，下一个叠加在上一个的创面上，形成一个堆，然后再测量这个叠加堆的电流。

马特希的无金属收缩证明了生物电的存在，那么生物电的本质是什么呢？

# 第二节　生物电本质的揭示——动作电位和离子学说

## 一、雷蒙德的先存学说

19 世纪中叶，世界科学的中心逐渐从法国转移到德国，生理学也不例外。此时的德国涌现出一批伟大的生理学家，他们在生理学研究方法、研究思想、实验仪器的设计和制作、实验方法的建立、各种理论和假说的提出等方面都做出了彪炳史册的贡献。杜波依斯-雷蒙德就是其中的代表人物，他因在电生理特别是实验电生理方面的贡献而被誉为实验电生理学之父。

埃米尔·杜波依斯-雷蒙德于 1818 年 11 月 7 日出生在德国柏林。他的父亲是瑞士制表中心纳沙泰尔（Neuchatel）的钟表匠，后移居德国成为公职人员。他的母亲则来自柏林一个显赫的家庭，祖辈曾在法国教会和王室任职。雷蒙德的父母均来自胡格诺派家庭，胡格诺派（Huguenot）是 16～17 世纪法国新教徒形成的一个派别，被认为是"法国新教"。由此，不难理解出生和成长在德国的雷蒙德却有一个法语的名字。雷蒙德有一个儿子曾在上海同济大学的前身同济德文医学堂工作过多年。

由于家庭的影响，雷蒙德受到了良好的教育。起初在柏林法语学校学习，后在纳沙泰尔学习。1836 年进入柏林大学学习基督教教会史，专业几经变化，最终受到当时柏林大学著名生理学家穆勒的影响转为医学。雷蒙德在穆勒的实验室学习和工作了 20 年，成为穆勒最著名的学生之一，也是穆勒最好的助手。穆勒去世后，雷蒙德接替了他在柏林大学的位置。1840 年，雷蒙德开始准备自己的论文选题，起初导师穆勒提供了几个动物生理方面的选题，如甲壳或软体动物的肝脏、鸟类的消化等。后与穆勒商讨决定验证马特希关于动物电的最新报道并开展相关研究。自此，雷蒙德走上了毕生从事的生物电研究的道路。

雷蒙德进一步改进了电流计，并根据 1831 年英国物理学家法拉第（Michael Faraday，1791～1867）发现的电磁感应可产生感应电流的原理设计了感应电流刺激器，以及乏极化电极、补偿器等多种仪器。雷蒙德为了提高电流计的灵敏度，曾花几个月的时间将超过 1000m 长的细铜丝小心翼翼地一圈又一圈地缠好。可见电生理学家不但需要广博的知识、聪慧的大脑、娴熟的技术，还需要细致与耐心。通过大量探索，雷蒙德建立了以青蛙的神经肌肉标本为主，刺激神经肌肉标本记录肌肉收缩的实验方法。这一方法沿用至今，成为生理学研究与教学的一个最基本的方法。这些技术和方法的应用，不仅验证了马特希的结论，而且逐渐形成了实验电生理学较为系统的研究。有学者评价，从真空管放大器到微电极乃至膜片钳，电生理技术的每个重大进步几乎都受益于雷蒙德的原创。

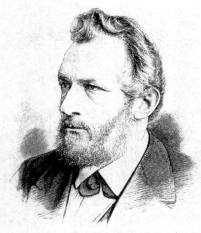

图 7-3　雷蒙德

（引自 https://commons.wikimedia.org/wiki/
Category：Emil_DuBois-Reymond#/media/File：
PSM_V13_D270_Emil_du_Bois_Reymond.jpg）

雷蒙德将肌肉收缩时（即兴奋状态下），肌肉的损伤面和正常表面之间的负电明显减小或消失的现象称为负波动（negative variation），这实际上是第一次报道了动作电位。1843 年，雷蒙德又描述了静息电位。1848 年和 1849 年，雷蒙德先后出版了 1400 余页的两卷《动物电的研究》（*Investigations in Animal Electricity*），1884 年出版了第三卷。这部著作奠定了雷蒙德实验电生理学之父的地位（图 7-3）。雷蒙德有关生物电的工作，一开始就备受关注，洪堡曾将年轻的雷蒙德请到自己家里询问实验的细节，这位当时的科学巨匠从 1840 年起就和雷蒙德通信，直至他去世前 4 个月，长达 20 年。由此可见他对生物电的关注和热情。

雷蒙德应用感应电流刺激器作为刺激，证实了马特希最先发现的肌肉收缩时肌电降低的现象，他称其为负波动。此后，又在多种组织和器官上发现了这一现象。所有的负波动都是瞬间产生的，这是什么原因呢？雷蒙德提出了先存学说（pre-existence theory）。其认为在未损伤的肌肉上已有生物电的存在，肌肉中间部分呈正电位，肌腱处则为负电位。一旦切断肌肉，静息电流被加强，表现出电位差；而肌肉收缩（兴奋）时，这种电位差降低，出现负波动。

雷蒙德的学生赫尔曼（Ludimar Hermann，1838～1914）对先存学说提出了质疑，认为未损伤组织的内部不存在电位差，损伤后出现的电位差是由损伤而导致的，这种未损伤的正常部位和损伤部位的电位差是损伤电位（injury potential）。赫尔曼的观点被称为变质学说（alteration theory）。

雷蒙德的先存学说和赫尔曼的变质学说各有实验证据，均无法说服对方，成为当时备受关注的学术之争。其实，受当时研究条件的限制，两个学说都有不足或错误的地方。神经或肌肉的正常部位与损伤部位之间、与某些盐溶液接触的部位与正常部位之间会形成流动的电流，称为分界电流（demarcation current）。当变化的部位为损伤部位时，也称损伤电流（injury current），由此形成损伤电位。而当时电流计的灵敏度太小，无法测定生物标本无损伤部位的动作电位。先存学说认为的生物电原本已存在是正确的，但认为肌肉的不同部位呈不同极向的电位明显是不对的。变质学说的问题看来刚好相反。

尽管是学术之争，但同一个实验室师生之间在重要的学术问题上相互对立往往会产生一些问题。1868 年，赫尔曼离开柏林前往苏黎世任职，此后他们保持通信多年，但再也没有相见。

19 世纪中叶，德国一批年轻的科学家以唯物主义的观点反对 19 世纪初在德国形成的思辨的、唯心的浪漫主义思潮。而雷蒙德的导师穆勒正是浪漫主义思潮中成长起来的一代。尽管穆勒在生理学教学和研究中也培养了他的学生的实验精神，但他依然坚持生机论的观点，未将解剖学和生理学加以区分。

1847 年，路德维希访问了柏林，他同亥姆霍兹、布鲁克和雷蒙德 4 人发表宣言宣布生理学的目的是用物理学和化学的规律来解释所有的生命现象。自此，这批年轻的生理学家基本上确立了现代生理学研究的对象和方法，超越了他们的老师穆勒将解剖学和生理学混为一谈及所主张的生机论，使生理学研究成果如雨后春笋般爆发。

1877 年，雷蒙德在柏林创建生理学研究所，并任所长 20 年直至 1896 年。雷蒙德积极学习和借鉴路德维希的莱比锡大学生理学研究所的经验，在研究室的设立、仪器的配置、动力系统和水系统的设置上都进行了精心的设计。雷蒙德和路德维希等创建的实验室成为现代生理学实验室的先驱，培养了几乎两代生理学家。雷蒙德的著名学生有伯恩斯坦、赫尔曼和普夫鲁格（Eduard Pflüger，1829～1910）等。普夫鲁格发现了极性法则（law of polarity），是欧洲生理学杂志（*Pflüger Archiv：European Journal of Physiology*）的创始人（张铭，2013）。

## 二、伯恩斯坦的膜学说

雷蒙德的另一个学生伯恩斯坦则极力支持先存学说，并在奥斯瓦尔德（Wilhelm Ostwald，1853～1932）的半透膜理论和能斯特（Walther Nernst，1864～1941）的电解质界面电位理论的基础上于 1902 年提出了"膜学说"（membrane theory）（图 7-4）。

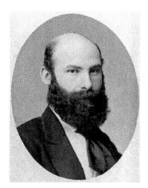

**图 7-4　伯恩斯坦和他的手迹**

（引自 Seyfarth，2006）

伯恩斯坦的膜学说是在化学研究的基础上提出来的。当时在化学领域有很多非常重要的发现，奥斯瓦尔德提出半透膜理论，认为细胞膜是一个半透膜，有些物质是可以过去的，有些物质是过不去的，奥斯瓦尔德获得了 1909 年的诺贝尔化学奖。

另外一位德国学者能斯特提出电解质界面电位理论，他认为不同电解质界面的电位是不一样的。能斯特是奥斯瓦尔德的学生，他获得了 1920 年的诺贝尔化学奖。

伯恩斯坦基于半透膜理论和电解质界面电位理论，认为生物电产生的很重要的原因主要有两个：一是细胞膜内外的离子种类和浓度是不一样的；二是细胞膜对这些离子的通透性也是不一样的。细胞受到刺激后，为什么会产生电的变化呢？他认为是半透膜被损伤了，细胞外的一些离子可以进入细胞内，因此就产生了一个电的变化。所以他把他的学说叫作膜学说。

膜学说的提出是一个了不起的进步，主要有两点：第一，将生物电本质的研究和分析从生物组织的层面转移到细胞层面，这主要受益于细胞学说和神经元学说的建立；第二，将生物电本质由生物学问题转化为化学问题和物理学问题，并通过化学和物理学理论进行解释和分析。这无疑也是还原论思想的运用。

但是随着进一步的研究和探索，膜学说有一个很重要的问题解释不了。在记录生物电变化时，已经可以记录到动作电位。动作电位有一个非常明显的特征，就是组织或细胞产生兴奋的时候，出现一个所谓的超射，也就是膜电位的变化会由负转为正。按照伯恩斯坦的膜学说，如果是半透膜被破坏，细胞外的离子进到细胞内，此时膜内外的电位差应该是零，而不应该变为正。这个问题如何解释呢？膜学说解释不了这个问题。

## 三、霍奇金和赫胥黎的离子学说

超射问题一直困扰着生理学家和生物物理学家。一直到 20 世纪 50 年代，两位英国的学者霍奇金和赫胥黎利用电压钳技术在枪乌贼的巨大神经轴突上发现静息电位和动作电位的本质是细胞膜内外的离子种类及浓度的差异和不同状态下细胞膜对不同离子的通透性不同，在伯恩斯坦膜学说的基础上提出了"离子学说"（ionic theory），建立了霍奇金和赫胥黎方程（Hodgkin-Huxley equation，H-H 方程），人类才真正揭示了生物电现象的奥秘。此时距离先存学说的提出已经过去了整整一个世纪，可见生物电研究的艰难和曲折。这两位学者因为离子学说获得了 1963 年的诺贝尔生理学或医学奖（图 7-5）。离子学说是生命科学史上最重要或者最伟大的发现之一。

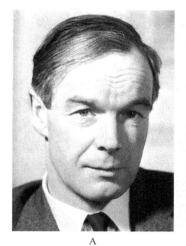 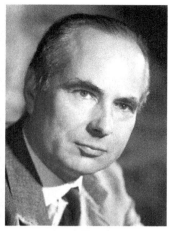

图 7-5　霍奇金（A）和赫胥黎（B）

（引自 https://www.nobelprize.org/nobel_prizes/medicine/laureates/1963/）

霍奇金是另外一位诺贝尔生理学或医学奖获得者劳斯（Peyton Rous，1879～1972）（图 7-6）的女婿，霍奇金在美国学习和工作时，和劳斯的女儿结婚。当时劳斯以发现劳斯肉瘤病毒为世人所知，他在女婿霍奇金获奖几年之后获得 1966 年诺贝尔生理学或医学奖。

而建立离子学说的另一位学者赫胥黎的祖父赫胥黎（Thomas Henry Huxley，1825～1895）是《天演论》的作者，由严复（1854～1921）翻译的《天演论》影响了很多中国人，甚至被认为影响了中国的近现代历史。

这两位学者是如何提出离子学说的呢？他们用到了一些当时刚刚发明的技术和方法：电压钳技术和微电极技术，另外还有枪乌贼巨大神经轴突标本。

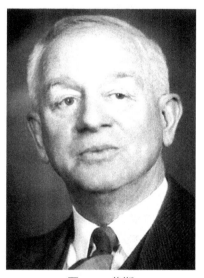

图 7-6　劳斯

（引自 https://www.nobelprize.org/nobel_prizes/medicine/laureates/1966/rous-facts.html）

首先了解一点电压钳技术。在研究生物电问题的时候，探讨的是一个生物学的问题。在伯恩斯坦提出有关生物电的膜学说时，这个生物学问题的本质已经转化为一个化学的问题了。膜学说认为生物电产生的本质是由于膜内外的离子浓度，以及细胞膜在不同状态下对不同离子通透性的变化。如果要用实验的方法证明膜内外离子浓度的变化，就需要进行测量。要测量细胞外的化学物质的浓度变化是比较容易的，但是要去测量细胞内的化学物质浓度的变化则是相当困难的。怎么办呢？一些学者设计了一个非常绝妙的方法。

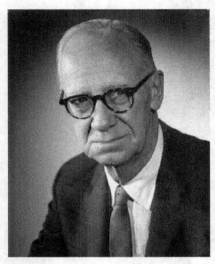

图 7-7　科勒

（引自 https://en.wikipedia.org/wiki/Voltage_clamp#/media/File：Authorized_Kenneth_Cole_Picture.jpg）

生物电的形成需要观察不同化学物质的变化，如钾离子浓度和钠离子浓度，而这些化学物质都是以离子的形式存在，离子又是带电的。既然离子带电，能不能把化学问题转化为物理学问题进行研究，用测量物理学参数的方法观察离子浓度的变化？这是一个非常聪明的想法。美国学者科勒（Kenneth Cole，1900～1984）发明了电压钳技术并最早记录了单根神经纤维上的动作电位（图 7-7），但遗憾的是诺贝尔奖没有授予这位伟大的开拓者。

电压钳技术的基本原理是通过施加一个恒定的电压，使要研究的生物细胞的膜电位控制在或者钳制在某一个水平，然后再去测量它的电流（电导）的变化。当改变细胞外的化学物质的浓度时，通过测量电导的变化，就可以反推是哪些离子进入了细胞内。

通过电压钳技术发现细胞产生兴奋时，是钠离子进入细胞内，进而产生了细胞膜电位的变化。电压钳技术在离子学说的建立上做出了非常重要的贡献。

第二个技术是用到了微电极技术。从伽伐尼到马特希和雷蒙德，他们研究的都是生物组织，而要揭示生物电的本质，则一定是要研究单个细胞、单个神经元或者单根神经纤维。可以想象，如果研究单根神经纤维，如何把电极插到很细的神经纤维里，去记录膜内外的电位差呢？中国留学生凌宁（Gilbert Ning Ling，1919～）设计了一个很细的玻璃电极，把一个小小的玻璃管的前端拉得很尖，大概只有几微米到十几微米，可以插入细胞或神经纤维记录膜电位的变化。凌宁同诺贝尔物理学奖获得者杨振宁（Chen-Ning Frank Yang，1922～）和李政道（Tsung-Dao Lee，1926～）是好友，曾经同在芝加哥大学学习和工作（图 7-8）。杨振宁和李政道因提出宇称不守恒理论分享了 1957 年的诺贝尔物理学奖，成为获得首个诺贝尔奖的华人。

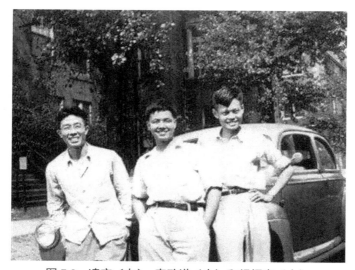

图 7-8　凌宁（左）、李政道（中）和杨振宁（右）

（引自 http://www.people.com.cn/h/2011/0918/c25408-3470793324.html）

另外，当时用到了一个非常重要的标本——枪乌贼的巨大神经轴突。枪乌贼有一个巨大的神经轴突，它是由很多的神经纤维形成的一个合胞体，最粗可以达到将近 1mm。这样就可以把很细的电极插入枪乌贼的巨大神经轴突里去记录单个神经纤维细胞膜内外的电位差。

正是在这些实验技术和实验标本应用的基础之上，霍奇金和赫胥黎通过大量的实验和数学模拟提出了离子学说并建立了 H-H 方程。离子学说认为细胞兴奋产生的原因是细胞膜内外离子类型和其浓度的差异，此外，细胞膜对不同离子的通透性在不同状况下是不一样的。细胞安静时，钾离子可以通过细胞膜而钠离子基本不能通过，细胞兴奋时主要是钠离子可以通过细胞膜。赫胥黎和霍奇金提出的 H-H 方程，是用数学方法模拟生物学现象的典范，至今还有人在研究它。

离子学说使人类基本上弄清了兴奋（动作电位）产生的本质。

## 四、膜片钳技术

赫胥黎和霍奇金提出的离子学说，有一个问题没有解决，就是产生动作电位时，钠离子是如何进入细胞膜内的。霍奇金和赫胥黎想象可能是通过细胞膜上一些特殊的点。那么这些点又是什么呢？实际上就是离子通道。

离子通道的发现和确认又牵涉到另外一个技术——膜片钳技术。膜片钳技术是在电压钳技术上进一步改进和发展的。实验时，把玻璃微电极尖端拉得更细小，只有几微米，然后把玻璃微电极靠近一个细胞。当这个玻璃微电极靠近一个细胞的时候，在玻璃微电极内稍微施加一点负压，就可以把细胞上的一小块细胞膜吸进去，但这块细胞膜并没有从细胞上吸下来，在细胞膜周围由玻璃电极形成高电阻封接。如果幸运的话，在吸上去的这一小块细胞膜上可能就会有一个或者两个离子通道，那么就可以记录单个离子通道电导的变化。

膜片钳技术及分子生物学技术的运用证明，霍奇金和赫胥黎的离子学说中所谓的点就是细胞膜上的一些特殊的蛋白质——离子通道。也就是说离子是通过细胞膜上的离子通道进出细胞膜的。

由于发明了膜片钳技术及运用膜片钳技术进行的相关研究，两位德国的学者内尔（Erwin Neher，1944～）和萨克曼（Bert Sakmann，1942～）分享了 1991 年的诺贝尔生理学或医学奖（图 7-9）。

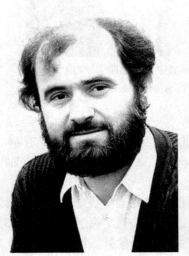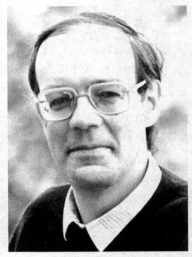

图 7-9　内尔（A）和萨克曼（B）

（引自 https://www.nobelprize.org/nobel_prizes/medicine/laureates/1991/）

内尔与中国学者的关系非常好。在 20 世纪 80 年代，华中理工大学（华中科技大学前身）以康华光教授（1925～）为首的团队，和当时的同济医科大学李之望教授（1931～2015）的团队合作，制作出来中国的第一台膜片钳，培养了一批人才。中国是世界上仅有的能设计和制作膜片钳的几个国家之一，中国有关膜片钳的工作得到了内尔的高度肯定。

## 第三节　生物电的本质和肌肉收缩的机制

通过离子学说的建立和膜片钳技术的应用，基本上弄清楚了生物电的本质。

生物电产生的原因主要是细胞膜内外离子成分和浓度的差异，以及细胞膜在不同状态下对膜内外不同离子的通透性的差异。细胞在兴奋时，细胞外的钠离子会内流，使细胞膜电位产生反转。

仅仅了解生物电的本质还不能够完全了解肌肉收缩的机制。在探索过程中又有了两派之争——火花派（spark school）和汤派（soup school）之争。

肌肉是由神经支配，神经受到刺激后可以产生兴奋，兴奋可以在神经纤维上进行传导，一直传导到神经末梢。再通过神经肌肉接头传递到肌细胞，使肌细胞兴奋。肌细胞再将兴奋转化为肌肉长度的变化。也就是说这一过程既有生物电的问题，也有化学物质传递信息的问题。认为信息的传递是电信号完成的学者被称为火花派。认为信息的传递就像汤一样是通过一些化学物质来完成的学者被称为汤派。所谓的汤就是说细胞外液像汤一样，因为这个细胞外液里面有很多的化学物质，就像汤一样。

肌肉收缩的机制是与神经元和肌细胞相关联的。神经元和肌细胞都可以产生兴奋，它们称为可兴奋性细胞。经常说到的神经纤维是指神经元上很长的那个轴突。每一个肌细胞都受到神经的支配，神经纤维与肌细胞之间是通过一种特殊的结构神经肌肉接头相联系。

肌肉收缩的机制首先是兴奋的产生、传导和传递。刺激使神经纤维产生兴奋，兴奋传导到神经末梢，神经末梢释放神经递质，神经递质与肌细胞上的受体结合。兴奋由一个神经元传递到了一个肌细胞。

肌肉收缩又是什么样的机制呢？骨骼肌也称横纹肌，它有一条条的纹路，主要是因为它是由一个一个的肌小节所构成的，肌小节中有一个 M 线。所谓的肌肉收缩首先是肌小节的长度变化，也就是肌小节中间 M 线两侧的细肌丝沿着中间的粗肌丝滑行。在这个滑行过程中使每一个肌小节的长度缩短。也就是说当兴奋产生后，兴奋在神经纤维上传导，然后传递到肌细胞，肌细胞产生兴奋后才有肌肉的收缩。肌肉收缩的本质是细肌丝沿着粗肌丝滑行使肌小节缩短。

# 第四节　部分与生物电和肌肉收缩机制相关的诺贝尔奖

有关生物电与肌肉收缩机制相关的诺贝尔奖获奖工作很多，以下选择一部分进行介绍。

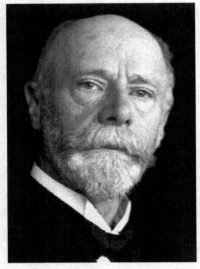

**图 7-10　爱因托芬**

（引自 https://www.nobelprize.org/nobel_prizes/
medicine/laureates/1924/einthoven-facts.html）

荷兰的爱因托芬（Willem Einthoven，1860～1927）因发明了心电图机，获得了 1924 年的诺贝尔生理学或医学奖（图 7-10）。人们的心脏有问题时会到医院里做一个心电图，体检的时候也会做心电图。心电图机已成为临床医学检测的重要工具。

英国学者希尔（Archibald Vivian Hill，1886～1977）因有关肌肉产热的研究，德国学者迈尔霍夫（Otto Fritz Meyerhof，1884～1951）因有关肌肉中氧消耗和乳酸代谢的研究分享了 1922 年的诺贝尔生理学或医学奖（图 7-11）。希尔发现肌肉产热量与肌纤维收缩前的长度有关，肌肉收缩时不需要消耗氧，而恢复过程中则要消耗氧。中国著名生理学家冯德培院士（1907～1995）（图 7-12）曾在希尔的实验室学习和工作，冯德培被认为是神经肌肉接头研究领域的先驱者之一。

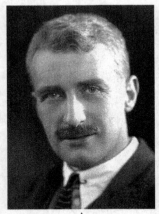

A　　　　　　　　　　　　B
**图 7-11　希尔（A）和迈尔霍夫（B）**

（引自 https://www.nobelprize.org/nobel_prizes/medicine/laureates/1922/）

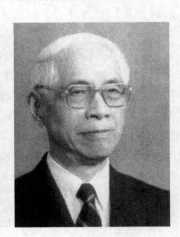

**图 7-12　冯德培**

（引自 http://china.caixin.com/2016-04-
11/100930491.html）

谢林顿（Charles Scott Sherrington，1857～1952）和亚德里安（Edgar Douglas Adrian，1889～1977）因对神经元功能的研究分享了 1932 年的诺贝尔生理学或医学奖（图 7-13）。谢林顿对反射机制进行了非常深入的研究。现在所熟知的膝跳反射和对侧伸肌反射等反射的机制、反射弧的 5 个部分及它们的功能，主要是谢林顿的研究成果。谢林顿长期与病痛搏斗，一直勤奋工作到九十高龄，培养了大批优秀的学生，他的研究论文和著作超过 300 篇（本），其中《神经系统的整合作用》等被认为是神经生物学经典的著作和教材。谢林顿和他的学生在科学史上形成了著名的谢林顿学派。

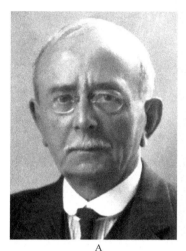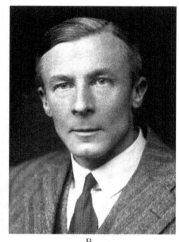

A                                B

**图 7-13  谢林顿（A）和亚德里安（B）**

（引自 https://www.nobelprize.org/nobel_prizes/medicine/laureates/1932/）

　　亚德里安有一个非常重要的贡献，他发现了可兴奋细胞的"全或无定律"。可兴奋细胞有一个非常重要的特点，当给这个细胞一个刺激的时候，如果是一个阈刺激（刺激强度的门槛值或阈值，刚好能够使细胞产生兴奋的刺激强度）或者是阈上刺激，这个细胞就会产生兴奋，也就是产生动作电位。一旦超过了阈刺激，无论这个刺激有多大，同一个细胞或者同一种动物的同一种细胞，它产生动作电位的幅度是不变的。反过来，如果给它的刺激比较小，是阈刺激以下的刺激，它是不能够产生兴奋的。也就是说可兴奋细胞有一个所谓的全或无定律，要么就有，要么就没有。全或无定律非常重要，它相当于是生物机体里的二进制，有就是 1，没有就是 0。比尔盖茨曾写过一本书《数字化生存》，而从全或无定律来看，人类早就是数字化生存了。全或无定律认为，细胞产生兴奋还是不产生兴奋就是一个 1 和 0 的问题。

　　两位美国人厄兰格（Joseph Erlanger，1874～1965）和加塞尔（Herbert Spencer Gasser，1888～1963）是师生关系，他们研究了神经纤维的功能，各种各样的神经纤维产生的生物电现象的差异。根据他们对神经纤维功能和生物电的研究可以把神经纤维分成不同的类型。他们两位分享了 1944 年的诺贝尔生理学或医学奖（图 7-14）。

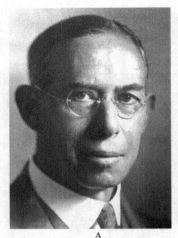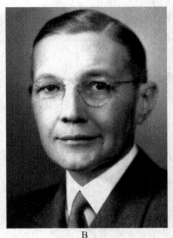

A       B

**图 7-14 厄兰格（A）和加塞尔（B）**

（引自 https://www.nobelprize.org/nobel_prizes/medicine/laureates/1944/）

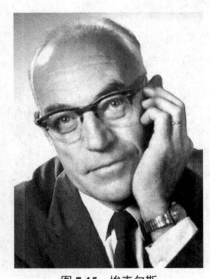

**图 7-15 埃克尔斯**

（引自 http://www.nobelprize.org/
nobel_prizes/medicine/laureates/
1963/eccles-facts.html）

澳大利亚的埃克尔斯（John Eccles，1903～1997）记录到了神经与肌肉接头处的终板电位，和离子学说的提出者霍奇金和赫胥黎三人一起分享了 1963 年的诺贝尔生理学或医学奖（图 7-15）。兴奋要从神经纤维传递到肌细胞一定是要通过一个特殊的结构神经肌肉接头，在神经肌肉接头的肌细胞一端称终板膜，在终板膜上可以测到的电位变化称终板电位。埃克尔斯是火花派的代表人物。

与肌肉收缩相关的诺贝尔奖的研究，最著名的一次是神经递质的发现。从神经纤维把兴奋传递到肌细胞，神经纤维末梢释放一种特殊的化学物质，那么这种特殊的化学物质是什么呢？就是神经递质。神经递质和神经肌肉接头在肌细胞这一端的终板膜上的特异性受体结合，使肌细胞膜上产生电位变化——终板电位。

洛伊（Otto Loewi，1873～1961）和戴尔（青霉素的故事里曾提到）因对神经递质的研究分享了 1936 年的诺贝尔生理学或医学奖（图 7-16）。1921 年，洛伊做过一个非常著名的蛙心灌流实验。离体蛙心灌流是俄国生理学家齐昂（Elie de Cyon，1843～1912）和他的导师德国生理学家路德维希发明的实验方法。这一方法是将青蛙的心脏分离出来，用不同的溶液进行灌流，以观察各种化学因素对心脏搏动的影响。洛伊的实验用两个蛙心同时进行，首先，在用生理溶液灌流离体蛙心时，用电刺激的方法刺激支配第一个蛙心的迷走神经，发现蛙心的搏动受到抑制，变慢变弱。洛伊推测可能就是因为刺激了迷走神经，迷走神经释放了某种物质，这些物质使心脏的搏动产生了变化。怎么证明呢？洛伊做了一个非常有意思也非常简单的实验。他将电刺激第一个蛙心时洗脱下来的灌流液灌流第二个蛙心，这时第二个蛙心的搏动也会变慢。支配第二个蛙心的迷走神经并未受到电刺激，显然其搏动的变化是支配第一个蛙心的迷走神经释放的化学物质通过灌流液引起的。实验证明一定是神经里面释放了某种物质通过某种机制使心脏的搏动产生了变化。后来英国学者戴尔证明迷走神经所释放的神经递质是乙酰胆碱（ACh）。戴尔在前面"青霉素的故事"中讲过，他曾经担任过英国皇家学会的会长。

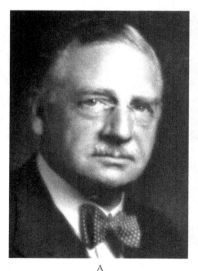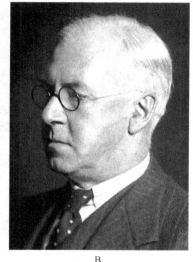

A         B

**图 7-16　洛伊（A）和戴尔（B）**

（引自 https://www.nobelprize.org/nobel_prizes/medicine/laureates/1936/）

与肌肉收缩机制相关的诺贝尔奖最近的一次是在 2013 年，罗斯曼（James E. Rothman，1950～）、谢克曼（Randy W. Schekman，1948～）和苏德霍夫（Thomas C. Südhof，1955～）分享了 2013 年的诺贝尔生理学或医学奖（图 7-17），他们发现了囊泡的运输调控机制。

　　兴奋从一个神经纤维或从一个神经元传递到一个肌细胞的时候，神经纤维一定要释放神经递质，那么神经递质是如何释放的呢？现在知道是通过囊泡来释放的。过去一直认为囊泡释放神经递质很简单，神经递质就包裹在囊泡里边，囊泡就靠近神经肌肉接头的前膜，也就是神经末梢上的细胞膜，然后里面的神经递质就释放出来了。后来发现不是这么简单，有几种蛋白质参与，组成 SNARE 复合体。这几种蛋白质，有的蛋白质是在囊泡的膜上，有的蛋白质是在细胞的膜上，当囊泡靠近细胞膜的时候，这几个蛋白质就像编辫子一样将囊泡拉向细胞膜，编完辫子以后有一个蛋白质把这个辫子卡住，使囊泡紧紧地靠近细胞膜，然后产生一个融合孔，使神经递质释放出来。

　　不难看到，对于生物电和肌肉收缩机制的研究是一个非常曲折的过程。

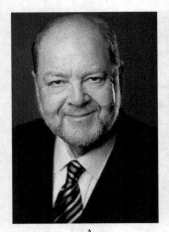
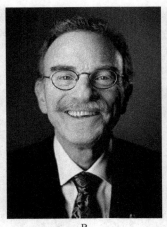
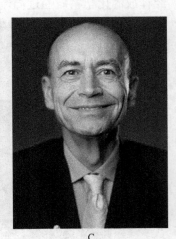

A　　　　　　　　　　B　　　　　　　　　　C

**图 7-17　罗斯曼（A）、谢克曼（B）和苏德霍夫（C）**

（引自 https://www.nobelprize.org/nobel_prizes/medicine/laureates/2013/）

## 第五节　两百年的探索

　　如果从 1791 年伽伐尼有关生物电研究的著作作为生物电研究的开始，人类对这一个看似简单的现象（肌肉为什么会收缩），探索了 200 多年。

　　在探索过程中，有着各种各样的研究，仪器的研究、实验动物的选择，经历了各种各样的曲折。

　　在实验仪器方面，为了测量生物电，首先是用电流计。电流计测量生物电时，一开始是测不到非常弱的生物电。雷蒙德是第一个发表论文观察到动作电位的人，他当时是用电流计来测量生物电的。那个时候要做一台非常精细的电流计，必须在实验室里自己做。精密的电流计需要用细铜线缠绕线圈，越精密需要缠绕的细铜丝越长。雷蒙德为了做精密的电流计，大概要用超过 1000m 长的细铜丝缠绕线圈，需要缠绕一个多月才能做好一个线圈。在做科学研究时，不仅要有智慧，还要有耐心，能够耐得住寂寞。电流计之后，又发明了示波器，把示波器用于生物电的测量，现在直接用电脑进行测量。

电压钳技术的发明，实现了用物理学的方法精密地监测化学物质的变化，进而揭示生物学问题的本质。思路的变换导致了仪器的研究。在电压钳技术之上，又进一步地研发了膜片钳。一系列的仪器的发明和使用也显示了 200 年来科学在不断地发展和进步。

在生理学研究中选择合适的研究动物、研究模式和研究方法非常重要，甚至是决定成败的关键因素。人类最开始看到生物电现象，是海里的电鱼、电鳐和电鳗。所以人类最开始研究生物电的时候，设想可以直接在电鱼、电鳗和电鳐中进行研究。德国的雷蒙德当时也有这个想法，他们甚至在南美洲建立了一个实验室，因为在南美洲电鱼和电鳗比较多，而在德国则是稀罕物，要从地中海或从南美洲运过来做实验。后来发现这个思路是不对的，雷蒙德选择了一个非常好的模式动物——青蛙。青蛙在柏林郊外到处都是，作为实验动物，青蛙个体小，结构比较简单，离体器官容易分离，相对于恒温动物实验持续时间长，所需实验室空间和操作台较小、保存和饲养也方便，既经济又随手可得，特别适合生理学实验。最终，青蛙成为雷蒙德实验室的主角。用青蛙腿研究肌肉收缩的机制，学生物学或者学医的同学都做过一个实验，刺激坐骨神经腓肠肌标本的神经使肌肉收缩的实验，通过这个实验研究肌肉收缩产生的机制。现在做电生理教学实验和研究实验，仍然会大量使用青蛙。不过现在不用野生青蛙，因为野生青蛙是受保护的。现在基本上都是用养殖的牛蛙。这个故事是从青蛙开始的，最后又回到了青蛙，时至今日它们还在世界各地的实验室里为人类的科学与教育服务。

还有枪乌贼的应用。正是由于找到了枪乌贼的巨大神经轴突，才可以测量单细胞上的生物电的变化，才能够最后揭示生物电的机制。

在生物学研究里，不同的研究，一定要找不同的模式生物。模式生物非常重要，如研究遗传学和发育生物学会选择线虫（*Caenorhabditis elegans*）和果蝇（*Drosophila melanogaster*）。

另外就是不同学派之间的争论。

尽管洛伊的蛙心灌流实验表明化学物质参与了信息由神经元到肌细胞的传递，但仍无法解释信息传递中电信号和化学信号之间的关系，火花派与汤派的争论反而愈演愈烈。因为这不仅仅关系到神经肌肉接头信息传递的问题，也关系到神经元之间信息传递的问题。神经元与神经元通过突触联系，一般情况下按信息传递的方向，可分为突触前膜和突触后膜。神经肌肉接头与突触类似，不过是一个神经元和一个肌细胞相连,通常将肌细胞上相当于突触后膜的部分称为终板膜。如果是化学物质为中介,如何解释神经系统中信息的快速传递和中枢抑制(信息传递中不仅出现突触后兴奋还会出现突触后的抑制)现象?如果仅仅是电信号,为什么在突触或神经肌肉接头会出现所谓的突触延搁?

许多生理学家都参与到这场争论中,大家都想用实验结果去说服对方,更精密的实验技术和方法被设计出来,在终板膜上记录到了终板电位和微终板电位。卡茨(Bernard Katz,1911～2003)提出突触前膜的化学物质乙酰胆碱(ACh)是以囊泡为单位量子式释放,ACh 与终板膜上的特异性受体结合产生终板电位,而微终板电位是单个囊泡释放的 ACh 导致的。像 ACh 这类化学物质被称为神经递质。神经递质的作用比电信号慢,因此导致了所谓的突触延搁。

此外,埃克尔斯发现在突触后膜上可以记录到两种不同的电变化,一种是兴奋的,另一种是抑制的,即兴奋性突触后电位(EPSP)和抑制性突触后电位(IPSP)。后来进一步研究发现,如果突触前释放的神经递质与突触后膜上的受体结合后使阳离子经离子通道内流则产生 EPSP;而如果突触前释放的神经递质与突触后膜上的受体结合后,使阴离子经离子通道内流或使阳离子经离子通道外流则产生 IPSP。所谓的中枢抑制问题得到了解释。

当兴奋在神经纤维上以"火花"的形式传导到神经末梢,可使细胞外的钙离子内流,进而触发突触前膜中的囊泡释放神经递质 ACh,ACh 和受体结合在终板膜上产生终板电位,终板电位总和产生新"火花",兴奋就从神经元传递到了肌细胞。

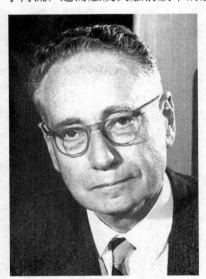

**图 7-18 卡茨**

(引自 http://www.nobelprize.org/nobel_prizes/medicine/laureates/1970/katz-facts.html)

火花导致了汤的变化,汤里可以产生火花,在神经系统中这种突触称为化学突触。问题还没完,后来在一些动物中发现了完全用电信号传递信息的电突触,看来还真有不靠汤的火花啊!

洛伊与戴尔分享了 1936 年的诺贝尔生理学或医学奖,埃克尔斯获得了 1963 年的诺贝尔生理学或医学奖,卡茨获得了 1970 年的诺贝尔生理学或医学奖(图 7-18)。

有关肌肉为什么会收缩,即生物电研究的启示与思考是什么呢?第一,科学探索是非常艰辛和曲折的。对生物电的研究和肌肉收缩机制的探索持续了 200 多年。现在对这个问题基本上弄清楚了,当然还有一些小的细节还有待进一步的研究。第二,实验仪器和实验方法的创新与应用。微电极技术、电压钳技术和膜片钳技术都是典型的例子。第三，选择合适的实验动物或实验标本。实验动物或实验标本选择得好，往往事半功倍。在生物学实验中，选择合适的标本或研究对象特别重要。发现了枪乌贼巨大神经轴突的特点，动作电位的记录和研究才有了重大突破。第四，多学科交叉的重要性。从膜学说、离子学说，到电流计、电压钳和膜片钳的发明和应用，都不难看到学科交叉非常重要。

# 第八章
# 下村修的绿色荧光蛋白和屠呦呦的青蒿素

## 第一节 神奇的脑虹

图 8-1 中的这些图片非常漂亮，像一幅幅抽象画。这是在著名的科学杂志 *Nature*

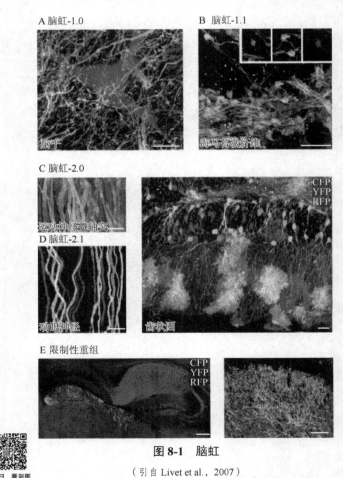

A 脑虹-1.0

脑干

B 脑虹-1.1

海马苔状纤维

C 脑虹-2.0

运动神经元轴突

D 脑虹-2.1

动眼神经

齿状回

CFP
YFP
RFP

E 限制性重组

CFP
YFP
RFP

**图 8-1** 脑虹

（引自 Livet et al.，2007）

上发表的科学论文中的插图，它介绍了运用荧光蛋白技术来标记脑里的不同细胞，这种技术称为脑虹（brainbow）。看到这些美丽的图片，人们不禁会感叹：这到底是科学还是艺术？

荧光蛋白技术最初使用的是绿色荧光蛋白，所以这项技术常称为绿色荧光蛋白（green fluorescent protein，GFP）技术，这项技术获得了 2008 年的诺贝尔化学奖。诺贝尔化学奖有很多年度的奖项颁给了与生物学相关的研究，也就是说与生物学相关的研究有一部分是获得了诺贝尔化学奖。因此，在"诺贝尔生理学或医学奖史话"中也免不了要介绍一些获得了诺贝尔化学奖的生物学的重要发现和重要研究工作，绿色荧光蛋白技术就是其中之一。

发现绿色荧光蛋白、对绿色荧光蛋白的应用做出重要贡献的三位学者分享了 2008 年的诺贝尔化学奖。一位是日本人下村修（Osamu Shimomura，1928～），他是第一个发现绿色荧光蛋白的人。第二位是首先把绿色荧光蛋白技术应用于生物学研究的查尔菲（Martin Chalfie，1947～）。第三位是把绿色荧光蛋白改造成五颜六色的各种荧光蛋白的华裔学者钱永健（Roger Y. Tsien，1952～2016）（图 8-2）。

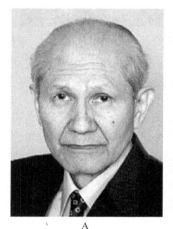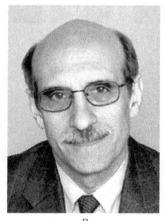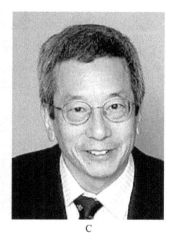

图 8-2　下村修（A）、查尔菲（B）和钱永健（C）

（引自 https://www.nobelprize.org/nobel_prizes/chemistry/laureates/2008/）

绿色荧光蛋白就是绿色的，神奇的脑虹则是五颜六色的荧光蛋白的应用。把绿色荧光蛋白改造成各种颜色的荧光蛋白，为分子生物学和细胞生物学研究开了一个染料铺。这一过程中做出重要贡献的就是华裔学者钱永健。在钱永健实验室的网页上可以看到几幅图，什么颜色的荧光蛋白都有（图 8-3）。活跃在科学研究第一线的钱永健在 2016 年因病去世，天妒英才，非常遗憾！

钱永健是中国著名科学家钱学森（Qian Xuesen、Tsien Hsue-shen、H. S. Tsien，1911～2009）的侄子。钱永健除了改进和发展了绿色荧光蛋白技术之外，在发明和改进钙染色剂测定细胞内钙离子浓度领域的贡献也非常大。有人认为他在这个领域方面的贡献，应该还可以拿一次诺贝尔奖。当然很遗憾，他在 2016 年去世了。钱永健还有一位哥哥叫钱永佑（Richard W. Tsien，1945～），是世界上非常著名的神经生物学家。

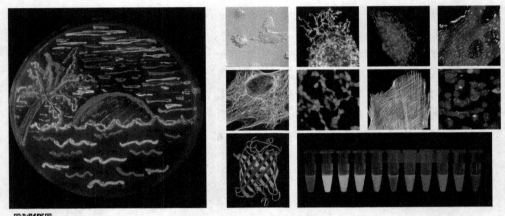

**图 8-3 钱永健实验室网页上的图片**

（引自 http://www.tsienlab.ucsd.edu/HTML/Images/IMAGE%20-%20PLATE%20-%20Beach. jpg；http://www.tsienlab.ucsd.edu/Images/General/IMAGE-%20Composite.jpg）

扫一扫 看彩图

脑虹中各种漂亮的实验结果就是因为使用了绿色荧光蛋白或者说改进后的荧光蛋白技术。感官刺激最能打动人，生物学研究也不例外。可以看得见的不同色彩的实验证据比一个个数字要直观得多。有人戏言，脑虹是 GFP 获得诺贝尔奖的直接推手。

# 第二节 下村修的绿色荧光蛋白

## 一、下村修和绿色荧光蛋白

下村修出生在日本一个清贫的家庭，在长崎的海边长大。长崎这个名字，虽不像广岛那么出名，但大家几乎也都知道。在第二次世界大战末期，美国在那里投下了第二颗原子弹。时年 16 岁的下村修正好在核爆影响的区域中，幸运的是他正在洗澡，无意中减少了核尘埃的影响。虽然没有丧命，但失明数周。

　　海边长大的下村修对海里的生物，特别是发光的生物一直很好奇，海洋生物在夜晚的海洋里发出的蓝光特别令人着迷。但原子弹爆炸后，很久都看不到了。

　　当时，从医学院毕业后的下村修在长崎大学（Nagasaki University）安永峻五教授（Shungo Yasunaga，1911～1959）（图8-4）的实验室当助教。一次，导师和他到名古屋大学（Nagoya University）拜访一位著名的生物化学家，但正好这位教授不在。他们就拜访了另一位教授平田义正（Yoshimasa Hirata，1915～2000）（图8-4），平田义正实验室的水缸里养着可发出蓝光的海萤虫。平田义正希望下村修来他的实验室工作，从海萤虫中提取高亮度的荧光素，以完成海萤虫发光原理的研究。

　　平田义正的研究需要助手，而下村修早就对这个研究对象很好奇，两人一拍即合。平田义正还调侃下村修说，如果你能做出这个课题，我就直接给你博士学位。后来，下村修真的拿下了这项研究，而平田义正则真的信守诺言给予下村修博士学位。据说这是日本历史上罕见的破例。平田义正是日本著名的化学家和教育家，培养了很多著名的学者，但他没能看到下村修获得诺贝尔奖。

　　说起来，下村修的成功有点意外。下村修在平田义正的实验室做了近一年，就是得不到高亮度的荧光素。有一天，辛苦了一天的下村修糊里糊涂地把实验室里给海萤虫保温的取暖器关掉了，结果试管里提取的荧光素开始变亮，而且越来越亮。原来是温度的问题！

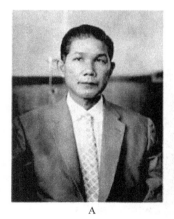 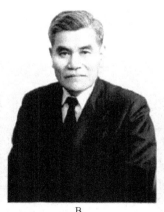 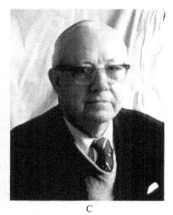

A　　　　　　　　　　B　　　　　　　　　　C

**图8-4　安永峻五（A）、平田义正（B）和约翰森（C）**

（引自 https://www.nobelprize.org/nobel_prizes/chemistry/laureates/2008/shimomura-bio.html）

　　美国的约翰森（Frank Johnson，1908～1990）（图8-4）得知下村修成功提取荧光素的消息后，很快邀请下村修去美国研究水母的发光原理，而此前不久，下村修的导师安永峻五刚刚因癌症去世。1960年，下村修到美国普林斯顿大学约翰森实验室做博士后研究，后来曾短暂返回日本工作，但主要还是在约翰森实验室研究水母。

下村修在约翰森的实验室做了近20年的博士后研究，后又到美国的一个海洋研究所里工作至退休。从某个角度来看的话，下村修在美国的留学并不是很顺利，很长时间都没有拿到一个固定的教职工作，而是长期在实验室里做博士后研究。

下村修研究的是多管水母的发光问题。这种多管水母的发光机理和海萤虫的发光机理不一样，下村修和导师约翰森想了很多办法，但都无法使多管水母提取液中的发光物质发光。什么原因使提取液中的发光物质不能发光呢？第二次偶然事件出现了！一次做完实验后，下村修把含有多管水母发光物质的溶液倒进污水池，当时正巧有人往污水池里排放海水，结果溶液入水后突然蹿出一道蓝光。下村修由此认为可能是海水中的某种物质影响到发光物质发光，后来发现是海水中的钙离子。

通过分析发现，发光物质是一种蛋白质，加微量钙离子后会发蓝光，这种特殊蛋白质被命名为水母素（aequorin）。在纯化水母素的过程中，下村修还发现了一个副产品——一种含量很低、在自然光的照射下发浅绿色荧光的新型蛋白质，这种蛋白质在紫外线照射之下会发出很亮的光。下村修说含有这种蛋白质的溶液，在日光下是稍稍发绿的，在钨灯下是黄色的，但是在紫外光照射下，呈现出非常亮的绿色的荧光（图8-5）。

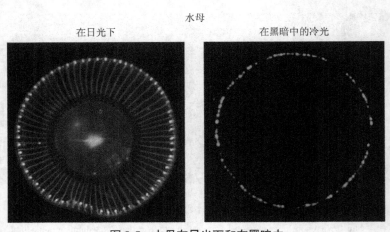

水母

在日光下　　　　　　　　　　　在黑暗中的冷光

**图 8-5　水母在日光下和在黑暗中**

（引自 https://www.nobelprize.org/nobel_prizes/chemistry/laureates/2008/shimomura-slides.pdf）

扫一扫　看彩图

下村修发现了荧光素和绿色荧光蛋白，发表了论文，但自己并不知道绿色荧光蛋白的潜在价值。此后，下村修一直默默无闻，直到绿色荧光蛋白在生物学研究中的广泛应用，很多学者认为这个发现是一项诺贝尔奖级的工作。

随着绿色荧光蛋白在生物学研究里的广泛应用，大家都认为绿色荧光蛋白这项发现一定是会拿诺贝尔奖的，而且大家都认为应该是拿诺贝尔生理学或医学奖。从 20 世纪末开始，很多人认为下村修一定会获得诺贝尔奖。据说（可能是传说或戏说），到了 21 世纪初的时候，因为大家都说下村修能获诺贝尔奖，所以每年 10 月 6 号（有时是 3 号）下村修就会等斯德哥尔摩打来的电话。因为每年第一个公布的就是诺贝尔生理学或医学奖，而在公布之前或几乎同时，斯德哥尔摩的诺贝尔奖委员会会给获奖者打电话告知并简短采访。2008 年 10 月 6 号，下村修等到晚上，斯德哥尔摩都没有给他打电话。下村修开了个玩笑，说今年的诺贝尔奖不会给我了。10 月 7 号是宣布诺贝尔化学奖。结果第二天斯德哥尔摩就给他打了电话，告诉他获得了 2008 年的诺贝尔化学奖。下村修下意识地说是不是弄错了？他认为应该是诺贝尔生理学或医学奖，而不是诺贝尔化学奖。

下村修退休之后还继续他的海洋生物研究。他没有自己的实验室，在自己家里的地下室（车库）里进行研究。一般发表学术论文都有一个单位和单位的地址，某一个学校或者某一个研究所。而下村修是在自己家里进行研究的，他发表的论文的联系地址就是他家的门牌号。由此可以看到下村修对科学研究的兴趣和自觉。

绿色荧光蛋白，学生物的人经常简称其为 GFP。它是圆柱形的桶状结构，在桶状的结构中间有一个发光基团（图 8-6）。当受到紫外光照射时，发光基团可以吸收一部分能量，发出绿色的荧光。在过去大家从来没有想象过蛋白质可以发出荧光，因此这是一个很重要的发现。

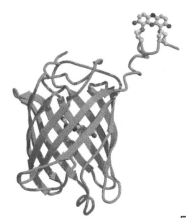

**图 8-6　绿色荧光蛋白（GFP）**
（引自 http://www.tsienlab.ucsd.edu/）

扫一扫　看彩图

下村修两次重大的发现，似乎都有一定的偶然性，可谓运气太好了！其实中国春秋时代的思想家和政治家晏子（公元前 578～前 500）曾说过："为者常成，行者常至。"（见《晏子春秋》。梁丘据谓晏子曰："吾至死不及夫子矣！"晏子曰："婴闻之，为者常成，行者常至。婴非有异于人也。常为而不置，常行而不休者，故难及也？"）下村修的成功不无此理。

## 二、绿色荧光蛋白的应用

最早发现绿色荧光蛋白在生物学研究中具有潜在价值的是一位叫普拉舍（Douglas

Prasher，1951～）的科学工作者。普拉舍认为绿色荧光蛋白在生物学研究中有非常重要的价值，这个会发光的蛋白可以作为示踪分子。

现在很多生物学研究是在分子水平上做的，在分子水平上做一些转基因的工作，比如把某些功能基因转到某生物体内，观察在生物体内这个基因是否表达。基因表达什么呢？表达蛋白质，一旦基因表达蛋白质，怎么知道这个基因表达没有呢？怎么知道这个蛋白质是不是就是那个转进去的基因表达的呢？只有通过功能的研究再去发现。通过研究细胞的功能反推这个蛋白质相应的基因是否表达。然而这个结果并不一定就很可靠。因为也许观察到的这个生物学功能不一定就是这个蛋白质所导致的，也许是其他的蛋白质，也许是一个综合的效应。

绿色荧光蛋白的发现，在生物学研究里相当于提供了一种指示剂。因为如果把绿色荧光蛋白的基因和需要表达蛋白的基因连在一起，再把它们转到生物体内。因为这两个基因是连在一起的，其中一个就是要研究的蛋白的基因，另一个是绿色荧光蛋白的基因，两个基因会同时表达。绿色荧光蛋白在紫外光照射下会产生一定颜色的荧光（现在除了绿色荧光蛋白以外，还有其他颜色的荧光蛋白，会产生不同颜色的荧光）。一旦产生荧光，只要观察到荧光，就知道绿色荧光蛋白的基因表达了，同样也可以推定连在这个绿色荧光蛋白基因上的另外一个功能基因也表达了相应的蛋白质。所以说绿色荧光蛋白就是一个指示蛋白，它的基因就是一个报告基因。这在生物学研究里真是太重要了！

普拉舍在 1985 年克隆了水母素的基因，在 1992 年又克隆出完整的由 238 个氨基酸所构成的绿色荧光蛋白的基因。他把绿色荧光蛋白的基因及绿色荧光蛋白的氨基酸序列组成都弄清楚了，为绿色荧光蛋白的应用奠定了基础（图 8-7）。

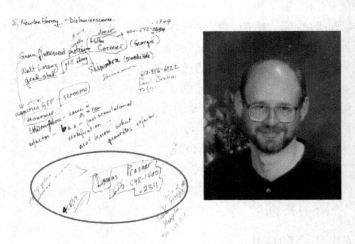

**图 8-7 普拉舍和他有关 GFP 的手迹**

（引自 https://www.nobelprize.org/nobel_prizes/chemistry/laureates/2008/chalfie-slides.pdf）

　　第一个把绿色荧光蛋白的基因在其他生物体中表达的是查尔菲。查尔菲的大量工作是在线虫上做的，在 1994 年，查尔菲用到了普拉舍当时的研究成果，完成了绿色荧光蛋白在有机体内的不同部位和不同时间下的表达（图 8-8）。查尔菲最初的绿色荧光蛋白的材料就是普拉舍提供的。

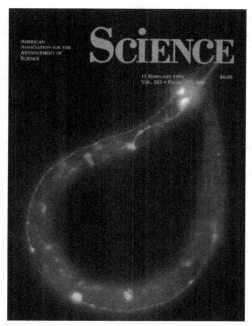

图 8-8　查尔菲有关线虫 **GFP** 研究的论文成为 *Science* 的封面论文

（引自 https://www.nobelprize.org/nobel_prizes/chemistry/laureates/2008/chalfie-slides.pdf）

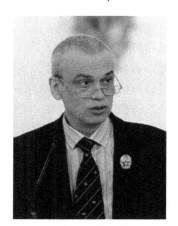

图 8-9　卢基亚诺夫

（引自 https://ru.wikipedia.org/wiki/俄文版）

　　俄罗斯人卢基亚诺夫（Sergey Lukyanov，1963～）在一种深红色的海葵里发现了红色荧光蛋白（图 8-9）。据说卢基亚诺夫是参观海洋展览时，发现海葵是红颜色的，它里面是不是可能有荧光蛋白呢？后来真的发现了红色荧光蛋白。卢基亚诺夫在荧光蛋白的应用上也做出了巨大的贡献，2008 年公布诺贝尔奖时，俄罗斯人认为卢基亚诺夫也应该分享这一年的诺贝尔奖。

　　正是由于绿色荧光蛋白和红色荧光蛋白的发现，钱永健把这些不同的荧光蛋白进行了改造，做出来各种各样的荧光蛋白。生物学的研究结果像艺术品一样呈现在大家眼前：特定的蛋白应用到大脑皮质里面的不同神经元形成了非常漂亮的脑虹，老鼠的脑细胞内的荧光蛋白使老鼠的脑发光，荧光蛋白使果蝇有红色的眼睛和绿色的眼睛，发出绿色的荧光蛋白的兔子，还有色彩斑斓的斑马鱼（图8-10）。

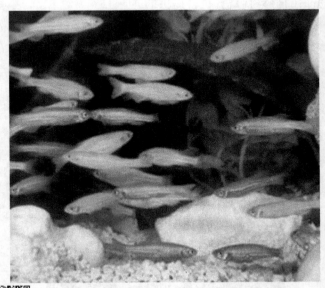

图 8-10  转有荧光蛋白的斑马鱼

（引自 http://www.jlonline.com/pet/news-19-60621-0.html）

扫一扫  看彩图

## 第三节  偏见与遗憾

　　普拉舍是第一个克隆出水母荧光素基因的人，也第一个克隆出完整的由 238 个氨基酸所组成的荧光蛋白的基因。他也最先发现荧光蛋白具有非常重要的科研价值，可以作为一个报告蛋白或指示蛋白，基因可以作为一个报告基因。

　　普拉舍发现这个问题以后，很快去申请基金，希望对绿色荧光蛋白进行深入的研究。但是非常遗憾，当时的美国学术界有一部分学者有一个偏见，他们认为蛋白质是不能发光的，但申请的基金是讲蛋白质发光的问题，不是无稽之谈吗？很遗憾普拉舍没有申请到基金。更不幸的是，他所在的研究机构没有通过他的考核，他失去了原来的研究工作岗位。当时普拉舍在科学界就待不下去了，没有项目的支持，没有研究机构的支持，就没有办法进行研究。后来，普拉舍就把这项研究放弃了。

　　放弃是非常遗憾的！有很多人认为普拉舍在绿色荧光蛋白的研究上做出了巨大的贡献，他也应该是一个诺贝尔奖的分享者。但是很遗憾，他放弃了，而且他后来没有从事与科学有关的研究工作。诺贝尔奖实际上也有一些潜在规则，其中有一个规则就是获奖者现在应该仍然在做与科学有关的研究。

当 2008 年的诺贝尔化学奖颁发给有关绿色荧光蛋白的研究的时候，这一位最开始认识到绿色荧光蛋白科研价值，也是最开始做出绿色荧光蛋白基因的科学家在做一个普通的司机。在 2008 年 10 月 21 日《纽约时报科学版》上有这样一个标题"为诺贝尔奖搭台的研究者在科学之外谋生"。普拉舍当时在一个大公司里面开摆渡车，类似景区里的摆渡车，把乘客从一个地方摆渡到另一个地方。普拉舍当时每小时的工资大概只有 10 美元，刚刚高于当地法定的最低工资。可以说他当时的日子过得非常不顺，所以美国纽约时报发出了这样的感叹。记者问普拉舍后悔不后悔，普拉舍说我不后悔。记者又问他，你现在的想法是什么？普拉舍说我想重回科学界。

这里面讲一个美谈。2008 年的诺贝尔化学奖获得者钱永健把荧光蛋白做成了各种各样的颜色，他的实验室是世界上做荧光蛋白做得最好的实验室。钱永健联系普拉舍请他到自己的实验室来工作。已经 50 多岁的普拉舍加入到了钱永健的实验室，重拾旧业。钱永健已经去世了，但在钱永健实验室的网页上仍可以看到成员里曾有普拉舍的名字。

那时候普拉舍的年纪已经很大了，已经很难适应第一线的研究工作。钱永健又把他请回自己的实验室，实际上是对这位科学家在科学上做出贡献的尊敬。在 2008 年的诺贝尔奖颁奖仪式上，钱永健和查尔菲联手邀请普拉舍和夫人参加颁奖仪式。

在科学史上有很多像普拉舍这样的人，比如富兰克林（Rosalind Franklin，1920～1958）。富兰克林是完成了 DNA 晶体的 X 射线的衍射实验，做了一个漂亮的图。正是由于她的图，沃森和克里克解析了 DNA 的双螺旋结构。所以很多人说她也应该获得诺贝尔奖。还有发现星光谱线红移现象的哈勃（Edwin Hubble，1889～1953），现在有一种说法就是宇宙在膨胀，宇宙膨胀的证据是什么呢？就是美国天文学家哈勃发现星光谱线红移，证明宇宙是在膨胀的。外太空有个很著名的望远镜叫哈勃望远镜，就是以他的名字命名的。

普拉舍、富兰克林和哈勃都没有获得过诺贝尔奖，但是他们都对科学做出了杰出的贡献。当人们回忆这段历史时，都会提到这些科学家，提到他们对科学做出的重要贡献。

# 第四节　中国医药界的原创

## 一、青蒿素治疗疟疾和砒霜（砷化合物）治疗白血病

中国医药界在国际上公认的重要原创性工作有两个，一个是青蒿素治疗疟疾，

另一个是砒霜（砷化合物）治疗某些类型的白血病。2011 年，81 岁的中药学家屠呦呦获得了国际医学大奖——美国的拉斯克奖。美国的拉斯克奖有多个奖项，其中两个奖项在世界上是非常有名的，一个是拉斯克基础医学研究奖，另一个是拉斯克临床医学研究奖。据统计，有近 50%的拉斯克基础医学研究奖的获奖者最后都获得了诺贝尔奖，也有不少拉斯克临床医学研究奖的获奖者获得了诺贝尔奖。屠呦呦获得的是拉斯克临床医学研究奖，这表明了国际上对青蒿素的认可，对屠呦呦工作的认可，这是中国科学家当时所获得的最高的国际大奖。2015 年，屠呦呦获得了诺贝尔生理学或医学奖，她是中国大陆地区第一位获得诺贝尔生理学或医学奖的学者，也是中国大陆地区第一位获得诺贝尔三大自然科学奖的学者。

　　除了青蒿素之外，还有一个中国医药界的原创就是砒霜治疗某些类型的白血病。最初发现用砒霜治疗某些类型的白血病的是哈尔滨医科大学的张亭栋教授（1932～）。屠呦呦在 2011 年得奖以后很多人了解了青蒿素和屠呦呦，但是了解张亭栋的人就比较少了。屠呦呦从青蒿中发现青蒿素对疟疾的显著疗效，和张亭栋发现用砒霜治疗白血病，为全世界的疟疾患者和白血病患者带来了福音，也为中国医药界乃至科学界赢得了荣誉。

　　2006 年，在北京召开了中非合作论坛北京峰会。当时很多人对那个场景都感到很自豪，因为当时非洲的 40 多个国家的首脑或者元首几乎都到了北京，可以看出中国和非洲的友好程度。在这次北京峰会上，我国政府承诺，在今后的 3 年内，中国向非洲提供 3 亿元人民币无偿援款以防治疟疾，用于提供青蒿素类的药品，以及设立 30 个抗疟中心。这 3 年早已过去了，中国已经兑现了自己的承诺。但是当时提出来这样一个承诺的时候，很多人就非常好奇。首先，疟疾是怎么回事？因为在现代中国已经很少听说有人患疟疾了。其次，青蒿素又是怎么一回事？中国为什么要向非洲提供青蒿素类的药品？

## 二、人类对疟疾的认识

　　疟疾的英文 malaria 由 mala（坏）和 aria（空气）两个字组成，而在中国古代则被称为瘴气，所以中外传统医学长期认为疟疾是由不良空气所致。疟疾是一种传染病，每年有 3.5 亿～5 亿人受到疟疾的威胁。在 20 世纪末，大概每年有 100 万人死于疟疾，而 90%疟疾发生在撒哈拉沙漠以南的非洲。孕妇和胎儿非常容易感染疟疾，疟疾特别是恶性疟疾容易造成新生儿的体重过轻和贫血，是婴儿死亡的最主要的原因之一。仅仅在撒哈拉沙漠以南的非洲，每天死于疟疾的儿童曾超过 2000 人，死亡率非常高。疟疾的主要传播地是非洲撒哈拉沙漠以南地区、印度次大陆、东南亚地区和南美洲。最大的地区就是撒哈拉沙漠以南的非洲。

　　疟疾是由一种单细胞寄生虫——疟原虫造成的。疟原虫有 4 种类型：间日疟原虫、三日疟原虫、卵形疟原虫和恶性疟原虫。在非洲主要是恶性疟原虫，疟原虫可以入侵红细胞。入侵红细胞以后，它可以摧毁红细胞，堵塞血液输送到大脑或者其他器官的毛细血管，进而导致死亡。

疟疾的主要症状是发热、头痛、寒战和呕吐。一般来说，疟疾历经3个时期，先是发冷期，然后是发热期，发热后出汗，出了汗后又进入发冷期。中国民间形象地把疟疾称为打摆子，一会儿冷一会儿热，来回摆。人得了疟疾非常痛苦，一会儿像是在炉子里烤，一会儿像是掉到冰窖里冻，然后又进到炉子里边烤，非常痛苦。

有关疟疾的研究曾数次获得过诺贝尔奖，1902年的诺贝尔生理学或医学奖就颁给了有关疟疾的研究，英国医生罗斯（Ronald Ross，1857～1932）因对疟疾的研究及防治方法的探索而获奖（图8-11）。罗斯的父亲是一位英国将军，在印度服役。印度曾是英国的殖民地，整个印度次大陆是疟疾的高发区。虽然罗斯是一个英国人，但他长期生活在印度，所以罗斯对疟疾的研究就不奇怪了。罗斯发现印度很多人得疟疾，但一直不清楚原因是什么，也不清楚为什么传播得这么快，大家都认为是通过空气传染的。

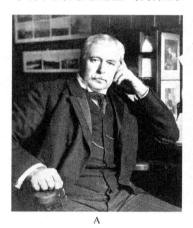
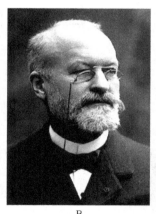
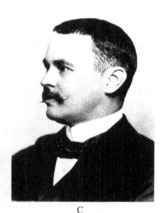

图8-11 曼森（A）、拉韦朗（B）和罗斯（C）

其实，早在1880年，法国军医拉韦朗（Charles Laveran，1845～1922）（图8-11）就在患疟疾士兵的血样中发现了一种很小的原生动物，后来被命名为疟原虫（*Plasmodium*）。而且当时非常著名的英国医生曼森（Patrick Manson，1844～1922）（图8-11）发现一些热带病是通过蚊子为媒介传播的，曼森认为疟疾也是通过蚊子传播的。曼森长期在中国行医并从事医学教育，创建了香港华人西医学院，即香港大学医学院的前身。

罗斯曾拜访过曼森，探讨蚊子与疟疾的关系，曼森认为在印度最适合研究疟疾问题。罗斯在印度对蚊子传播疟疾的问题进行了两年多的深入研究，相继在按蚊的胃腔、胃壁和唾液中发现了疟原虫，而且发现体内没有疟原虫的蚊子叮咬疟疾患者后会带有疟原虫，最后证实传播疟疾的是蚊子。后来，有学者进一步发现疟疾主要是通过雌性按蚊传播的。罗斯提出，防止疟疾最好而且最简单的方法，就是挂蚊帐减少蚊子的叮咬。后来，又采用驱蚊药水浸泡蚊帐的方法驱蚊防蚊，蚊子的叮咬减少了，疟疾的传染也减少了。

罗斯的研究还影响了巴拿马运河的开凿。巴拿马运河在中南美洲巴拿马开凿的过程中，因疟疾肆虐，很多劳工患病而无法开挖运河。罗斯的研究发表以后，管理者让所有劳工晚上睡觉时，一定要睡在蚊帐里，减少蚊虫的叮咬，疟疾的发病率很快下降了。据说巴拿马运河完工的时候，巴拿马总督还给罗斯写了一封感谢信，其中写道："正是您的科学发现，使得巴拿马运河能够正常开凿"。从这里也可以看到科学发现对社会的影响。

据诺贝尔奖数据库资料，1901～1902年，有多人提名拉韦朗、曼森和罗斯为诺贝尔奖候选人，不少学者提名三人分享，但最后仅授予了罗斯。拉韦朗因发现并阐明了原生动物在引起疾病中的作用获得了1907年的诺贝尔生理学或医学奖，而曼森因其在热带病研究和治疗上的贡献，被誉为热带病学之父。

## 三、疟疾与奎宁

疟疾也是一种古老的疾病，多发生在热带地区。文艺复兴时期，随着现代科学的启蒙，人们越来越关注疟疾和疟疾的治疗。当欧洲人进入美洲大陆以后，他们发现印第安人有一种治疗疟疾的特效药。

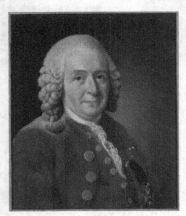

**图 8-12 林奈**

（引自 https://en.wikipedia.org/wiki/Carl_Linnaeus#/ media/File：Carl_von_Linn%C3%A9,_1707-1778, _botanist,_professor_（Alexander_Roslin）_-_ Nationalmuseum_-_15723.tif）

在南美洲厄瓜多尔的印第安人在一些偶然的机会发现，如果得了疟疾以后去喝一种水，疟疾会很快治好。喝什么水呢？树林里有一种特别的树，树皮泡在水里有一股很苦的味道，喝了这种水就可以治疗疟疾。后来印第安人将树皮磨成粉作为治疗疟疾的秘方。那种树就是金鸡纳树，它的树皮里含有奎宁，奎宁有苦味，是治疗疟疾的特效药。

一直到17世纪，这个方法传到了欧洲。据说是西班牙驻秘鲁总督 Chinchón 伯爵的夫人感染疟疾，用金鸡纳树皮治愈。Chinchón 伯爵夫人将这种树皮带回了西班牙。后来，著名瑞典植物学家林奈（Carl Linnaeus，1707～1778）（图 8-12）在进行植物分类和命名时将这种南美洲的树命名为 *Cinchona*（金鸡纳），以纪念 Chinchón 伯爵夫人将治疗疟疾的方法带到欧洲。金鸡纳树属（*Cinchona* Linn.）和其模式种正鸡纳树（*Cinchona officinalis* Linn.）都是由林奈命名的（图 8-13）。

### 3. 正鸡纳树（中国树木分类学）褐皮金鸡纳、棕金鸡纳树

Cinchona officinalis Linn. Syst. ed. 10. 929. 1759；J. H. Holland in Kew Bull. Misc. lnf. add. ser. 9：350. 1922；陈嵘，中国树木分类学1132. 1937；Backer et Bakh. Fl. Java 2：296. 1965；Kirtikar et Basu，Ind. Mes. Pl. 2；1262. 1980.

灌木或小乔木，树干较细，通常高2—3米，有时可达7米；树皮粗糙，灰褐色。叶纸质或薄革质，披针形、倒卵状披针形或椭圆形，长4.5—24厘米，宽2—11厘米，顶端钝，短尖或渐尖，基部楔形，两面无毛或有时在下面有微柔毛；侧脉6—10对，叶下面在侧脉腋内常有生毛的小孔；叶柄长0.5—2.5厘米，无毛或有短柔毛。花序腋生和顶生，长达20厘米，宽达18厘米，被淡黄色柔毛；花稍香，花梗长1—2毫米；花萼长约2.5毫米，檐部稍扩大，裂片三角形，长0.5毫米；花冠红色，长10—12毫米，冠管圆柱形，宽2—2.5毫米，稍具5棱，裂片卵状披针形，长3.5—4.5毫米，内面边缘具淡黄色长柔毛。果近圆筒形或卵形，长1—2厘米，直径3—6毫米，有短柔毛，顶冠以宿存萼檐；种子椭圆形，长4—6毫米，周围具翅。花、果期7月至翌年1月。

海南、云南南部有种植。原产于厄瓜多尔、秘鲁、玻利维亚、哥伦比亚等地。印度、斯里卡、菲律宾、印度尼西亚等地亦有种植。

本种的树皮味较苦，用途如金鸡纳树。能生长在海拔较高的地区。

**图 8-13　正鸡纳树说明**

（引自 http://frps.eflora.cn/frps/Cinchona%20officinalis）

后来发现金鸡纳树皮中提取出来的奎宁才是治疗疟疾的有效成分，欧洲人从美洲得到一些种子，在荷属东印度群岛（印度尼西亚）进行大量种植，从树皮中提取奎宁。但奎宁的产量始终不高。奎宁的合成也非常复杂，成本也很高，但有趣的是在探索奎宁合成的过程中，推动了合成化学的发展，合成化学的发展产生了各种合成染料，合成染料又推动印染业的发展。一直到第二次世界大战后期的1944 年，终于合成出治疗疟疾的氯喹。

在 20 世纪 60 年代，疟原虫对当时的王牌抗疟药氯喹产生了抗药性，全球疟疾的年发病人数达到几亿人，死亡率急剧上升。而地处疟疾高发区的越南正经历一场残酷的越南战争。在越南战争期间疟疾也大肆流行。据美国的公开资料表明，1967～1970 年，美国在越南战争期间，因疟疾减员的士兵达到了 80 万，是整个战斗减员的 4～5 倍。当时越南战争的另外一方越南，也深受疟疾的影响。据说当时的一些部队，一个团里如果有两个连队的人患上了疟疾，救护人员的数量也会剧增，这个团就基本上没有战斗力了。中国当时有一部分抗美援越的部队，主要是高炮部队，也受到了疟疾的影响。

## 四、青蒿素的发现

### （一）五二三项目

疟疾对越南战争双方的非战斗性减员的影响都非常大，而疟原虫对当时主要治疗疟疾的药物氯喹产生了抗药性，因此寻找抗疟新药成为当务之急。美国先后筛选了 20 多万种化合物，但最终也没有找到理想的抗疟新药。而处于战争状态的越南则根本没有研发药物的实力，当时的越南领导人胡志明求助于中国领导人，希望中国能帮助越南研发。

1967 年，由毛泽东主席和周恩来总理下令，一个旨在援外备战的紧急军事项目启动了，这个项目要求发挥中国举国体制的优势，集中全国科技力量，联合研发抗疟新药。因为启动这个项目的日期是 5 月 23 日，而且是一个保密的军事项目，所以项目的代号为五二三项目。五二三项目被认为是医药界的"两弹一星"，中国集中全国的很多研究单位开始研究抗疟新药。

### （二）发现青蒿素

五二三项目确定后，全国很多单位开始有关探索抗疟新药的研究，其中北京市中药研究所的屠呦呦小组在 1969 年开始进行相关研究。屠呦呦小组最初的研究对象是胡椒，胡椒是中国饮食中常见的调料，在传统医学中认为胡椒有解毒等功能，但胡椒对疟原虫的抑制并不明显。屠呦呦小组在中国传统药方中选择研究对象，经过反复地比对筛选，决定重点研究青蒿、乌头、乌梅、鳖甲等药物作为抗疟药物。在对这些药物进行了疟原虫抑制试验后发现，青蒿对鼠疟原虫的抑制率有时可达到 60%～80%，但有时则不到 20%。而另一种中药雄黄对疟原虫的抑制率有时接近 90%，是否应该把重点放在雄黄的研究上呢？有人提出异议，认为雄黄中含砷硫化物，遇温度升高会在空气中氧化为剧毒的三氧化二砷，不太适合在越南这样热带地区作战的部队中使用。这时，屠呦呦小组有成员建议加强对青蒿的研究。

有关治疗疟疾的古代药方中最著名的是葛洪（284～364）《肘后备急方》中"治寒热诸疟方第十六"中的几十个方子，很多以中药常山为主，也有一些稀奇古怪的方子。有关青蒿的只有一个方子"青蒿一握，以水二升渍，绞取汁，尽服之"（图 8-14）。

葛洪，号称抱朴子，是中国两晋时代著名的道教理论家和炼丹家。炼丹的主要目的是长生，但是很多丹药都含有有毒的成分，不仅不能长生，反而会减寿、甚至致命。在炼丹的过程中形成了早期的化学，发现一些物质是可以治病的。所以一些炼丹者，往往也是医药学家。葛洪就是中国历史上最著名的炼丹家，也是著名的医药学家。

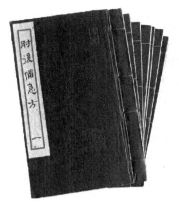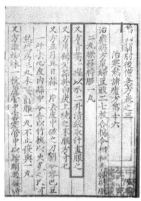

**图 8-14　肘后备急方**

（引自 https://www.nobelprize.org/nobel_prizes/medicine/laureates/2015/tu-lecture-slides.pdf）

　　葛洪是江苏句容人，但长期隐居在广东罗浮山炼丹。葛洪的著作非常多，其中有一部很有名的药方类著作《金匮药方》，一共有 100 卷。为了方便携带和使用，葛洪就摘取书中主要实用和急用的部分，编为《肘后卒急方》，一共 3 卷。后人对它进行了一些增补，扩增为 8 卷，称为《肘后备急方》。所谓肘后就是可以肘部夹住，意喻便于携带，所谓备急方就是精华和实用。换作现代的说法相当于学生背单词的"掌中宝"。

　　1971 年下半年，屠呦呦仔细体会这个仅有 15 个字的药方，希望有所启示，以解决青蒿提取液抑制疟原虫效果忽高忽低的问题。从青蒿"绞汁"的用药经验，屠呦呦悟出青蒿抑制疟原虫的有效成分可能有不耐高温或被酶分解的可能。因此决定改用沸点比乙醇低的乙醚提取青蒿的有效成分，并将该提取物分为中性和酸性两部分。经过多次实验，在 1971 年 10 月 4 日分离出编号为 191 号的青蒿中性提取物，其对疟原虫的抑制率为 100%（图 8-15）。

**图 8-15　青蒿抑制疟原虫的记录**

（引自 https://www.nobelprize.org/nobel_prizes/medicine/laureates/2015/tu-lecture-slides.pdf）

自1971年7月以来，我们筛选了中草药单、复方等一百多种，发现青蒿（黄花蒿 Artemisia annua L. 係菊科植物。按中医认为此药主治骨蒸烦热。但在唐、宋、元、明医籍、本草及民间都曾提到有治疟作用）的乙醚提取物对鼠疟模型有95%～100%的抑制效价。以后进一步提取，去除其中无效而毒性又比较集中的酸性部分，得到有效的中性部分。12月下旬，在猴疟模型药效上，又用乙醚提取物与中性部分分别进行了猴疟实验，结果与鼠疟相同。

~1~

通过多方面的分析，我们挑选一部分药物，进一步复筛。复筛时参考民间用药经验，改进提取方法并增设多剂量组，探索药物剂量与效价的关系。经过反复实践，终於使青蒿的动物效价，由30～40%提高到95%以上。青蒿的水煎剂是无效的，95%乙醇提取物的效价也不好，只有30～40%左右。后来从本草及民间"绞汁"服用中得到启发，使我们考虑到有效成分可能在亲脂部分，于是改用乙醚提取，这样动物效价才有了显著的提高。经过比较，发现乙醇提取物虽然也含有乙醚提取的物质，但是杂质多了$\frac{2}{3}$左右，这就大大影响了有效成分充分显示应有的效价。另外药物的采收季节对效价也是有影响的，在这点上我们走过一点弯路。开始我们只注意品种问题，了解到北京市售青蒿都是北京近郊产的黄花蒿，不

~5~

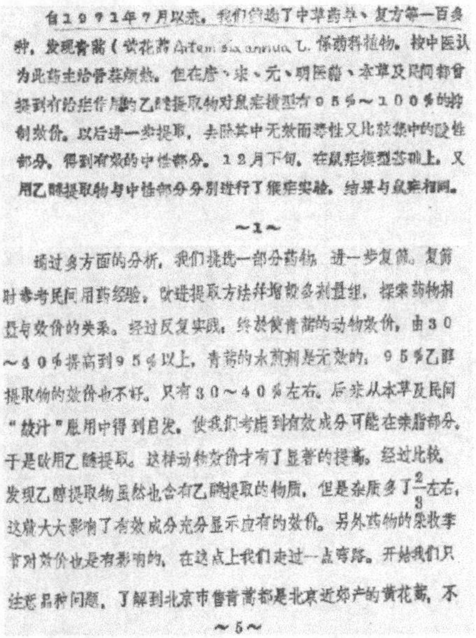

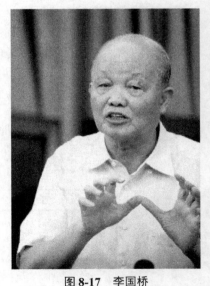

**图 8-16　在 1972 年南京会议上报告的部分内容**

（引自黎润红等，2013）

屠呦呦小组发现青蒿中提取的有效成分对疟原虫的抑制效果是发现青蒿素的关键一步。1972 年 3 月 8 日，屠呦呦作为北京市中药研究所的代表，在五二三项目办公室主持的南京会议上做了题为“用毛泽东思想指导发掘抗疟中草药工作”的报告，引起了与会者和 523 办公室的关注（图 8-16）。

自此，全国很多单位开始进行有关青蒿的研究，其中山东、云南的研究发现含有抑制疟原虫有效成分的主要是黄花蒿（*Artemisia annua*），而不是青蒿（*Artemisia carvifolia*）。其实这也可能是民间和古代对植物的称呼和现代植物分类学的标准命名有一定的差异。此后，国家又集中了大量的人力和物力，终于弄清楚青蒿中提取的有效成分是青蒿素。青蒿素与杂交水稻、汉字激光照排和人工合成牛胰岛素被列为中国的新四大发明，它也是中国第一个获得一类新药批号的药物。

## （三）青蒿素的临床应用

青蒿素作为抑制疟原虫的有效成分被确定后，包括屠呦呦在内的很多研制人员都以身试药，结果没有发现明显的有害副作用。当时中国疟疾的高发区之一是云南，因此相关临床试验主要在云南展开。

**图 8-17　李国桥**

（引自 http://www.gzucm.edu.cn/info/1173/9969.htm）

1974 年，广州中医学院（现广州中医药大学）李国桥（1936～）（图 8-17）率领的医疗队和云南临床协作组合作，使用青蒿素对一些疟疾患者进行了治疗，收到很好的效果。其中有一位孕妇患者因此获救。李国桥首次证明了青蒿素对疟疾的疗效，认为可使用青蒿素快速有效地抢救高危的疟疾患者，建议将青蒿素制作为针剂使用。李国桥与中山大学著名的无脊椎动物学家江静波教授（1919～2002）合作先后

于 1982 年和 1984 年在著名的《柳叶刀》杂志上发表了有关青蒿素研究的论文，青蒿素由此被世界广泛了解[Jiang JB，Li GQ，Guo XB，et al. 1982. Antimalarial activity of mefloquine and qinghaosu（甲氟喹和青蒿素的抗疟活性）. Lancet，2（8293）：285-288；Li GQ，Arnold K，Guo XB，et al. 1984. Randomised comparative study of mefloquine，qinghaosu，and pyrimethamine-sulfadoxine in patients with falciparum malaria（甲氟喹、青蒿素和磺胺多辛乙胺嘧啶对恶性疟疾患者的随机对照研究）. Lancet，2（8416）：1360-1361]。

### （四）有关青蒿素的争议

青蒿素是在特殊年代集中多方力量的重大发现，参与者众多，在评价各方成果和贡献时难免有很多争议。比如谁是真正的原创？有效成分应该命名为青蒿素还是黄蒿素？谁的贡献最重要？发现者、解析结构者还是临床研究者？谁应该是这一成就的主要代表？随着青蒿素在国际上的影响越来越大，一些国内和国际机构的学者也希望了解青蒿素发现和研究的过程。

国内最早系统报道青蒿素研究历程的是由五二三项目办公室主任在 2006 年出版的《迟到的报告——五二三项目与青蒿素研发纪实》。之后，又有多位国内外学者进行了调查研究，比较著名的有美国学者在最著名的生物学杂志 Cell 上发表的"青蒿素——来自中国草药园的发现"[Miller LH，Su X. 2011. Artemisinin：discovery from the Chinese herbal garden. Cell，146（6）：855-858]和中国学者的"中药的科学研究丰碑"（饶毅等，2011）等。

这些调查和研究的结果认为，屠呦呦最早提取出对疟原虫有 100%抑制率的青蒿有效成分，屠呦呦最先把青蒿素带到五二三项目中。科学研究所关注的是科学思维和原创，而不是谁做了某个具体的实验。这一结论被大多数学者所接受。2011 年，屠呦呦获得拉斯克临床医学研究奖。2015 年，屠呦呦获得诺贝尔生理学或医学奖（图 8-18）。

## 五、中国人对现代医学的贡献

青蒿素的研究，1978 年 3 月获得了全国科学大会奖。2001 年 12 月，世界卫生组织的一份公报指出，治疗疟疾的最大希望来自中国。这个组织希望在疟疾肆虐最严重的国家大量销售治疗这种病的中药。2004 年初，青蒿素获得

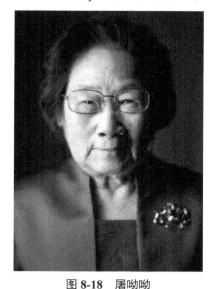

**图 8-18　屠呦呦**

（引自 https://www.nobelprize.org/nobel_prizes/medicine/laureates/2015/tu-facts.html）

泰国国王颁发的 2003 年度玛希顿亲王奖。2011 年，屠呦呦获得葛兰素史克生命科学杰出成就奖。2011 年，屠呦呦获国际医学大奖拉斯克奖。2015 年，屠呦呦获得诺贝尔生理学或医学奖。这表明了国际上对青蒿素的全面承认。青蒿素的发现是中国人对世界医学界一个重大的贡献。

屠呦呦的名字来自《诗经·小雅·鹿鸣》："呦呦鹿鸣，食野之苹。我有嘉宾，鼓瑟吹笙。吹笙鼓簧，承筐是将。人之好我，示我周行。呦呦鹿鸣，食野之蒿。我有嘉宾，德音孔昭。视民不恌，君子是则是效。我有旨酒，嘉宾式燕以敖。呦呦鹿鸣，食野之芩。我有嘉宾，鼓瑟鼓琴。鼓瑟鼓琴，和乐且湛。我有旨酒，以燕乐嘉宾之心。"

屠呦呦的父亲为自己女儿取名"呦呦鹿鸣"中的"呦呦"，诗里"食野之蒿"的"蒿"一般认为就是青蒿，这不免让人感叹人生的巧合！

下村修和绿色荧光蛋白的故事、屠呦呦和青蒿素的故事的启示和思考就是尊重原创。尊重原创是科学研究的基本原则和价值标准。

# 第九章
# 从天花到艾滋病

## 第一节 从天花看免疫

现在很少有人知道天花，更不用说看到过天花患者。过去中国人称天花为"出痘"，患者身上会长出很多的疱疹。天花是一种烈性传染病，曾疯狂地肆虐人类。历史上有很多名人得过天花，著名的康熙皇帝（1654～1722）就出过"痘"，据说孝庄太后（1613～1688）选择玄烨（即康熙）作为太子的原因之一就是他已出过"痘"。承德避暑山庄设立的原因之一也是皇帝们为了躲避京城的天花。

天花是由天花病毒感染而引起的，它主要通过飞沫吸入或直接接触而传染。传染病的传染途径主要分为空气、水和食物、生物媒介和接触等，通过空气或接触的方式传染最容易导致严重后果，2003年暴发的严重急性呼吸综合征（severe acute respiratory syndromes，SARS）（也称传染性非典型肺炎）就是主要通过空气中的飞沫传染的。没有患过天花或没有接种过天花疫苗的人，均有可能被感染，人被感染后没有特效药可以治疗。天花病毒是一种痘病毒，通常分为两型，一种毒力强，另一种毒力较弱。如果感染了毒力强型的天花病毒，死亡率很高；如果感染毒力弱型的天花病毒，患者在痊愈后脸上会留有疤痕，古人认为是老天爷留下的花，天花故此得名。在20世纪六七十年代之前，还常有人被称作"大麻子"之类的绰号，这些人大多在儿童时代患过天花。

天花在历史上曾经多次肆虐。在3000多年前的古代中国、古印度和古埃及，都有天花这种急性传染病的记录，在印度南部地区还供奉有天花女神——湿陀罗（Sitala）。

公元3～4世纪，罗马帝国曾经出现了大规模的天花流行，饱受天花的肆虐。公元6世纪，非洲暴发天花。公元8世纪，欧洲又暴发过一次大规模的天花。公元17～18世纪，天花传入大洋洲，在西半球肆虐。在人类的历史上，天花曾多次暴发流行，危害极大。

人类很早就在探索防治和对付天花的方法。据现在的记录来看，人类最早探索预防天花是在中国宋朝宋真宗（968～1022）时期。在那个时候中国人发明了人痘接种，就是选择那些患上天花但病情不是很重的小孩。如果天花没有使这些患病小孩夭折，而且病况逐渐转好时，从患儿身上的小痘里取出浆汁，然后用一个小管吹到健康人的鼻孔里去（图9-1）。也就是说，用人为选择毒性小的天花病毒，在人体内造成一次轻型的天花感染。这实际上是一种免疫接种，但是这种方法也有危险。如果取的天花病毒是毒力很强的病毒，或者被种痘的人是敏感体质，都有可能因此患病而亡。中国人还发明了湿痘法和干痘法两种方法，前者用的是痘里的浆液，后者则是浆液晾干后碾成的粉，这是世界上最早防治天花的方法。

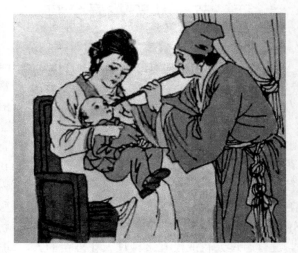

**图 9-1 中国古代种痘**

（引自 http://paper.hebiw.com/epaper/hbrb/2016/03/30/RB06/story/1460606.shtml）

1796年，英国人詹纳（Edward Jenner，1749～1823）发明了种牛痘的方法。詹纳是一位乡村医生。在英国农村，通常养了很多奶牛，牛也会得天花，叫牛天花。牛天花主要起痘的部位是乳房，所以养牛场的挤奶女工很容易在挤奶的过程中被传染。詹纳发现牛天花对人的毒性远没有人天花那么厉害，而且传染上牛痘的女工都不会患上人天花。

詹纳思考能不能用这种方法保护人不患天花呢？詹纳就做了一些尝试。他找到一个叫菲普斯的8岁小男孩，这个小孩从没出过痘。经过男孩父亲的同意，詹纳给他种了牛痘。詹纳在一个正在出牛痘的挤奶女工的痘里取出浆汁，然后在小孩的胳膊上划了两道口子，将浆汁涂在伤口上，让这个健康的孩子人为地患上一次牛天花。种痘后，这个小男孩起初有点不适，甚至还有些发烧，但很快就恢复正常了（图9-2）。过了几天，詹纳又从正在患人天花的人身上的痘里取出浆汁，涂在小菲普斯手臂的伤口上。过了一个多月，小菲普斯也没有患上人天花。后来，詹纳又在其他人身上重复了这个实验，结果被试验的人也没有患上人天花。实验很成功，证明种牛痘可以预防天花。

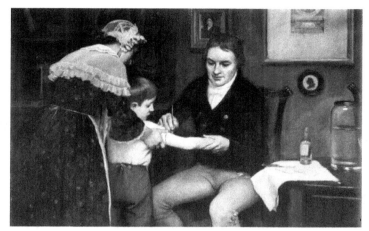

图 9-2　詹纳接种牛痘

（引自 http://news.yesky.com/kepu/milestone/96/100210596.shtml）

现代免疫学的研究表明，引起人天花的病毒和导致牛天花的病毒是不同种类，但它们具有相同的抗原表面（如细胞膜上的蛋白质），可刺激机体产生抗体，也就是说这两种抗原具有相同的免疫原性和反应原性。因此，牛天花病毒使人产生的抗体也可以对付人天花病毒，而牛天花病毒相对于人的毒性非常弱，所以感染牛痘的人一般都可以自然康复。

种牛痘的方法首先在英国得到了推广，然后在欧洲普遍实施，最后一直推广到全世界。天花在 20 世纪 70 年代被完全控制住了。1979 年，世界卫生组织宣布天花已经灭绝了。

天花病毒目前在俄罗斯和美国的两个实验室还保存有样本。人类要不要将天花病毒的样本也销毁，以避免可能发生的事故危害人类。一直到 21 世纪，科学界对这个问题争议仍然很大。一部分学者认为天花病毒对人类是有害的，应该把它完全销毁，让世界上再也不要有天花病毒。但是另外一部分学者认为，任何一个物种作为生物世界的一员，在世界上是等价的，特别是在生物多样性上是等价的。生物多样性通常包括遗传多样性、物种多样性和生态系统多样性三个组成部分，物种多样性是生物多样性的核心。天花病毒作为一个物种，人类不能人为地随便把它灭绝，实验室还是要保存着，也许将来它对人类还有一些人们现在想不到的用处。

人类通常根据自己的价值观来判定世界上不同物种好或是不好。比如对大熊猫的关注，比对其他物种的关注就要多得多。

从詹纳种牛痘开始，人类就开始了有关免疫与疾病之间的科学探索。截止到2016 年，因免疫及相关疾病研究而获得诺贝尔奖一共有 18 次，其中生理学或医学奖 17 次、化学奖 1 次。1901 年，首届诺贝尔生理学或医学奖就颁给了免疫学领域，即贝林有关白喉血清治疗的研究。此外，人类免疫缺陷病毒，也就是艾滋病病毒的发现，获得了 2008 年的诺贝尔生理学或医学奖。

# 第二节　免疫学的诞生

免疫学的诞生与两个大师级的人物密不可分，一个是法国的巴斯德，他被誉为微生物学的奠基人；另一个是德国的科赫，他被誉为细菌学的创始人。他们两位及他们的学生的工作，催生了免疫学的诞生。

## 一、巴斯德和他的主要贡献

巴斯德在法国是一个家喻户晓的科学家（图 9-3）。法国产美酒，曾经有一段时间，法国人在酿制葡萄酒的时候发现了一个问题。在酿制葡萄酒时由于有杂菌的感染，或者是杂菌的干扰，葡萄酒无法酿好，没有酿成美酒，而是变酸了。中国用传统方法酿酒时，也经常会说"酿酒不成反成醋"。

法国是产葡萄酒的大国，葡萄酒是其很重要的产业。葡萄酒一旦变酸后，会极大地影响酿酒业的发展。巴斯德经过研究发现，没有变质的陈年的葡萄酒里面

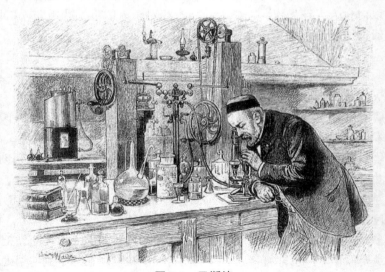

**图 9-3　巴斯德**

（引自 https://www.q-files.com/science/great-scientists/louis-pasteur/）

有一种圆球状的酵母菌，而变酸的葡萄酒里面是一种杆状细菌——乳酸杆菌。很明显，要酿出好酒，就必须保留酵母菌，但又不能让乳酸杆菌在酒里生长。怎么办呢？通过研究发现，酵母菌和乳酸杆菌生长的温度范围是有差异的。乳酸杆菌不耐高温，不易在较高的温度下繁殖和生存。通常情况下，乳酸杆菌在40℃时就开始死亡，温度再高一点就会全部死去。而酵母菌最高可以忍受50℃的温度。巴斯德就想了个办法，把封闭好的酒瓶放在一个铁丝篮子里，然后把放有酒瓶的铁丝篮子浸到热水里去。因为放置在热水里，酒里的乳酸杆菌很快被杀死，而酒里面的酵母则不会被完全破坏，葡萄酒的质量就有了保障。

经过很多次实验以后，巴斯德设计和发明了巴氏消毒法。就是把酒放在50～60℃的环境里，保持半小时就可以把酒里面的乳酸杆菌杀死，而酵母菌仍然可以保存下来。

实际上巴氏消毒法在生活中也经常使用，过去热牛奶的时候，把牛奶放在锅里热，烧到一定温度牛奶会噗，90℃以上会噗开。牛奶噗开后，会把牛奶锅移开一小会儿，让锅里的牛奶恢复正常液面高度，然后把它放在火上让它再噗一次。这一过程可以在90℃以上的高温维持十几秒，进而把里面的致病微生物特别是结核杆菌杀死。

这种通过在不同的温度下维持不同时间的消毒方法叫巴氏消毒法，或者叫巴斯德消毒法，也叫巴氏灭菌法（pasteurization）。这种消毒方法可以杀死致病菌但又能保持食物中营养物质不受到过多的损失。

当时西方科学界大多认可自然发生说。他们认为食物变质是受微生物的影响，而微生物是哪里来的呢？很多人认为是由无生命的物质转换过来的。

巴斯德则认为产生腐败是因为腐败物质中的微生物，微生物来自食品和溶液中，但这些微生物并不是由无生命的物质转化而来的，而是来自空气中的微生物。巴斯德否定了自然发生说，这是一个非常重要的观点。

为了证明自己的观点，巴斯德设计了一个鹅颈瓶，鹅颈瓶也称巴斯德烧瓶。鹅颈瓶上有一个长长的管子，管子有两个弯曲，瓶子是通过弯曲的长管与外界空气相通的。在里面放上一定的溶液，把瓶内的溶液加热至沸点，同时将弯曲部分的液体也加热到沸点，通过高温的方式把里面的微生物杀灭掉。冷却以后，由于巴斯德烧瓶有一个弯曲的部分，空气不能直接进入瓶体里面，瓶体里的溶液可以长时间保持不腐败。一旦把瓶子转90°，破坏了瓶子弯曲的部分对外界空气中微生物的阻挡，微生物可以进入瓶体，瓶体里的溶液就会受到微生物的感染，就会腐败（图9-4）。巴斯德的鹅颈瓶为他的观点提供了证据。

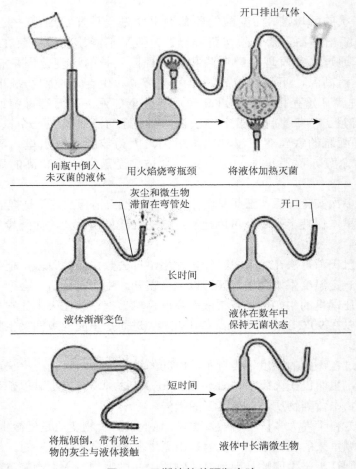

向瓶中倒入未灭菌的液体

用火焰烧弯瓶颈

将液体加热灭菌

开口排出气体

灰尘和微生物滞留在弯管处

长时间

开口

液体渐渐变色

液体在数年中保持无菌状态

将瓶倾倒，带有微生物的灰尘与液体接触

短时间

液体中长满微生物

**图9-4　巴斯德的鹅颈瓶实验**

（引自 http://yun.zjer.cn/index.php? r = studio/post/view&sid = 1037&id = 597316）

　　19世纪80年代，鸡霍乱在法国农村流行，导致成批的家鸡突然发病，倒地而亡。鸡霍乱的病因是什么呢？巴斯德通过培养病原菌发现鸡霍乱发生的原因是鸡霍乱菌。最适合鸡霍乱菌繁殖的部位是鸡肠，而传染的媒介是鸡粪。在研究鸡霍乱菌对鸡的感染和毒性时，由于疏忽，巴斯德的一位助手将放置了几周的病原菌给鸡接种。结果发现，被接种的鸡没有像往常一样死掉，而是活了下来。巴斯德又用新的病原菌再次感染这些鸡，结果鸡没有患病。这一现象使巴斯德认识到，新培养的病原菌保存一段时间后，其毒性会逐渐减弱，甚至会完全消失。病原菌在不利于它生长的环境里的时间越长，毒性的减弱就越明显。将在空气中放置很长时间的病原菌再去感染鸡，尽管病原菌还会在鸡体内大量繁殖，但毒性却很小，不足以使鸡患病。这实际上就是发现了减毒疫苗的方法。

巴斯德把这些能够诱导免疫的制剂称为疫苗（vaccine），这个词源于拉丁文的vacca（牛），以纪念詹纳发现的牛痘接种。

巴斯德还通过对蚕病和炭疽病的研究提出了病原菌学说。法国人也养蚕，发现蚕会得一些病，受致病微生物的感染，影响桑蚕业。另外，人和动物会得炭疽病，植物也会得炭疽病。巴斯德在对蚕病和炭疽病的研究过程中，提出了病原菌学说。他认为这些动物、植物和人会得相应的疾病是由微生物的传播而引起的。巴斯德发现牲畜的炭疽病主要是炭疽芽孢杆菌引起的，而炭疽芽孢杆菌在45℃左右连续培养，其芽孢的形成会逐渐减少，毒性逐渐降低。巴斯德又用减毒疫苗的方法控制了动物炭疽病的传播。

巴斯德还有一个很重要的贡献，就是他研究出了狂犬病疫苗。在当时的欧洲，狂犬病不得了。现在也有一些人有的时候不小心被狗咬了一口，都会到医院或者到卫生防疫站去注射狂犬病疫苗。狗咬了人，狂犬病病毒一旦感染人以后，不一定马上得狂犬病，它的潜伏期可能很长。一旦发病，死亡率非常高，几乎就是100%。如何制作出狂犬病疫苗呢？我们很自然地会想到减毒的方法。但是，病毒比细菌要小得多，很难在人工培养基里培养，进行体外繁殖以降低其毒性。

巴斯德想了一个办法，他把狂犬病的病毒连续接种到家兔的脑和脊髓中，让家兔患狂犬病，然后再把感染了狂犬病家兔的脊髓取出，挂在瓶子里风干，降低狂犬病病毒毒力，再接种到下一代的家兔里面，一代传一代。狂犬病病毒的毒力减弱，再给健康的狗注射。这个狗即使再次感染上狂犬病病毒，也不会得狂犬病。奇迹发生了！接种了疫苗的狗产生了免疫力，巴斯德成功地研究出了狂犬病疫苗。

现在做疫苗时，还有一种方法叫灭毒法，就是把它的毒力完全灭掉。这实际上是免疫学里面抗原和抗体的问题。抗原都具有免疫原性和反应原性。减毒法是降低反应原性、保留免疫原性，灭毒法是去除反应原性、保留免疫原性。疫苗就是要保留免疫原性使人和动物产生抗体，但又要控制反应原性，不能人为地使人和动物患病。

1886 年，巴斯德在法国科学院报告了有关狂犬病的研究结果。巴斯德根据最精确的统计，说明已经摆脱狂犬病病魔的人数是直线上升的，也就是说狂犬病预防疗法基本上确立起来了。他认为有必要建立一所防治狂犬病、制作疫苗，或者进行相应科学研究的机构。在这个建议下，法国就成立了著名的巴斯德研究所。巴斯德研究所的生物学研究在世界上是非常有名的，特别是在微生物学方面的研究。该研究所里的成员多次获得过诺贝尔生理学或医学奖。

巴斯德研究所与世界卫生组织开展了密切的合作，是世界卫生组织 8 个合作中心的所在地。巴斯德研究所在全世界五大洲建立了 30 个科研分支机构，包括中国上海巴斯德研究所。

巴斯德的发现成为免疫学诞生的标志，由于其在微生物学上的巨大贡献，被誉为现代微生物学之父。巴斯德的工作几乎涉及微生物学的每一个领域，无论是理论还是实验，无论是基础研究还是应用研究，从发酵到感染，从自然发生学说到病原学说，从鸡瘟疫苗到狂犬病疫苗研究，巴斯德都做出了巨大的贡献。从遍布法国的巴斯德路就可以看到法国人民对他的尊敬和爱戴。

## 二、科赫和他的主要贡献

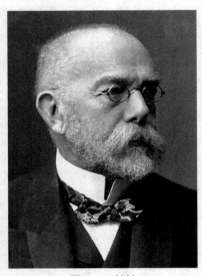

图 9-5　科赫

（引自 https://www.nobelprize.org/nobel_prizes/medicine/laureates/1905/koch-facts.html）

德国的科赫（图 9-5）曾跟魏尔肖学习，魏尔肖是细胞学说的创始人之一，认为细胞是生命的基本单位，提出"一切细胞皆源于细胞"（Omnis cellula e cellula），1858 年出版了著名的《细胞病理学》（Cellular Pathology），魏尔肖被誉为病理生理学之父。科赫早期的工作是有关炭疽病的研究，他发现了炭疽病的生命周期和自然病史。此后，科赫的工作转向伤口感染的问题。科赫还受妻子烹调的启发，发明了一直沿用至今的琼脂培养基。

科赫最重要的成就之一是发现了结核杆菌，并验证了结核杆菌是导致结核病的原因。这一结论受到了他的老师魏尔肖的嘲讽。科赫提出了著名的科赫假说，也称科赫法则（Koch postulates），他认为：患病的生物体中都出现相同的微生物，而在健康的生物体内则不存在；从患病的生物体中分离出的微生物可在培养基中连续培养；用连续培养的微生物接种健康的生物体，同样的疾病会重复发生；从试验发病的生物体中能再度分离培养出这种微生物来。如果进行了上述步骤，就可以确认该微生物为该病害的病原物。

科赫法则在当时来说是对微生物或者致病微生物一个非常正确的认识。当然随着现代医学的发展，科赫法则在有些方面是需要补充的、是不够完善的。

结核杆菌所导致的结核病，在人类历史上也是肆虐了多年，被称为白色妖魔，是人类历史上最无奈和最可怕的疾病之一。很多同学在看电影、电视剧的时候，经常会看到在 1949 年以前，反映人物的悲惨命运的时候，会看到一个画面：主人公咳嗽——得了肺结核。不停地咳，然后拿出一条白手帕，将一口血咳在手帕上。得了肺结核，最后死路一条。人类在那个时代，对肺结核、结核杆菌的感染是没有办法的。

科赫的工作揭开了向结核病宣战的帷幕。1885 年，科赫成为柏林大学卫生学教授。1891 年，科赫创建了传染病研究所。巴斯德是诺贝尔奖时代之前的人物，而科赫因为对结核病和结核杆菌的研究获得了 1905 年的诺贝尔生理学或医学奖。

根据诺贝尔奖委员会已公布的资料，自设奖以来，科赫被多次提名，但第一位获奖者却是科赫的一位学生贝林。

科赫的贡献还有很多，他培养了很多优秀的学生。在科赫的研究所里有三位著名的学生或助手：贝林、北里柴三郎和埃尔利希。贝林主要从事白喉杆菌的研究，北里柴三郎主要从事破伤风杆菌的研究。北里柴三郎向贝林介绍了中国古代医书中"以毒攻毒"的思想，后来两人一起致力于有关白喉杆菌和破伤风杆菌的抗毒素研究。研究发现，当动物感染上白喉杆菌和破伤风杆菌后，都会产生相应的毒素，将这种毒素注射到实验动物中，实验动物则会产生抗毒素。这种抗毒素存在于血液中，经提取可用于治疗感染白喉杆菌和破伤风杆菌的动物，也可使健康动物产生免疫。这一工作使贝林获得了 1901 年的诺贝尔生理学或医学奖，这也是第一届诺贝尔生理学或医学奖。北里柴三郎在 1901 年也获得了提名，但据说是因为对黄种人的歧视而未获奖。说到北里柴三郎，我们不妨插入一段关于伍连德的故事，这个故事涉及中国医学史和教育史上的多个著名人物。伍连德在 1910～1911 年东北暴发鼠疫大流行时，准确地判断肺鼠疫是由旱獭传染给人的，并在短短 4 个月内就成功地扑灭鼠疫（详见后叙）。

在 20 世纪初，法国的两位学者，一位是卡默德（Albert Calmette，1863～1933），另一位是介兰（Camille Guérin，1872～1961）（图 9-6）。他们花了 13 年的时间，培育出第 230 代减毒的结核杆菌，用来作为预防结核菌的人工疫苗。这个疫苗就以他们两人的名字首字命名，叫卡介苗。这是一个了不起的工作，也是很艰苦的

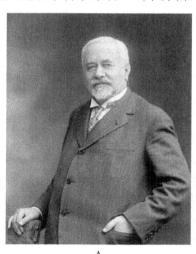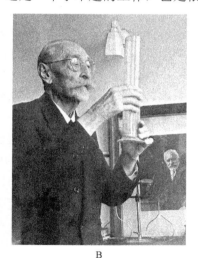

A                                B

**图 9-6  卡默德（A）和介兰（B）**

（引自 https://en.wikipedia.org/wiki/Albert_Calmette#/media/File：Albert_Calmette_1930.jpg；https://en.wikipedia.org/wiki/Camille_Gu%C3%A9rin#/media/File：Camille_Gu%C3%A9rin.jpg）

工作。卡介苗也被称为我们人类出生以后的第一针，也是我们人工接种疫苗的第一

针。婴儿生下来以后，在 24h 之内就会给他在手臂的三角肌上注射一针卡介苗。有些人注射了卡介苗后，手臂上会有一个疤痕。

## 三、伍连德、林文庆、林可胜和汤飞凡及他们的主要贡献

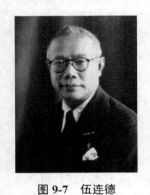

图 9-7　伍连德

（引自 http://www.thepaper.cn/newsDetail_forward_1383508）

伍连德（Lien-Teh Wu，1879～1960）（图 9-7）出生于马来亚的槟榔屿，祖籍广东新宁（今台山）。1896 年，伍连德获得海峡殖民地女皇奖学金，赴英国剑桥大学易曼纽学院学医。1902 年，伍连德在当届学生中第一个获得医学学士学位。毕业后，先后到英国利物浦热带病研究所、德国哈勒大学细菌研究所和法国巴斯德研究所学习和工作，结识了罗斯（疟疾传染途径的发现者，1902 年的诺贝尔生理学或医学奖得主）、胡美（Edward Hicks Hume，1876～1957）（湖南湘雅医学院的创始人，当时刚从约翰霍普金斯大学毕业）、梅契尼科夫（Ilya Ilyich Mechnikov，1845～1916）（细胞免疫学说的创立者，1908 年的诺贝尔生理学或医学奖得主）等著名学者。

伍连德从英国学成后回到马来亚。在新加坡（当时尚未独立，仍属马来亚），他认识了林文庆。林文庆（1869～1957）是获得海峡殖民地女皇奖学金的首位华人，英国爱丁堡大学的医学学士和外科硕士。1893 年，林文庆在英国《生理学杂志》发表了两篇论文，这是迄今所知华人在近现代生理学方面所做的最早工作。林文庆将自己夫人的二妹介绍给伍连德，两人结为姻亲，并成为一生的好友。林文庆后投身辛亥革命，成为孙中山（1866～1925）的保健医生。陈嘉庚（1874～1961）创建厦门大学时，邀请林文庆担任校长。因此林文庆为厦门大学的首任校长（厦门大学初选的首任校长并不是林文庆，但这位初选校长任职未满一个月即辞职，林文庆为实际上的首任校长），执掌厦门大学 16 年，为厦门大学的发展做出了杰出贡献。林文庆的儿子林可胜，后来成为中国生理学的创始人之一，被誉为中国生理学之父。伍连德是林可胜的姨夫。

林文庆后返回新加坡，成为当地的侨领。1942 年，日军占领新加坡，以屠杀华侨相威胁，逼迫 73 岁的林文庆担任"华侨协会"的会长，强迫林文庆组织马来地区的华侨缴纳 5000 万元"奉纳金"。这一事件成为林文庆一生中的污点，也使他带上了"汉奸"的帽子。此后中国的历史中绝少提到林文庆。林文庆的儿子林可胜在抗战期间，组织了中国红十字会救护总队并亲任总队长，积极参与抗战。后随中国远征军出征缅甸，任中缅印战区司令官史迪威（Joseph Stilwell，1883～1946）将军的医药总监，获美军勋章，并于 1942 年当选美国国家科学院外籍院士。林文庆向日军缴纳"奉纳金"后，林可胜通过广播电台，声讨林文庆的"汉奸"行为。林文庆抱着收音机，一遍又一遍地听着儿子的檄文，泪流满面。

这段历史不免让人心痛。一个人在历史的关头如何选择？如何评价一个历史人物？如何看待历史人物的污点或亮点？有的人一生中做的很多事情并不光彩，但一件事就使他在历史上光彩夺目，如辛德勒（Oskar Schindler，1908~1974）。有的人却因为一件事毁掉了历史上的自己，比如林文庆。无论有怎样的原因、有怎样的解释，污点都难以漂白。但历史就在那里，我们看历史不能只看一点，也不能只看一个人做的一件事。你今天做的事就会成为明天的历史，无论是好事还是坏事。

还是接着说伍连德。1911 年，成功扑灭东北鼠疫的中国政府发起召开万国鼠疫大会（International Plague Conference），伍连德作为大会主席到奉天（沈阳）主持。有来自中国、俄国、日本、德国、英国、美国、法国、意大利、荷兰、奥地利、墨西哥、印度等 12 个国家和地区的代表参加，北里柴三郎作为日本的代表和鼠疫杆菌的发现者参加了会议。北里柴三郎等最初并不认可伍连德的有关肺鼠疫的判断，但伍连德大量的实验数据和严谨的分析，最终使包括北里柴三郎在内的与会学者一致赞同伍连德的观点和结论：此次东北鼠疫大暴发是由旱獭传染给人的肺鼠疫，而不是通过老鼠传播的鼠疫杆菌。伍连德被誉为"鼠疫斗士"。1913 年，伍连德的研究结果发表在著名的《柳叶刀》杂志上。1935 年，伍连德获得了诺贝尔生理学或医学奖的提名，这是中国人首次被提名（图 9-8）。

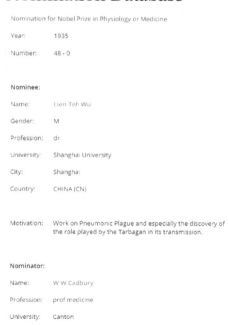

图 9-8　诺贝尔奖网站有关伍连德被提名信息的截图

（引自 https://www.nobelprize.org/nomination/archive/show.php？id = 11153）

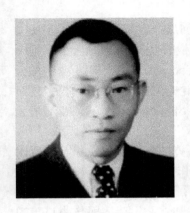

**图 9-9　汤飞凡**

（引自 http://www.thepaper.
cn/newsDetail_forward_1383508）

提名伍连德的是当时在中国广州岭南大学医学院（即现在中山大学医学院的前身）工作的美国学者嘉惠霖（William W. Cadbury，1877~1959），提名理由是伍连德"在肺鼠疫，特别是发现旱獭在其传播中的作用"（Work on pneumonic plague and especially the discovery of the role played by the tarbagan in its transmission）。

在中国免疫学领域还有一位杰出的学者汤飞凡（1897~1958）（图 9-9），他在 1955 年首次分离出沙眼衣原体。在他的主导下生产出中国的狂犬疫苗、白喉疫苗、牛痘疫苗、斑疹伤寒疫苗、卡介苗、黄热病疫苗，成功地控制了全国沙眼的高发病率状况，使中国成功地消灭了天花。

# 第三节　免疫和免疫系统

免疫是生命有机体对自己和非己抗原的识别应答和产生生物学效应的过程。免疫又可以分为免疫防御、免疫监视和免疫稳定。

用咱们中国人的话来说就是"内审诸己、外察诸异"。产生的反应就是自身免疫、超敏反应。一旦有异常的情况发生，机体会产生自身免疫，但是有的时候会发生过度的反应，就是超敏反应。所以免疫系统的功能，既可以自保稳定，也可能自毁长城。一旦发生超敏反应，就会把机体正常系统破坏掉。免疫是一把双刃剑。

免疫系统由免疫器官、免疫细胞和免疫分子组成。免疫器官包括中枢免疫器官和外周免疫器官。中枢免疫器官主要是胸腺和骨髓，外周免疫器官包括脾脏和淋巴结等，以及黏膜和皮肤的免疫系统。鸟类的中枢免疫器官叫法氏囊。

免疫细胞包括淋巴细胞、干细胞、单核吞噬细胞等。

免疫分子包括分泌型分子和膜型分子，分泌型分子包括免疫球蛋白分子（抗体）、补体和细胞因子，膜型分子包括细胞膜上的一些受体分子、CD 分子（clusters of differentiation，白细胞分化抗原）、黏附分子和 MHC 分子（major histocompatibility complex，主要组织相容性复合体）等。

免疫系统构成了人体的三道防线。第一道防线就是皮肤和黏膜构成的，它可以阻挡病原体侵入人体，它也可以产生一些分泌物，比如乳酸、脂肪酸、胃酸和酶，这些分泌物都有杀菌的作用。一旦体表的皮肤、内部的消化道黏膜有伤口的时候，就很容易被外界的致病微生物感染。第二道防线包括溶菌酶和吞噬细胞，唾液里就有溶菌酶。溶菌酶和吞噬细胞不针对某一种特定的病原体，它们对各种各样的病原体都有一定的防御作用。第二道防线所产生的这种作用称为非特异性免疫，或者称先天性免疫，生下来就有。第三道防线是由免疫器官和免疫细胞所组成的，一般来说出生以后才会产生。它只针对某一特定的病原体或者异物起作用，这种免疫作用称为特异性免疫，或者称为后天性免疫。

免疫的应用包括过敏反应、排斥反应和计划免疫。免疫和免疫的应用与我们的生活密不可分，人从小到大接种各种各样的疫苗，这就是计划免疫。在组织和器官移植的时候，有配型和排斥反应的问题。因为器官移植和组织移植是外来的一个异物，机体本身会产生一个排斥反应，这也是免疫的问题。过敏反应也是一个免疫的问题。

## 第四节　细胞免疫学派和体液免疫学派

在巴斯德和科赫的研究阵营里涌现了不少大师级的人物，其中两位就是梅契尼科夫和埃尔利希，他们分别提出或代表了当时两个主要的免疫学派——细胞免疫学派和体液免疫学派。这两大学派的争论促进了人类对细胞免疫和体液免疫的认识，而梅契尼科夫和埃尔利希则分享了 1908 年的诺贝尔生理学或医学奖（图 9-10）。

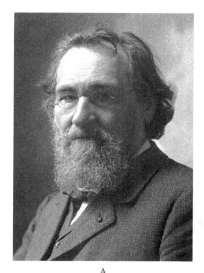
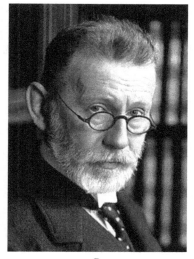

A　　　　　　　　　　　　　　B

**图 9-10　梅契尼科夫（A）和埃尔利希（B）**

（引自 https://www.nobelprize.org/nobel_prizes/medicine/laureates/1908/）

143

## 一、梅契尼科夫及其主要贡献

梅契尼科夫是俄罗斯人，先后在德国、法国等多个著名的实验室游学和工作。梅契尼科夫的主要工作是在法国的巴斯德研究所完成的。他通过研究海星和水母的结构和发育，建立了一个分类体系，并在研究中和他人一起建立了一个新的学科——比较解剖学。梅契尼科夫是进化论的忠实拥护者，他试图从胚胎学的角度解释达尔文的进化论。

梅契尼科夫在研究水母和海星的胚胎发育时，特别关注中胚层的起源和分化的问题。他选择海星的幼虫作为观察对象，因为它们通体透明，很容易在显微镜下观察。他发现中胚层中的一种细胞可以四处游走，可以消化食物碎屑。他把这种细胞命名为吞噬细胞，认为这些细胞可能起着抵御外来入侵物的作用。梅契尼科夫的观点得到了细胞病理学之父魏尔肖的肯定。后来梅契尼科夫在实验中发现了吞噬细胞在抵抗微生物感染过程中起作用，以此解释了白细胞抵抗微生物入侵的作用，提出了吞噬细胞理论，成为细胞免疫学派的代表人物。

据说酸奶的流行与梅契尼科夫有关。梅契尼科夫在保加利亚旅行时发现当地人普遍高寿，百岁老者很多。他通过调查发现，当地居民经常饮用酸奶，故认为食用酸奶有益人体健康。此后，梅契尼科夫不仅自己每天喝酸奶，还四处宣传酸奶的好处。其实，欧洲人主要是游牧民族，肉制品和奶制品是其主要食物，新鲜的肉和奶都极难保鲜而容易变质，所以欧洲人就用发酵的方法制作酸奶和奶酪，以便更久地保存食品。对于有色人种来说，其乳糖酶分泌较少，有乳糖不耐受症（lactose intolerance）的比例较高，所以食用发酵的酸奶可能会更有益些。

## 二、埃尔利希在免疫学领域的主要贡献

在"青霉素的故事"有关"威胁生命的感染"一节中已经介绍过化学疗法之父——埃尔利希。这里我们主要介绍埃尔利希在免疫学领域的贡献。

埃尔利希兴趣广泛、动手能力很强，上中学时就跟着堂兄韦格特做实验，在组织染色技术上独具特色。在 1877 年，他发表的第一篇论文"关于苯胺染料及其在显微镜技术中的应用"中，埃尔利希就描述了浆细胞（效应 B 细胞）在各种组织中的扩散，特别是在淋巴系统、扁桃体、外周淋巴结和脾脏中的运动。一次，科赫参观埃尔利希工作的实验室时，埃尔利希被介绍给科赫。后来埃尔利希还改进了科赫有关结核杆菌的染色方法，给科赫留下了深刻的印象。1890年，埃尔利希接受了新成立的科赫研究所的邀请，成为科赫的助手，开始有关免疫学的研究。

1897 年，埃尔利希出版了关于抗体形成的侧链理论的论文，在这篇论文中，埃尔利希把生理活性物质通过特殊受体相互作用的概念引入了免疫学。这一概念曾在埃尔利希的头脑中酝酿了 20 多年，作为一个卓有成效的研究纲领主导了他关于组织学染色、细胞生理学、血液学的研究，并最终在其免疫学实践中结出丰硕成果。

埃尔利希是在毒素-抗毒素效应的基础上，从受体、化学物质的相互作用和特异性的角度提出的侧链理论。他认为生命有机体自身产生抗毒素，用于中和毒素、保护细胞不受伤害。其主要机制是毒素含有特殊的"毒性簇"，而细胞上则有相应的"受体"，类似苯环上的侧链。血液中的受体可以特异性中和毒素。埃尔利希还创造出介体和补体等词汇描述血清中的化学物质。侧链理论对抗体的起源和抗体作用机制的理论探索，推动了免疫学的发展。侧链理论用结构变化解释功能的机制，用化学物质的相互作用解释生理机能，在认识论上运用了还原论的思想。侧链理论标志着体液免疫学派的形成，这一成就无论是在免疫学理论的发展，还是在生物学研究认识论的运用上都是一个了不起的成就。

## 三、细胞免疫和体液免疫之争

19 世纪末，随着体液免疫的迅速发展，梅契尼科夫的吞噬细胞理论受到了质疑。大量的血清学实验表明，体液因子在免疫过程中发挥了关键作用。贝林发现血清中的抗毒素可以中和白喉杆菌和破伤风杆菌的毒素，直接挑战了吞噬细胞理论。不难发现质疑梅契尼科夫的主要是来自德国科赫阵营的学者，但来自法国巴斯德研究所的博尔德特（Jules Bordet，1870～1961）也改变了自己的立场。博尔德特发现经过巴氏消毒法处理的山羊免疫血清和霍乱弧菌混合在一起，霍乱弧菌不能被杀灭；而只要加入几滴豚鼠的非免疫新鲜血清，霍乱弧菌很快就被杀死。这一实验也使博尔德特发现了补体，因而获得 1919 年的诺贝尔生理学或医学奖。尽管博尔德特仍旧承认吞噬细胞理论的有效性，但已经认识到非特异性免疫和特异性免疫的不同，也就是吞噬细胞理论和侧链理论的不同，进而开辟了体液免疫新的方向。

在体液免疫学派和细胞免疫学派的激烈争议中，英国学者赖特（Almroth Wright，1861～1947）和道格拉斯（Stewart Douglas，1871～1936）则在探索细胞杀菌和体液杀菌这两种模式之间是否存在着相互协同的问题。他们设计了一组有意思的实验来观察血液中的体液因子和吞噬细胞的相互关系。结果表明，体液因子在某些情况下是杀菌的主要因子，但在所有情况下都是吞噬细胞吞噬作用的促进者；细胞免疫可自主存在，但特定环境下则必须在体液因子的作用下产生效应。赖特将细胞免疫和体液免疫统一起来，形成了现代免疫理论。

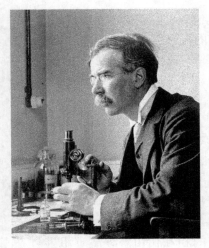

**图 9-11 赖特**

（引自 https://en.wikipedia.org/wiki/
Almroth_Wright#/media/File:
Almroth_Wright_c1900.jpg）

赖特生前得奖无数，多次被提名为诺贝尔生理学或医学奖候选人，但最终无缘诺贝尔奖（图 9-11）。

# 第五节　免疫学的发展和应用

随着免疫学理论的发展，免疫学在应用抗血清治疗疾病、血型和输血、过敏的认识和治疗等方面都得到迅速的发展，一批学者因免疫学及其相关应用的研究获得了诺贝尔生理学或医学奖。

德国的贝林因为血清治疗，特别是在治疗白喉方面的工作获得了 1901 年的诺贝尔生理学或医学奖。这是第一届诺贝尔生理学或医学奖，当然也是免疫学领域的第一个诺贝尔奖。他的发现是血清里面有抗体，在治疗白喉方面有一定的作用。

法国的里歇（Charles Richet，1850～1935），因为过敏反应的研究获得了 1913 年的诺贝尔生理学或医学奖（图 9-12）。

过敏一般分为三个阶段，第一个阶段是过敏原的记忆阶段；第二个阶段是细胞膜破坏阶段；第三个阶段是过敏的暴发阶段。很多人都有过过敏的经历，有的是花粉过敏，有的是吃海鲜过敏，甚至有的人会起风疙瘩，在秋冬天的时候，刮冷风也会过敏。

1919 年的诺贝尔生理学或医学奖是因为补体的研究给了比利时的博尔德特（图 9-13）。免疫系统里面经常讲到抗体，抗体和抗原发生免疫反应。除了抗体之外，又发现了补体。博尔德特发现新鲜的抗血清和时间很长的抗血清（或者经过巴氏消毒法处理过）的效能是不一样的。产生效能上的差异是因为新鲜的抗血清里面还有一类物质——补体。

补体是一组蛋白质，存在于正常人和动物的血清里。这类蛋白质经活化后，具有酶的活性，可以补充特异性抗体介导免疫溶菌和溶血的作用。补体这个词是埃尔利希提出来的。

奥地利人兰德施泰纳因为发现了血型获得了 1930 年的诺贝尔生理学或医学奖，血型的问题实际上也是一个抗原、抗体的问题，这也是属于免疫学的工作。红细胞上面的抗原是不一样的，因此就有不同的血型。兰德施泰纳发现了红细胞的 ABO 血型。后来他又跟别人合作，一起发现了 MN 血型和 Rh 血型等。

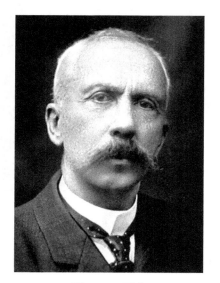

图 9-12 里歇

（引自 https://www.nobelprize.org/nobel_
prizes/medicine/laureates/1913/richet-facts.html）

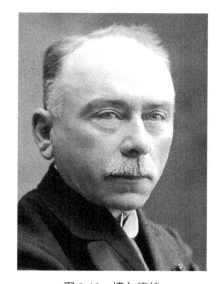

图 9-13 博尔德特

（引自 https://www.nobelprize.org/nobel_
prizes/medicine/laureates/1919/bordet-facts.html）

　　1951 年的诺贝尔生理学或医学奖是颁给了泰勒（Max Theiler，1899～
1972）（图 9-14）。泰勒是出生于南非，在美国工作的科学家。他发现了黄热
病的预防方法。黄热病在非洲和热带地区是非常严重的传染病。黄热病主要
通过伊蚊传染，老百姓经常称这种蚊子为花蚊子。在欧洲人贩卖黑奴的时候，
很多黑人得黄热病死掉。泰勒经过多年艰苦的研究，用减毒的方法发明了黄
热病疫苗。泰勒在研究黄热病预防方法的时候，也曾用自己进行人体试验。
很多科学家在自己的科学研究工作中，都是用自己来先做实验的，这往往有
生命危险。

　　1957 年的诺贝尔生理学或医学奖颁给了意大利人博韦（Daniel Bovet，
1907～1992）（图 9-14）。博韦发现抗组织胺的药物可以用于治疗变态反应，也
就是过敏反应。过敏是属于炎症反应，是指当一些外来物侵入人体时，人体的
免疫系统产生的过度反应。

　　因为研究电泳和吸附分析血清蛋白的工作，瑞典人蒂塞利乌斯（Arne Tiselius，
1902～1971）（图 9-14）获得了 1948 年的诺贝尔化学奖，这次诺贝尔化学奖也是
与生物密切相关的。做生物化学研究或者分子生物学研究都要用到电泳技术，用
电泳技术最开始分析的蛋白质就是血清里面的蛋白质。

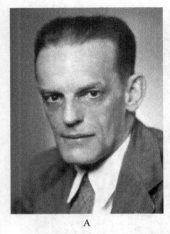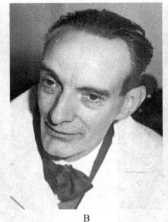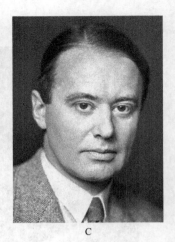

图 9-14　泰勒（A）、博韦（B）和蒂塞利乌斯（C）

（引自 https://www.nobelprize.org/nobel_prizes/medicine/laureates/1951/theiler-facts.html；https://www.nobelprize.org/nobel_prizes/medicine/laureates/1957/bovet-facts.html；https://www.nobelprize.org/nobel_prizes/chemistry/laureates/1948/tiselius-facts.html）

# 第六节　现代免疫学

细胞免疫学派和体液免疫学派的争论使细胞免疫和体液免疫最终相互结合，这一过程形成了免疫学研究的高潮。但其本质却倒向免疫化学，关注的焦点转移到抗原和抗体的结构。这种趋势使免疫学在 20 世纪 60 年代前的 40 多年间，脱离了生物学或医学的方向。尽管有关血清学和疫苗的研究有一些突破，如黄热病疫苗和血清蛋白的分析，但免疫学一直到 20 世纪 60 年代后才迎来了又一次高潮，逐渐形成了现代免疫学。

现代免疫学基于分子水平进行抗原、抗体、免疫应答过程的研究，提出了克隆选择学说，揭示了抗体的结构和抗体多样性的形成机制，对免疫应答的分子机制有了更深入的了解，这些成就催生了现代生物技术药物产业。而有关白细胞抗原和主要组织相容性复合体的研究、抗免疫排斥的研究使组织和器官移植得到广泛的应用（图 9-15）。

以下介绍一些获得诺贝尔奖的现代免疫学的工作。伯内特（Frank M. Burnet，1899～1985）和梅达沃（Peter B. Medawar，1915～1987）因为克隆选择学说与获得性免疫耐受性的研究，分享了 1960 年的诺贝尔生理学或医学奖（图 9-16）。梅达沃是出生于巴西的英国学者，其主要贡献是在 20 世纪 50 年代证实了获得性免疫耐受性现象。他写过一本很著名的自传《一只会思想的萝卜——梅达沃自传》（*Memoir of a Thinking Radish—An Autobiography*）。伯内特则提出了克隆选择学说。

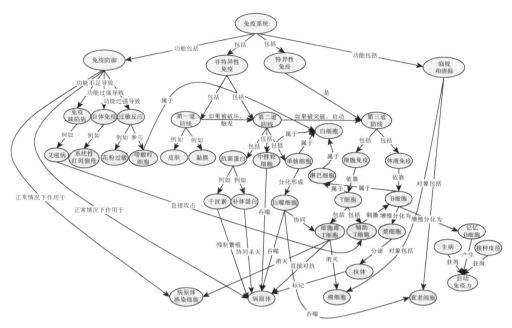

**图 9-15 免疫系统概念关系图**

（引自学生作业小结）

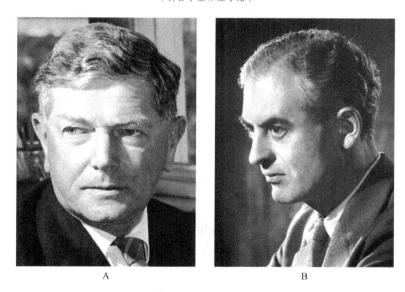

A                                              B

**图 9-16 伯内特（A）和梅达沃（B）**

（引自 https://www.nobelprize.org/nobel_prizes/medicine/laureates/1960/）

克隆是一个细胞或个体以无性方式重复分裂或繁殖所产生的一群细胞或一群

个体。如果不发生突变，它们具有完全相同的遗传结构。克隆选择学说认为具有免疫活性的细胞克隆早已存在，抗原的作用只是选择并激活相应的克隆；这个细胞克隆所产生的抗体具有相同的特异性。

因为抗体结构的研究，1972 年的诺贝尔生理学或医学奖授予了波特（Rodney R. Porter，1917～1985）和埃德曼（Gerald M. Edelman，1929～2014）（图 9-17）。抗体在结构上由两条重链和两条轻链组成（图 9-18）。有 5 种类型的抗体或者 5 类免疫球蛋白（Ig），哺乳动物的抗体被称为 IgA、IgD、IgE、IgG 和 IgM。IgM 为五聚体，分泌型 IgA 为二聚体（血清型 IgA 为单体），其他都为单体。

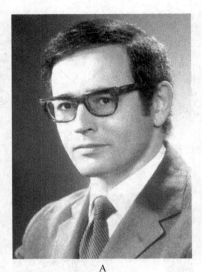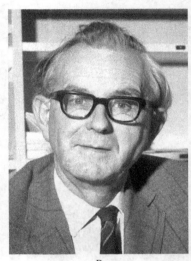

A            B

**图 9-17　埃德曼（A）和波特（B）**

（引自 https://www.nobelprize.org/nobel_prizes/medicine/laureates/1972/）

为什么母亲和子女 ABO 血型不同不会产生非常强烈的溶血反应呢？而母亲妊娠第二个子女时，Rh 血型不同则会产生非常强烈的溶血反应呢？主要是因为 ABO 血型里面的抗体是 IgM，是五聚体，比较大，不容易通过胎盘的屏障。Rh 血型是 IgG 抗体，很容易通过胎盘的屏障。

米尔斯坦（César Milstein，1927～2002）、科勒尔（Georges J. F. Köhler，1946～1995）和杰尼（Niels K. Jerne，1911～1994）因为单克隆抗体技术及免疫球蛋白遗传学研究，分享了 1984 年的诺贝尔生理学或医学奖（图 9-19）。单克隆抗体技术现在都很熟悉了。要产出大量具有某一种特异性功能的抗体在技术上是比较难的，因为免疫细胞不太容易培养。米尔斯坦等就想了一个办法，把两种不同特性的细胞结合在一起。一种细胞用到了能够产生抗体的细胞，首先用抗原免疫小鼠，得到免疫细胞，也就是免疫的脾细胞；另一种是骨髓瘤细胞。把骨髓瘤细胞和免疫的脾细胞在一定药物作用下结合在一起，形成了杂交瘤细胞。杂交瘤细胞具有

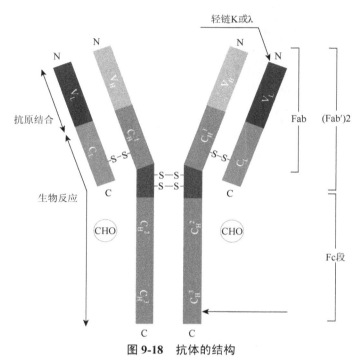

图 9-18　抗体的结构

（引自 https://www.biomart.cn/news/99/117349.htm）

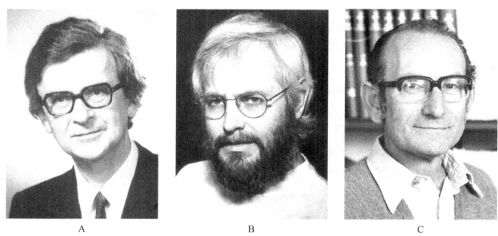

图 9-19　杰尼（A）、科勒尔（B）和米尔斯坦（C）

（引自 https://www.nobelprize.org/nobel_prizes/medicine/laureates/1984/）

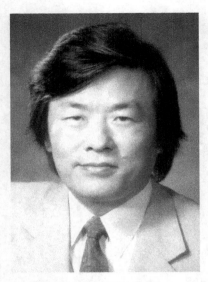

**图 9-20 利根川进**

（引自 https://www.nobelprize.org/nobel_prizes/
medicine/laureates/1987/tonegawa-facts.html）

两种细胞的特性，既能产生特异性抗体，又很容易进行培养。这样就可以进行大规模的培养，大量产生特异性的抗体。这种技术就称为单克隆抗体技术。因为把两种不同细胞结合在一起形成杂交瘤细胞，单克隆抗体技术也称为杂交瘤技术。

1987 年的诺贝尔生理学或医学奖颁发给了一个日本人，这也是亚裔第一次获得诺贝尔生理学或医学奖，这个日本人叫利根川进（图 9-20）。他因为抗体多样性的研究而获得了这一年的诺贝尔生理学或医学奖。利根川进因为抗体的多样性获得了诺贝尔生理学或医学奖之后，从免疫学转向了神经科学。他在神经科学领域里面的研究，尤其是学习和记忆机制的研究，成就也是非常卓越的。有很多学者认为，他在神经科学领域里面的研究成就也是诺贝尔奖级的。

抗体的多样性是免疫学的一个核心问题。外来的不同的异物是多种多样的，要对应外来的这些异物或者对应机体内的各种变化，就要产生各种各样的抗体。动物和人为什么能产生各种各样不同的抗体呢？这些抗体是怎么来编码的呢？这些抗体的基因又是怎样的呢？

人的体细胞染色体里编码抗体的基因是彼此分开的，分别位于第 2 号、第 14 号和第 22 号染色体上，编码抗体的基因大概有数百个。抗体有重链和轻链，又可以分为不同的区域，即可变区（V 区）和恒定区（C 区）。可变区数百个编码基因的组合可以达到 $3.4 \times 10^6$。除了编码基因的组合之外，不同的基因之间连接的多样性可以达到 $3.4 \times 10^7$。因此基因表达后产生抗体的多样性可以达到 $10^{14}$。通过这些组合，生命有机体可以产生多种多样的抗体，以对应外界或者体内各式各样的抗原。

博伊特勒（Bruce A. Beutler，1957～）、霍夫曼（Jules A. Hoffmann，1941～）和斯坦因曼（Ralph M. Steinman，1943～2011）（图 9-21）因为 Toll 样受体在固有免疫中作用的研究和树突状细胞功能的研究，分享了 2011 年的诺贝尔生理学或医学奖。斯坦因曼在诺贝尔委员会公布得奖名单前几天，即 2011 年 9 月 30 日因病去世，但诺贝尔委员会维持了授奖的决定，这是诺贝尔奖历史上仅有的给已去世的学者颁奖。其实也不算例外，因为诺贝尔奖委员会决定授予斯坦因曼诺贝尔奖的时候他仍在世。

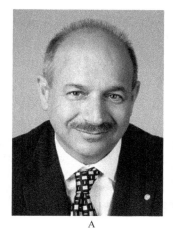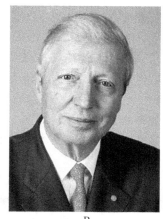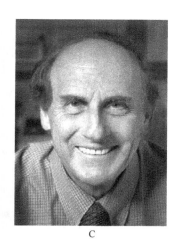

A B C

**图 9-21 博伊特勒（A）、霍夫曼（B）和斯坦因曼（C）**

（引自 https://www.nobelprize.org/nobel_prizes/medicine/laureates/2011/）

有关受体部分的研究这里不做详细介绍，简单介绍树突细胞。免疫系统一定要通过模式识别受体识别入侵的病原微生物，即识别抗原才能产生免疫学的效应。在识别抗原的过程中有一个二传手，就是树突状细胞。树突状细胞对抗原进行处理和加工，然后再把抗原提呈给 T 细胞，从而激活适应性的免疫。这个发现也是一个非常重要的发现，除了树突状细胞以外，还有一大类细胞具有二传手的功能，这一类细胞称抗原提呈细胞。

在研究生物学问题时，经常会探讨结构和功能的关系。从现代免疫学的研究成果可以发现抗体的结构与功能的关系，充分展现出的生命有机体的生物学功能是其结构的完美表演者。

# 第七节 现代免疫学与医学应用

现代免疫学的发展，促进了组织和器官移植技术的进步与发展，推动了有关艾滋病的研究和治疗方法的进步。

现在，有关各种器官与组织移植的手术越来越多，很多移植了异体器官的患者可以延长生命数年甚至数十年，这些医学成就的背后是现代免疫学的发展和应用。

贝纳塞纳夫、斯奈尔和多塞因为免疫应答基因、人类白细胞抗原（HLA）结构和小鼠主要组织相容性复合体Ⅱ类（H-2）结构的研究，分享了 1980 年的诺贝尔生理学或医学奖。

这个获奖工作在"哈维与血液循环——从放血到输血的故事"一章里介绍过，

简单地说就是白细胞血型的发现。白细胞血型在小鼠上叫 H-2 复合体，相关基因在第 17 号染色体上。人类的称 HLA 复合体，相关基因在人类的第 6 号染色体上。两个人白细胞的配型，也就是抗原相似的比率，或者说两个人的白细胞血型相同的概率大概是百万分之一。这也是在组织和器官移植中难以配型的原因。

默里和托马斯（图 9-22）因为抗移植免疫排斥的研究，分享了 1990 年的诺贝尔生理学或医学奖。在组织和器官移植的过程中有一个免疫排斥反应，就是外察诸异。一旦察其为异，势必除之。排斥机制对于异体器官移植来说是一个很大的障碍。

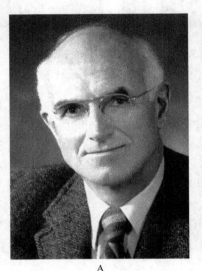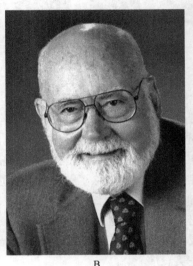

图 9-22　默里（A）和托马斯（B）

（引自 https://www.nobelprize.org/nobel_prizes/medicine/laureates/1990/）

默里是做肾移植的，托马斯是做骨髓移植的。肾受到损伤或肾衰竭时就要做肾移植，需要做骨髓移植的主要是白血病患者。默里和托马斯俩人正是因为解决了移植过程中的免疫排斥问题而获得了诺贝尔生理学或医学奖。这是免疫学在临床上的一个非常重要的应用，现在组织和器官移植有肾移植、骨髓移植、心脏移植、心肺移植，还有肝移植。

杜赫提（Peter C. Doherty，1940～）和辛克纳吉（Rolf M. Zinkernagel，1944～）（图 9-23），因为主要组织相容性复合体（major histocompatibility complex，MHC）生物学功能的研究，分享了 1996 年的诺贝尔生理学或医学奖。主要组织相容性复合体的结构和功能的研究在免疫学中的贡献是非常重要的，在临床上也非常重要。

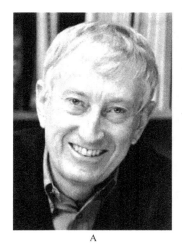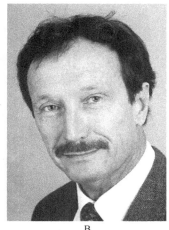

A       B

**图 9-23　杜赫提（A）和辛克纳吉（B）**

（引自 https://www.nobelprize.org/nobel_prizes/medicine/laureates/1996/）

　　两个法国人西诺西和蒙塔尼尔（Luc Montagnier，1932～）（图 9-24），
因为人类的免疫缺陷病毒（艾滋病病毒）的研究，获得了 2008 年的诺贝尔
生理学或医学奖。有关艾滋病的研究，美国学者盖洛（Robert Gallo，1937～）
（图 9-25）的贡献也很大，但很遗憾没有获得诺贝尔奖。有关艾滋病病毒研究
的成果之争，美法两国争论不断，甚至两国总统都卷入其中，可见对这一研
究的重视程度。

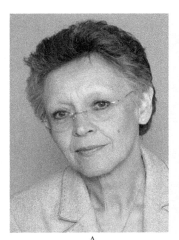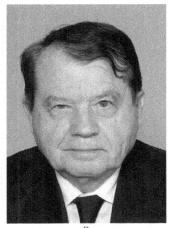

A       B

**图 9-24　西诺西（A）和蒙塔尼尔（B）**

（引自 https://www.nobelprize.org/nobel_prizes/medicine/laureates/2008/）

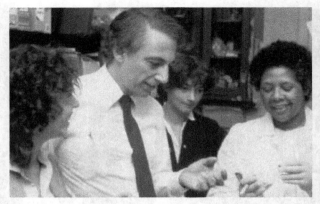

图 9-25　盖洛

（引自 https://www.cancer.gov/about-nci/organization/oham/hiv-aids-research/nci-aids-research/hiv-research-nci-brochure.pdf）

# 第八节　人类与传染病的抗争

免疫及与免疫有关的一些重大的发现体现了人类与传染病的抗争。

伤寒杆菌曾经在人类历史上多次肆虐。在美国医学史上有两个玛丽，在"青霉素的故事"里面有一个"发霉玛丽"，是一个好玛丽。科学史上还有一个玛丽，是一个大家认为不好的玛丽，叫"伤寒玛丽"。

1906 年，一个叫华伦的美国银行家带一家人去一个岛上度假。他选了一个厨师玛丽。玛丽是爱尔兰人，很会做菜。而且她做菜的时候，经常会有创新，会弄出些花样来，所以大家都会很喜欢请她当厨师。玛丽和华伦一家到小岛上度假，结果这一拨人很快就有人患上伤寒。第二天又连续有 5 个人患上伤寒，包括华伦的夫人、他的两个女儿、园丁和仆人。11 个人中有 6 个人感染了伤寒。

伤寒是一种传染病，主要通过食物和水来传染。华伦就请了专家进行调查，这么多人得了伤寒，到底是谁传染的？传染源在哪里？度假岛的拥有者也希望赶快把这个事件查清楚，因为不查清楚的话，谁还敢到这个地方来度假呢？

经过一番调查以后，发现传染伤寒的人很可能就是厨师玛丽。通过调查玛丽的工作经历，发现她在 7 年间在 7 个地方做过厨师，每次都导致工作地有人感染伤寒，有 22 人患病，其中还有一人因此丧命。但是玛丽身体非常健壮，一点也不像得了伤寒的人，怎么可能是传染源呢？原来玛丽是一个健康带菌者，她自己很健康，但她身上带有伤寒杆菌。但当时美国社会是不承认这个观点的，玛丽自己也不认可，所以给玛丽进行医学检测时遭到了她的极力反抗。检测结果表明，玛丽是带菌者，需要隔离，这又遭到了她的极力反抗。而且公众、媒体和舆论几乎都支持玛丽，强调人权，反对把她隔离在一个小岛上。一番抗争之后，玛丽被放了出来。

没过几年，美国一家妇产医院一下子有 25 人感染了伤寒，其中 2 人死亡。经过流行病学调查发现感染源就是这个医院里的厨师，这个厨师不叫玛丽，而是叫布朗。调查人员一看这个布朗就是那个玛丽，她只不过是换了名字而已。

这件事情使美国人渐渐接受了健康人也可以是一个带菌者的观点，在个人的人权和大众的健康权之间进行权衡。哪个更为重要？大家认为大众的健康权更为重要。玛丽后来在一个小岛上被隔离了 20 年。这也是历史上的一个悲剧。

伤寒杆菌后来被很好地控制了，传染传播伤寒杆菌的主要是苍蝇这一类虫媒，把苍蝇灭掉，伤寒杆菌传染的概率很快就下来了。人类用什么方法控制苍蝇和蚊子等虫媒呢？这就是在第二次世界大战中广泛应用的滴滴涕（DDT）。

梅毒螺旋体也肆虐了很多年。一旦感染上梅毒，尤其到梅毒晚期，非常可怕，到处都烂。日本人野口英世（Noguchi Hideyo，1876～1928）（图 9-26）因有关梅毒螺旋体和黄热病的研究多次被提名诺贝尔生理学或医学奖，被日本誉为"国宝"。由于抗生素的发现和应用，人类最终把它控制住了。

除了梅毒螺旋体、伤寒杆菌之外，还有病毒，比如流感病毒、狂犬病毒、乙肝病毒，这些病毒都是肆虐人类的。现在有各种各样的疫苗进行人工接种，也就是说，用免疫的方法对付这些病毒，为人类的健康撑起了一把把保护伞。

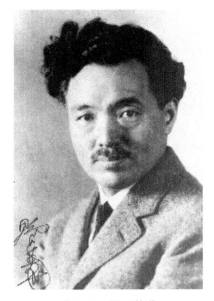

图 9-26　野口英世

（引自 https://upload.wikimedia.org/wikipedia/commons/3/3e/Noguchi_Hideyo.jpg）

人类与传染病的抗争取得了很多的成就。现在有各种各样的疫苗。但问题不是那么简单，我们人类一直没有办法解决艾滋病，一直没办法得到一个非常好的艾滋病疫苗，也就是说艾滋病病毒太"狡猾"了。到目前为止，都还没有一个很好的防治艾滋病的方法。现在每年都要进行相关的宣传，每年都有艾滋病日，在这些问题上要非常重视。

在古希腊神话里，普罗米修斯（Prometheus）和弟弟伊比米修斯（Epimetheus）用黏土制造了男人，给最初的人类文明发展盗来了上天之火。同时为使人类能够维持温饱，他还教会人类用计瞒骗宙斯（Zeus），将包了油脂的骨头祭神，而留下肉自己食用。宙斯察觉后，为报复普罗米修斯并惩罚人类，便命令火神赫菲斯托斯（Hephaestus）用水土混成的原料，按照女神的形象烧制出一个美丽的女人。他还命令爱与美女神阿芙罗狄蒂（Aphrodite）给这烧制出来的女人洒上足以令男人疯狂的媚素，命令智慧女神雅典娜（Athena）教会这个女人织出各种色彩的衣裳来把自己装扮得美艳动人。宙斯对使者之神赫耳墨斯（Hermes）说："给这女人加入你那狡猾多诈、欺瞒耍赖的性格吧！"赫耳墨斯遵从宙斯的命令，并提议给这女人取名叫潘多拉（Pandora）。把她作为诸神送给人类的礼物。古希腊语中，"潘"（pan）是所有的意思，而"多拉"（dora）则是礼物的意思。

宙斯采纳了赫耳墨斯的建议，命令他把女人带给伊比米修斯。普罗米修斯曾劝告弟弟，绝不能接受宙斯送的任何东西。但伊比米修斯无法抗拒潘多拉的诱惑，忘掉兄长的叮咛而接受了宙斯的赠礼。美丽的潘多拉出于好奇打开了宙斯所送的魔盒，魔盒里装着的大大小小的灾祸见到亮光便一起往外涌。就在灾祸从魔盒中倾巢而出的时候，慌乱中的潘多拉赶紧盖上魔盒，但无穷无尽的灾祸并没被盖住，全部流入人间，只有动作迟缓的希望没能跑出去而被扣在了魔盒里。

现代的科学能不能够释放出希望，而把瘟疫收回到这个魔盒里来呢？从现在来看，收回魔盒的只有天花，其他的都还没有收回魔盒，人们还在努力。从生态学和生物多样性的角度分析，人和其他物种之间的关系，包括和致病微生物的关系，并不是一个简单的你死我活的关系。人类可能永远不能将疾病全部收回魔盒，但可以将其对人类的危害降低到最小。

人类在对疾病、特别是在对传染病的抗争中诞生了免疫学。现代免疫学不仅使我们能够比较有效地应对许多过去束手无策的疾病，还使我们能够进行组织和器官移植，使我们对人体机能的调节和调节网络有了更为深入的了解和认识。天花的灭绝使我们看到了科学的力量，而艾滋病的肆虐又使我们感到任重道远。

# 第十章
# 基因的故事

  基因（gene）是现代生物学的核心概念，有关基因的表达和调控的研究是分子生物学研究的核心问题。基因（孟德尔称作遗传因子）是产生一条多肽链或功能RNA所需的全部核苷酸序列。gene（基因）一词是由丹麦植物学家和遗传学家约翰森（Wilhelm Johannsen，1857～1927）（图 10-1）于 1903 年提出的，中国遗传学家谈家桢（1909～2008）（图 10-2）在 1936 年发表的"遗传'基因'学说之发展"一文中首次将 gene 一词译为基因。约翰森还创造了 genotype（基因型）和 phenotype（表现型）等词，沿用至今。

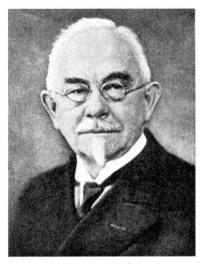

图 10-1   约翰森

（引自 https://en.wikipedia.org/wiki/Wilhelm_Johannsen#/
media/ File：Wilhelm_Johannsen_1857-1927.jpg）

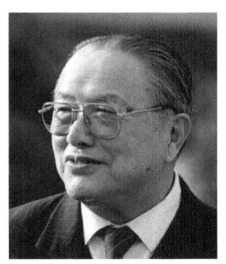

图 10-2   谈家桢

（引自 http://www.cls.zju.edu.cn/cn/redir.php?
catalog_id = 523&objec t_id = 51638）

  中国人常说的"龙生龙，凤生凤，老鼠生的儿子会打洞"就有遗传的意思。老鼠生的老鼠跟亲本是非常相像的，小斑马也有花纹，和成年的斑马也非常相像，这就是遗传的原因。

# 第一节　孟德尔——不幸还是有幸

## 一、孟德尔的不幸

　　孟德尔（图 10-3）是奥地利人，孟德尔出生的时候是奥匈帝国，孟德尔出生的地方现在应该归于捷克。孟德尔于 1822 年出生在奥匈帝国，在他生前有非常多的不幸。他出身非常贫寒，孟德尔的父亲和母亲都是农民，他们种花种得很好，是当地很有名的园丁。孟德尔小时候成绩也非常不错，据说考大学的时候也考上了，但是由于家境比较贫寒，没能够如愿进入大学学习。孟德尔后来进入了布隆的奥古斯丁派圣托马斯修道院（Augustinian St Thomas's Abbey，现在习惯称为布隆修道院），做了一名修道士。在修道院里，别人对他有一些不好的评价，说这个人做什么都做不好。在生活中有时也会遇到这样的人，别人觉得这个人做什么都做不好。

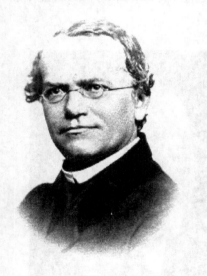

**图 10-3　孟德尔**

（引自 http://m.radio.cz/en/static/
inventors/mendel?set_default_version=1）

　　作为修道士，有一个很重要的工作，就是要安慰那些有痛苦的人，他们生理上有痛苦或者心理上有痛苦。孟德尔每次去安慰别人的时候，他比别人还要痛苦。这就很麻烦，本来是要安慰别人的，结果弄得自己精神很紧张、也很痛苦，所以他似乎不太适合做这个事情。

　　修道院还有一个很重要的工作，就是参与一些学校的教学工作，修道士当老师去教书。孟德尔当教师还是很受学生欢迎的，但是当时当教师需要有教师资格证。结果孟德尔考了两次，都没有考取教师资格证，后来他索性不考了。也就是说，孟德尔一直到去世，都不是一个正式的教师，而是一个所谓的代课教师。

　　孟德尔后来成为布隆修道院的院长，他当院长似乎也不太成功。他当院长的时候，因为税收等问题和当时政府的矛盾非常大，一直到他去世，这个矛盾都没有解决。

　　因此孟德尔在生前，有些人评价他是一个做什么都做不好的人，但是孟德尔做了一件非常有意义的事情——发现了孟德尔定律。

## 二、超越时代的伟大发现

孟德尔的发现是科学史上一个伟大的发现，孟德尔的遗传学被认为是现代生物学的三大基石之一（另外两大基石是达尔文的进化论和施莱登与施万的细胞学说）。但不幸的是孟德尔的伟大发现在孟德尔生前是没有得到认可的。有很多伟大的发现在发现者生前是得到认可的，发现者获得了非常高的荣誉，甚至获得了非常好的社会地位和经济效益，但是孟德尔的发现在生前没有得到认可。也有很多人认为这是孟德尔的不幸之一。

孟德尔做了些什么呢？孟德尔做的就是所谓的植物杂交实验，就是用豌豆做的一个杂交实验。在 1856～1863 年，孟德尔在圣托马斯修道院一块超过 200m$^2$ 的园子里进行了 8 年的豌豆实验（图 10-4，图 10-5）。在实验的基础上撰写了一篇名为"植物的杂交实验"的论文。1965 年 2 月 8 号到 3 月 8 号，孟德尔在布隆自然科学研究会的年会上发表了这篇论文。这篇论文从设计到方法再到实验结果非常严谨。当时这篇论文是用德文写的，现在这篇论文被翻译成了很多国家的文字。当时孟德尔宣读了这篇论文以后，在这一个学术年会上，几乎没有任何人在会上提问，也没有任何人加以评论。这也是一件很尴尬的事情。也就是说他的这个研究，当时没有引起任何的反响。

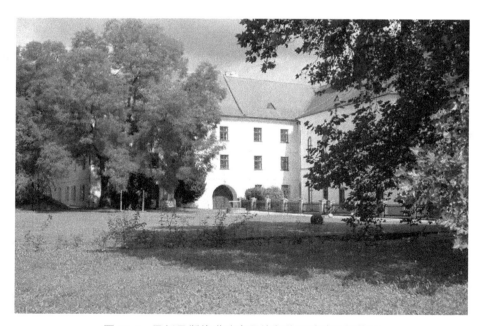

图 10-4　圣托马斯修道院中孟德尔曾经种豌豆的花园

（引自 http://diy.eueueu.com/Step.mvc/StepOne_AttractionList/644）

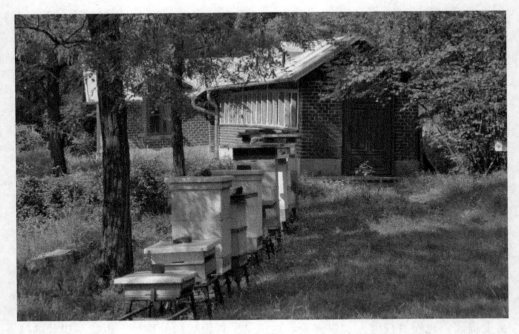

**图 10-5　圣托马斯修道院中孟德尔曾经养蜜蜂的蜂房**

（引自 http://mendelmuseum.muni.cz/en/galerie/galerie-z-mendelova-muzea）

　　第二年，这篇论文登在了布隆自然科学研究学会的学报上，西方人的研究论文，往往是要出一个纸版，印在一个学报上面。这个学报被送往了欧洲 100 多个大学和图书馆收藏。但是在此后的大概几十年里面，几乎无人问津，几乎没有人去引用这篇论文，几乎也没有人去仔细地阅读这篇论文。我们现在看来，好像这仍然是一件很不幸的事情。

　　孟德尔在这篇论文里面揭示了两个规律：第一个叫作孟德尔第一定律，也叫遗传学第一定律——分离规律。第二个就是遗传学里面的第二定律，也叫孟德尔第二定律——自由组合定律。这两个定律是遗传学里面三个最重要的定律中的两个，这一成果一直被埋没了 35 年。

　　1900 年，荷兰的德弗里斯（Hugo Marie de Vries，1848～1935）、德国的科伦斯（Carl Erich Correns，1864～1933）和奥地利的契马克（Erich Tschermak，1871～1962）在发表自己的研究成果前都看到了孟德尔的论文，并一致认为这一伟大的发现属于孟德尔（图 10-6）。

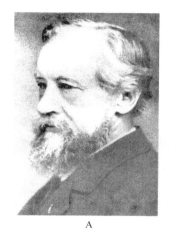
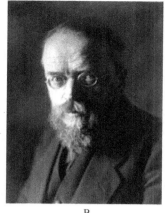
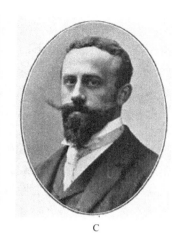

A　　　　　　　　　　B　　　　　　　　　　C

**图 10-6　德弗里斯（A）、科伦斯（B）和契马克（C）**

（引自 https://en.wikipedia.org/wiki/Hugo_de_Vries#/media/File：Hugo_de_Vries.jpg；https://en.wikipedia.org/wiki/Carl_Correns#/media/File：Carl_Correns_1910s.jpg；https://en.wikipedia.org/wiki/Erich_von_Tschermak#/media/File：Acta_Horti_berg._-_1905_-_tafl._124._-_Erich_Tschermak.jpg）

　　德弗里斯是荷兰一个很著名的植物学家，长期研究月见草。1900 年 3 月，德弗里斯发表了论文"关于杂种的分离的规律"。德国学者科伦斯也是用豌豆来进行研究，同年 4 月发表了一篇论文"关于杂交后代行为的孟德尔定律"。奥地利的契马克也是用豌豆来进行研究，在 1900 年 6 月发表了一篇论文"论豌豆的人工杂交"。在 1900 年，分别有三个不同地方的学者，都发现了遗传学上的著名规律，而且他们都在自己的论文里注明这个规律是一个叫孟德尔的修道士在 35 年前就发现了的。

## 三、幸运的孟德尔

　　下面就来看看孟德尔的幸运之处。孟德尔为什么会发现遗传学里面两个重要的规律？这其中有很多幸运之处。

　　第一个幸运之处，就是他幸运地遇到了一个好领导，就是修道院的院长纳泊（Frantisek Cyril Napp，1792～1867）。有人会问纳泊当院长的时候为什么能够容忍像孟德尔这样的人，所谓的长期做事情都不太成功的人，而且花很多时间做一些当时看来没有任何意义的事情，不仅能够容忍他，还能给他提供一定的研究环境和研究条件。纳泊非常支持修道士参与有关科学和教育方面的活动，也就是说只要你从事的是有关科学或者有关教育的活动，他都积极支持你，这对孟德尔是非常有利的，因为孟德尔非常喜欢做植物杂交试验。另外，纳泊能够容忍那些看起来不太成功的工作。做事情的时候，包括我们做科学研究工作的时候，在相当一个阶段里面，可能看不到一个明显的成果，这个时候怎么办呢？有的人在进行评价的时候，认为没有成果，你这个事情就不要做了，很多人得不到支持就停下来了，但是纳泊能容忍那些看起来不太成功的工作。尽管你现在不成功，他还可以支持。在纳泊的支持下，孟德尔可以在修道院里开展他的有关研究。他得到了花园里面的一小块地，可以在这个地里面种豌豆，可以进行他那些在当时看起来没有任何意义和价值的科学实验。所以孟德尔遇到纳泊院长是非常幸运的。纳泊去世后，孟德尔接替了院长的职务。

第二个幸运之处，就是不幸与幸运之间的转换。生活中的不幸往往是可以转换的，转换为对你的生活和工作有利的一面。孟德尔出身非常贫寒，他的父母都是花匠，使孟德尔从小就成为一个园丁高手。如果他从小没有受到这种熏陶的话，孟德尔不可能在园艺上做得这么好。另外，也培养成了孟德尔植物栽培和园艺的兴趣和爱好，他知道要观察一些什么样的性状，进行一些什么样的研究，这对于孟德尔来说是非常幸运的。

第三个幸运之处，就是孟德尔有机会学习当时比较先进的科学知识。孟德尔换过不少工作，要他去安慰别人，他自己比别人还要痛苦，所以他不适合于做安慰的工作。让他去当教师，又拿不到教师资格证，拿不到教师资格证怎么办呢？修道院就派他去进修。孟德尔曾到维也纳大学去进修。在进修的时候，孟德尔有机会学习了数学。当时的生物学家很少有懂数学的，孟德尔的分离规律和自由组合规律都用到了数学，当年他在科学年会上宣读自己的论文时很多人提不出意见，可能原因之一是当时在座的植物学家根本都不知道孟德尔讲的是什么，为什么在园艺研究里还有数学？数学对孟德尔的研究是非常有用的。当时的数学家一般不懂生物，而生物学家则不会用数学的方法和工具对生物学现象进行分析。从这一点来看，孟德尔非常幸运。

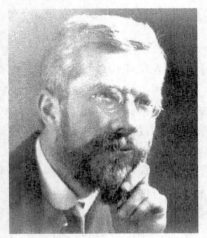

**图 10-7　费歇尔**

（引自 https://en.wikipedia.org/wiki/Ronald_
Fisher#/media/File：R._A._Fischer.jpg）

第四个幸运之处，就是幸运的选择。如果孟德尔不选择豌豆来做实验，而选择其他的植物来做实验，成功的概率非常低。他当时选择了豌豆，选择了豌豆的 7 种性状来做实验，现在很多人认为他是非常幸运的。1936 年，群体遗传学的创建者之一，英国著名遗传学家和统计学家费歇尔（Ronald Fisher，1890～1962）（图 10-7）发表了一篇著名的论文"孟德尔的工作是否已被重新发现"，根据孟德尔论文记载的实验数据，用统计学方法进行验证。费歇尔发现孟德尔的数据好得令人起疑，甚至对孟德尔的试验提出了质疑，认为孟德尔的实验结果如果不是数据造假的话，简直就是个奇迹。

第五个幸运之处就是幸运的第二次发

现。孟德尔的那篇论文被埋没了 35 年，它是一个超前的发现，但是很幸运地被第二次发现了。1881 年，德国学者编写了一本有关植物杂交的论文目录，孟德尔登在《布隆自然科学研究学会学报》上的论文也被列入其中。当时没有互联网，在这个领域上的研究有哪些论文呢？就要进行一些编目的研究，一些德国学者在做植物杂交论文目录的时候，竭尽全力地把当时能够搜集到的有关植物杂交的论文全部搜集起来。很幸运，孟德尔的这篇论文也被列入其中。

在 1900 年，荷兰的德弗里斯、德国的科伦斯和奥地利的契马克在完成他们自己的研究准备发表论文的时候，他们都要查新，他们三个人都看到了孟德尔的这篇论文。在他们三个人的论文里面，都提到了孟德尔在 35 年前的发现，然后他们一致认为这一伟大的发现应该属于孟德尔。孟德尔在这个问题上是非常幸运的。

有些问题也值得反思，就是孟德尔的遗传定律为什么被埋没了 35 年？不是被埋没了 3 个月，也不是被埋没了 3 年，而是埋没了 35 年。这里做一些简单的分析，第一，是科学家的综合素养。前面也提到了，当时不少的植物学家只懂植物学，不懂数学；数学家只懂数学，不懂生物学。像孟德尔很有幸地既懂得豌豆的栽培，又有数学基础的研究者很少，所以他具有优势。第二，就是小人物的研究往往被忽视。对于孟德尔来说，当时他确实是一个小人物，因为他不是专门从事科学研究的，甚至他工作的地方是一个修道院，所以他的研究被忽视了。第三，就是孟德尔的研究当时太超前，孟德尔在他的论文里提出了遗传因子的概念，这就是所谓的基因一个早期的提法，但当时大家怎么可能去接受这个所谓遗传因子的概念呢？这个东西太超前了！第四，就是受当时历史的局限。在每个历史阶段，都有科学研究的热点。当时科学研究的热点是达尔文的《物种起源》，是进化论。很遗憾，如果达尔文看到了孟德尔的研究论文，两个伟人的思想可能会产生碰撞。但是非常遗憾，达尔文好像没有看到孟德尔这一伟大的发现，因为当时的热点并不在孟德尔的遗传学研究上。第五，就是受到了个人经历和宗教的影响。这些影响导致了孟德尔的这样一个伟大的发现被埋没了 35 年。

孟德尔是不幸还是有幸呢？现在很多人认为他虽然生前有很多不幸，但他还是非常幸运的，他永远被历史记载，永远被生命科学史所认可。孟德尔在"植物的杂交实验"论文中提出了生物的每一个性状都是通过遗传因子来传递的，遗传因子是一些独立的遗传单位。遗传因子作为基因的雏形名词诞生了，遗传学也因此诞生了。

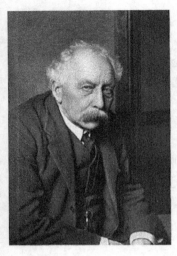

**图 10-8　贝特森**

（引自 https://en.wikipedia.org/wiki/
William_Bateson#/media/File：
Bateson2.jpg）

说到遗传学的诞生不得不说一下创建遗传学的功臣之一英国学者贝特森（William Bateson，1861～1926）（图 10-8）。1900 年，贝特森在看到德弗里斯的论文后，将孟德尔的理论和研究方法引入教材并极力推广。贝特森和他的合作者一起，对不同的动物和植物进行了大量的实验，为证明孟德尔学说提供了广泛的证据，被誉为遗传学的真正奠基者。

# 第二节　摩尔根——家族的变异

## 一、摩尔根简介

孟德尔提出生物的遗传物质是遗传因子，遗传因子在哪里呢？它是如何决定生物不同性状的呢？

随着细胞学研究的发展，染色技术不断改进，德国学者发现了细胞核内的染色体及细胞分裂时染色体的变化，由此推测染色体可能是遗传因子的载体。1903 年，美国的萨顿（Walter Sutton，1877～1916）发现染色体的行为与遗传因子的行为是并行的，推测每条染色体上可能带有多个遗传因子。1906 年，贝特森在实验中发现豌豆的一些遗传特征和另一些遗传特征是一起遗传的，这表明它们可能是在同一个载体染色体上。1909 年，丹麦的约翰森用基因（gene）这个词替代了遗传因子。不久，美国的摩尔根（Thomas Hunt Morgan，1866～1945）就证明了基因在染色体上。

摩尔根是美国著名的遗传学家。摩尔根的祖辈里边有很多的政治家、将军和富翁。有人认为摩尔根就是美国开国元勋之一丹尼尔·摩尔根（Daniel Morgan，1736～1892）的后裔。但是到了摩尔根这一代，家里并不富裕。因为摩尔根的祖辈里有很多人参加了美国的南北战争，而且他们是南方这一派。战败以后，家产就被没收了。摩尔根也没有像他大多数祖辈一样从事政治家或商人的职业，而是成为了一位科学研究者，因此摩尔根称他自己是"家族的变异"。

摩尔根的学习成绩一直非常优异，大学毕业的时候曾作为学生代表在会场上讲话。摩尔根有一个信条"一切来自于实验"。他希望通过实验，发现生物学，特别是遗传学的一些规律。

摩尔根出生于 1866 年，而孟德尔那篇著名的论文"植物的杂交实验"发表于 1865 年。摩尔根曾说自己就是孟德尔的传人，他认为一个人在这个世上，不应该是从出生的时候开始，而是从母亲受孕的时候开始。如果从母亲受孕的时候开始的话，摩尔根的生命就应该开始于 1865 年，而 1865 年正好是孟德尔发表那篇论文的时间。其实，摩尔根最初对孟德尔的遗传因子学说持怀疑态度，他非常希望用实验来证明。

## 二、果蝇与诺贝尔奖

摩尔根研究的动物是果蝇（图 10-9）。果蝇是属于双翅目的昆虫，与苍蝇是一类动物。果蝇个体很小，只有半厘米长，而且果蝇非常容易养，弄一点点果浆，弄一点水果就可以养活。在我国南方，有时候水果烂掉以后，上边叮着一些很小的像苍蝇一样的昆虫就是果蝇。果蝇的繁殖力非常强，从卵到成虫大概就 10 天左右，一年可以繁殖 30 代。果蝇细胞里边的染色体非常简单，只有 4 对 8 条，在显微镜下可以看得清清楚楚。果蝇是用于遗传学研究非常好的模式生物。以果蝇作为模式生物进行研究，先后获得 1933 年、1946 年、1995 年、2011 年和 2017 年 5 次诺贝尔生理学或医学奖。

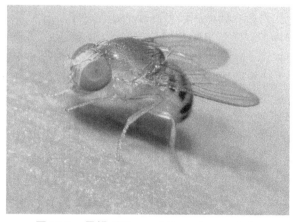

**图 10-9　果蝇（*Drosophila melanogaster*）**

（引自 http://www.sohu.com/a/196026269_119097）

野生的果蝇是黑腹果蝇，摩尔根从 1908 年开始在哥伦比亚大学研究果蝇，给野生果蝇各种各样的刺激，想看到果蝇的变异，他的研究室也被称为"果蝇室"。摩尔根养了很多的果蝇，它们被养在瓶子里。果蝇繁殖很快，经常会出现没有瓶子可以用的情况。据说当时摩尔根的学生就到附近居民家的门口，把空奶瓶拿到实验室装果蝇。学校附近的居民，常碰到一个怪现象，他们放在家门口的空奶瓶经常会找不到了。他们哪里知道，这些瓶子跑到摩尔根的实验室养果蝇去了。当然这是个笑谈。

　　摩尔根养了很多果蝇,用了非常多的方法,想使果蝇突变。最初想根据拉马克"用进废退"的学说,在长期黑暗的环境下养果蝇,试图得到眼睛退化的果蝇,可是养了69代都没有退化。然后又用了很多方法刺激野生果蝇,用 X 射线照射,用不同的温度饲养,在食物里面加糖、加盐、加酸、加碱,希望果蝇产生变异。甚至有学生专门做实验不让果蝇睡觉,一看果蝇停下来就摇瓶子,希望诱发果蝇产生突变。果蝇不睡觉,但人要睡觉,实验非常辛苦。有一位学者到摩尔根实验室来访问的时候,摩尔根说过,我们做了两年,两年的辛苦白费了。没有看到一个变异的果蝇,一无所获。

　　真的是一无所获吗?机会有的时候就来了。在 1910 年 5 月,摩尔根有一个学生发现红眼果蝇群里边出现了一只异常的果蝇,这只果蝇是一个白眼的雄果蝇。大家乐坏了!摩尔根赶快就把这个果蝇挑出来,还不敢把它放在实验室里,下班以后,把这只珍贵的白果蝇带回家。晚上睡觉的时候,放在自己的枕头边上。做了两年,终于得到一个异常的白眼雄果蝇。

　　正是这个白眼雄果蝇,后来有了很多重要的发现。用这个白眼的雄果蝇与红眼的雌果蝇进行交配,子一代全部是红眼。摩尔根的学生都很失望,辛辛苦苦弄到一只白眼的果蝇,怎么到了子一代全部都是红眼呢?摩尔根说你们不用着急,按照孟德尔的假说,子一代是杂合的,应该是红眼的,但是子二代可能就会有变化了。那只羸弱的白眼雄果蝇和红眼雌果蝇交配后就死掉了,而现在的子一代全部都是红眼的。摩尔根说不要担心,按照孟德尔的规律,要子一代进行自交看子二代。子一代自交以后,发现子二代里边有 3470 只红眼的、782 只白眼的,考虑到白眼果蝇在幼虫期和蛹期死亡率较高,红眼果蝇和白眼果蝇的比率接近 3∶1,基本符合孟德尔的分离规律。一下子得到了 782 只白眼果蝇,大家高兴极了。

　　摩尔根还发现子二代的白眼果蝇全部是雄果蝇,这表明果蝇的白眼有可能与性别相关。当时的细胞学研究已发现果蝇的性别与性染色体(X 染色体和 Y 染色体)有关,这表明白眼性状的基因在性染色体上。因为雄果蝇只有一条 X 染色体,所以如果白眼性状基因为隐性基因,则白眼性状几乎只在雄果蝇中出现。摩尔根发现了伴性遗传的规律,有些基因在性染色体上。比如说人的红绿色盲就是伴性遗传,男性更容易患红绿色盲,而女性就不太容易患红绿色盲,因为男性两个性染色体一个是 X 染色体,一个是 Y 染色体,而女性是两个 X 染色体,决定红绿色盲的基因就在 X 染色体上,男性更容易患红绿色盲。在红眼果蝇和白眼果蝇研究的基础之上,摩尔根还发现了遗传学里的第三个重要定律——连锁与互换定律。

　　在这些实验研究基础上,摩尔根不再怀疑孟德尔定律和染色体学说。1926 年,摩尔根出版了《基因论》,建立了基因学说。1933 年,由于摩尔根发现染色体的遗传机制,获得了诺贝尔生理学或医学奖,他也是获得诺贝尔生理学或医学奖的第一个美国人(图 10-10)。此后,特别是在 20 世纪 50 年代以后,美国科学家成为诺贝尔生理学或医学奖的主要获奖人群。

## 三、摩尔根和他的学生

摩尔根的很多学生后来都成为著名的学者。摩尔根和他的学生都很随和，可以很自由地讨论问题，有的学生居然将腿跷在桌子上与他谈话。摩尔根最初在哥伦比亚大学研究果蝇时有三个学生，他们各有特长。斯特蒂文特（Alfred Sturtevant，1891～1970）不爱说话而且是个色盲，但他的逻辑推理和数学统计能力特别强，第一张果蝇染色体图就是他绘制的。布里奇斯（Calvin Bridges，1889～1938）眼睛特别尖，观察能力和动手能力很强，先后发现了果蝇的几十种突变。穆勒（Hermann Joseph Muller，1890～1967）很有创新意识，特别擅长设计实验、解释实验结果。穆勒在摩尔根的学生里有点另类，他觉得摩尔根讲课不怎么样，没有条理，东一榔头西一棒子。

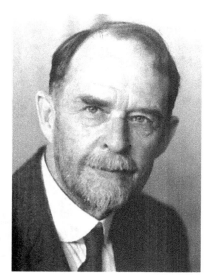

图 10-10　摩尔根

（引自 https://www.nobelprize.org/nobel_prizes/medicine/laureates/1933/）

据说当时摩尔根拿到诺贝尔奖以后，将 4 万美元奖金分为 3 份，自己一份，以送给孩子的名义，斯特蒂文特和布里奇斯各一份，但是没有分给穆勒。后来穆勒因为发现了 X 射线可以使基因突变，建立了一门新的学科——辐射遗传学，自己获得了一次诺贝尔奖，他获得了 1946 年的诺贝尔生理学或医学奖（图 10-11A）。

另外，摩尔根还有一个学生是刘易斯（Edward B. Lewis，1918～2004），他因为发现了控制早期胚胎发育的重要的遗传机理，获得了 1995 年的诺贝尔生理学或医学奖（图 10-11B）。

当然除了他们两位之外，在摩尔根实验室里面工作过的一些博士后，也获得过诺贝尔生理学或医学奖，这里就不再做更多的介绍。

## 四、一段荒诞的历史

最后介绍一点"摩尔根学派"和"米丘林学派"之争。在 20 世纪 30～50 年代有两个学派，一个是"摩尔根学派"，另一个是"米丘林学派"，他们争论得非常厉害。甚至不仅仅是人身攻击了，还有人身伤害甚至迫害，这是科学史上非常著名的事件。

当时苏联有一个叫李森科（Trofim Denisovich Lysenko，1898～1976）的人否定基因学说。李森科打着米丘林（Ivan Vladimirovich Michurin，1855～1935）的招牌，提出"米丘林学说"，反对摩尔根的"基因学说"。实际上米丘林在 20 世纪 30 年代中期已经去世了，但是米丘林在当时的苏联影响非常大，所以李森科打着米丘林的招牌，

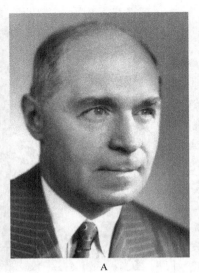
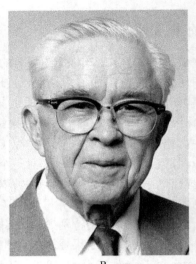

A                                    B

图 10-11　穆勒（A）和刘易斯（B）

（引自 https://www.nobelprize.org/nobel_prizes/medicine/laureates/1946；https://www.nobelprize.org/nobel_prizes/medicine/laureates/1995/lewis-facts.html）

做着伪科学反科学的事情。李森科事件造成了很恶劣的影响，尤其是在当时的苏联和一些东欧国家，包括中国都造成了一些非常恶劣的影响。

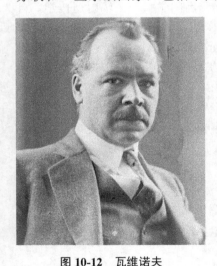

图 10-12　瓦维诺夫

（引自 https://en.wikipedia.org/wiki/Nikolai_Vavilov#/media/File: Nikolai_Vavilov_NYWTS.jpg）

摩尔根的学生穆勒非常同情苏联，和苏联科学家的关系非常友好和密切，一起进行合作研究。当时和穆勒合作的有一个很有名的苏联科学家瓦维诺夫（Nikolai Vavilov，1887～1943）（图 10-12），他们都支持基因学说，认为基因是生物遗传的重要因素。李森科否认基因学说，认为在一个细胞里面的任何一个东西都是可以遗传的，不相信基因在染色体上，不相信遗传是通过基因来实现的。在权力等非科学因素的极力支持下，李森科学派在当时的苏联占了上风，对穆勒和瓦维诺夫进行了非常严厉的打击，甚至人身迫害。迫使穆勒没有办法在苏联进行合作研究，只能想办法离开了苏联。但是作为苏联学者的瓦维诺夫是没有办法离开苏联的。在 1940 年，瓦维诺夫因坚持基因学说被捕并被判处极刑。因为学术观点的分歧被判死刑，在近 100 年里是很不正常的。瓦维诺夫在被判处极刑后说，如果不让我坚持真理的话，我宁可站在柴火堆上被烧死。历史上曾有一个被烧死的学者布鲁诺，瓦维诺夫至死也要坚持真理。后来第二次世界大战爆发了，对瓦维诺夫进行改判。但对他的迫害使瓦维诺夫身心受到极大的伤害，他在 1943 年死于狱中。

李森科事件是科学史上极不正常的事件，非常荒唐，主要影响了苏联和东欧一些国家。李森科事件对一些国家和地区生物学的负面影响是比较大的，对中国也有一些影响。米丘林学派是李森科打着米丘林的招牌做着伪科学和反科学的事情。

# 第三节　有关基因研究的获奖工作

## 一、基因——诺贝尔奖大热门

20 世纪 50 年代以后，随着生物学研究进入到分子生物学时代，有关基因和基因功能的研究成为生物学研究的核心问题。在基因的相关研究中，有很多工作获得了诺贝尔生理学或医学奖。有人戏称基因是最容易获得诺贝尔奖的一个领域。

截至 2012 年，因基因或相关研究而获得诺贝尔奖的大概有 77 人。近几年的研究很多工作也涉及与基因相关的工作，现代生物学研究已与基因密不可分。在这 77 人里，诺贝尔生理学或医学奖有 59 人，占诺贝尔生理学或医学奖总人数 201 人的 29.35%；诺贝尔化学奖有 18 人，占诺贝尔化学奖总人数 163 人的 11.04%。有关基因的研究在获奖人数的数量及比例上，都是生物学相关各个领域里最高的。现在做生物学研究，一定是要做到基因水平的。做生物学功能的研究、相互之间的关系、各种各样的调节机制，都要做到基因的水平。

与基因相关最早的诺贝尔奖是科塞尔（Albrecht Kossel，1853～1927）（图 10-13）。科塞尔因为核酸的研究获得了 1910 年的诺贝尔生理学或医学奖。科塞尔在 1885 年发现了腺嘌呤，1889 年分离出胸腺嘧啶、发现了胞嘧啶，1899 年确定了胞嘧啶的化学组成。

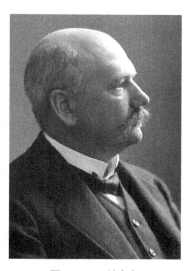

**图 10-13　科塞尔**

（引自 https://www.nobelprize.org/nobel_
prizes/medicine/laureates/
1910/kossel-facts.html）

## 二、从"一个基因一个酶"到中心法则

比德尔（George Wells Beadle，1903～1989）（图 10-14）因为基因和酶的研究而获得了 1958 年的诺贝尔生理学或医学奖。比德尔提出"一个基因一个酶"，当然这个观点现在看来需要做一些修正。

比德尔是"做什么都做得好"，很有意思，说孟德尔是"做什么都做不好"，两个德尔，完全不一样的评价，其实都是打引号的，是根据一些观察的角度相对而言。比德尔在康奈尔大学获得博士学位，康奈尔大学被认为是世界上农学领域最好的一所学校。康奈尔大学当时有一个玉米小组，带头人是爱默生（Rollins A. Emerson，1873～1947）（图 10-14）。爱默生没有获得过诺贝尔奖，但是有多位在爱默生玉米小组里工作过的学者获得过诺贝尔奖，如比德尔和"玉米夫人"麦克林托克。

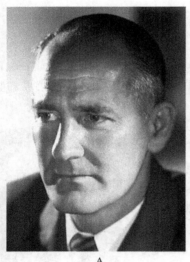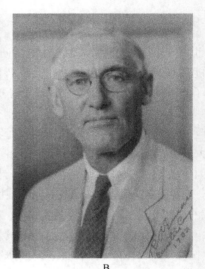

A        B

**图 10-14　比德尔（A）和爱默生（B）**

（引自 https://www.nobelprize.org/nobel_prizes/medicine/laureates/1958/beadle-facts.html；Nelson，1993）

比德尔在爱默生的玉米小组里研究的是玉米，后来到了加州理工大学摩尔根的果蝇室。当时美国研究遗传学的有两个很重要的小组，一个就是爱默生的玉米小组，另一个就是摩尔根的果蝇室。比德尔在摩尔根的果蝇室碰到一个来自欧洲的学生，这个学生非常会做培养。比德尔就想学习培养技术，想到欧洲去学习。他后来意外地得到了一笔奖学金到欧洲去学习。这个奖学金，后来大家发现并不是学校给他的，而是摩尔根自己掏的钱。摩尔根觉得他的想法非常好，就自己花钱支持他到欧洲去学习。

比德尔从欧洲学习回来后，在摩尔根的实验室继续做果蝇方面的研究，后来比德尔还接替了摩尔根加州理工大学生物系主任的工作。他当系主任也当得非常好，在比德尔当系主任那个时代，加州理工大学的生物系可谓牛气冲天，有多位诺贝尔奖得主在那个生物系工作过。

比德尔研究过玉米和果蝇，后来又研究过红色面包霉（*Neurospora crassa*）。在研究这个霉菌时，发现基因通过表达酶（表达蛋白质）的方式来实现生物学功能，提出一个基因一个酶的假说。酶就是蛋白质，一个基因一个酶假说的提出为中心法则的建立，提供了非常好的实验基础。

双螺旋被称为生命的螺旋，是生命科学史上最伟大的发现之一。英国的克里克、美国的沃森和英国的威尔金斯因为在 1953 年发现了 DNA 的双螺旋结构，分享了 1962 年的诺贝尔生理学或医学奖。

与中心法则相关的研究多次获得过诺贝尔奖，中心法则的提出到中心法则的修订，包括逆转录酶的发现等。1959 年的诺贝尔生理学或医学奖授予了美国的奥乔亚（Severo Ochoa，1905～1993）和科恩伯格（Arthur Kornberg，1918～2007），因为他们发现了 RNA 和 DNA 合成机制（图 10-15）。中心法则是生物学里非常重要的法则，DNA 到 RNA，RNA 到蛋白质，DNA 可以复制，RNA 也可以复制，后来又发现 RNA 可以通过逆转录的方式产生 DNA，在 21 世纪又发现蛋白质可能又可以反过去调控 DNA 和 RNA。从中心法则的建立到中心法则的完善有很多重要的发现。比德尔和布雷内也都对中心法则做出了贡献。

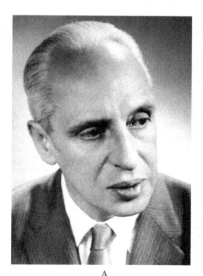
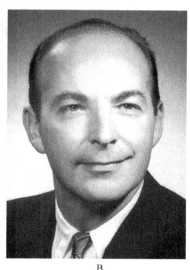

A          B

**图 10-15　奥乔亚（A）和科恩伯格（B）**

（引自 https://www.nobelprize.org/nobel_prizes/medicine/laureates/1959/）

## 三、遗传调控机制及相关研究

有关遗传调控机制的研究多次获得诺贝尔生理学或医学奖，此处介绍几项相关的获奖工作。

### （一）乳糖操纵子模型

法国的雅各布（François Jacob，1920～2013）、雷沃夫（André Lwoff，1902～1994）和莫诺（Jacques Monod，1910～1976）因有关酶和病毒的遗传调控机制的研究，分享了1965年的诺贝尔生理学或医学奖（图10-16）。雅各布和莫诺在1961年发表的一篇"蛋白质合成的遗传调节机制"的论文里提出了乳糖操纵子模型。

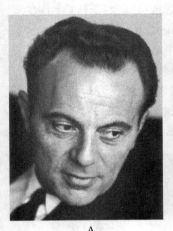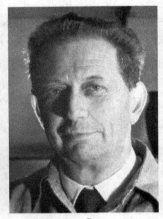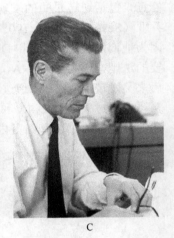

A                           B                           C

**图10-16　雅各布（A）、雷沃夫（B）和莫诺（C）**

（引自 https://www.nobelprize.org/nobel_prizes/medicine/laureates/1965/）

雅各布和莫诺都是法国人，而且在第二次世界大战时都是反法西斯战士。雅各布一直都想成为一个外科医生，但是在第二次世界大战时，作为一个反法西斯战士，一个医生，经常到前线去抢救伤员。有一次在抢救伤员的时候，右手的神经受到了损伤。因为无法操作手术刀，他最后没有办法实现自己的愿望，转而去做生物学研究。

### （二）细胞凋亡和RNA干扰

小线虫大发现。遗传学研究中有各种模式生物，如玉米、果蝇、红色面包霉。进行遗传学或发育生物学研究时，线虫（*Caenorhabditis elegans*）也是一个非常好的模式生物。通过线虫的研究，已经发现了很多很重要的生物学现象和机制，如细胞凋亡机制和 RNA 干扰机制。

谁最开始做这个小线虫呢？是一个英国的学者布雷内（Sydney Brenner，1927～）。布雷内是南非人，是犹太人的后裔，家里很贫穷。他父亲是南非约翰内斯堡街头的一个修鞋匠。布雷内小的时候，常在他父亲的鞋摊旁边玩。有一次，一个修鞋的妇人对他父亲说，你这个孩子很聪明，你一定要想办法让他去读书。布雷内的父亲把这句话听进去了，布雷内自此一直读书，后来到英国继续学业，还拿到了诺贝尔奖。

布雷内在中心法则的建立中有很大的贡献，很多人认为他早就应该拿诺贝尔奖了。在 20 世纪 60 年代，布雷内开始研究一个很奇怪的东西，在英国到处找土壤里边的小虫子。他就想找一个很小的线虫，繁殖很快，又很容易养，身体又是透明的。他花了很多时间去做这个工作，因此很长一段时间都没有发表什么重要的文章。他在英国剑桥大学卡文迪什实验室的分子生物学实验室工作，实验室对他们非常宽容，支持他们做一些暂时看不到结果的科学探索。几年都没有发表重要的文章，在一般的研究机构，可能评价体系就会对你有一个不好的评价，你就干不下去了。但是卡文迪什实验室的分子生物学实验室能容忍他继续做下去。布雷内后来发表了一篇很著名的文章，文章名为"秀丽隐杆线虫的遗传学"。现在所有研究秀丽隐杆线虫的工作几乎都是布雷内开始的。研究线虫的学者，在发表文章的时候，几乎都会引用他那篇文章，那篇文章的引用率非常高。

布雷内的两个学生美国的霍维茨（H. Robert Horvitz，1947～）和英国的苏尔斯顿（John E. Sulston，1942～）用线虫来进行研究，发现一个非常有意思的现象。他们从一个受精卵开始研究线虫的发育，一个受精卵分裂成两个细胞，两个细胞分裂成 4 个细胞，4 个细胞再分裂成 8 个细胞，一步步地分裂下去，最多可以分裂为 1090 个细胞。但是线虫变成成虫的时候，不是 1000 多个细胞，而是 959 个细胞，有 131 个细胞消失了。这些细胞为什么会消失呢？他们发现了一个非常重要的规律——细胞凋亡，也就是说细胞会出现一个正常的程序化死亡。这种死亡是一种正常的现象。比如人在胚胎时期，在妈妈肚子里的时候，手长得都像蹼，和鸭蹼一样。手指中间和蹼一样的细胞会程序化地死亡，所以人生下来的时候是 5 个手指头。如果这个过程出现了问题，那么生下来的小孩就会是鸭蹼手，这就是细胞凋亡。

布雷内、霍维茨和苏尔斯顿因为发现器官发育遗传调控和细胞程序性死亡的机制而获得了 2002 年的诺贝尔生理学或医学奖（图 10-17）。

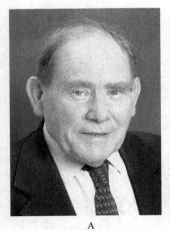 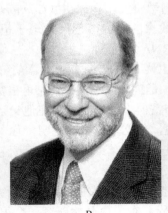 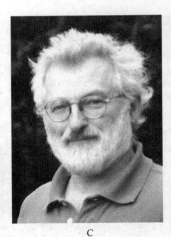

A        B       C

图 10-17 布雷内（A）、霍维茨（B）和苏尔斯顿（C）

（引自 https://www.nobelprize.org/nobel_prizes/medicine/laureates/2002/）

  美国的法尔（Andrew Z. Fire，1959～）和梅洛（Craig C. Mello，1960～）因以线虫为模式生物发现的 RNA 干扰——双链 RNA 引发的沉默现象，分享了 2006 年的诺贝尔生理学或医学奖（图 10-18）。最早发现 RNA 干扰现象的是一位中国的女学生，但是很遗憾，她没有一起分享这一年的诺贝尔奖。

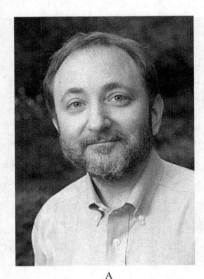 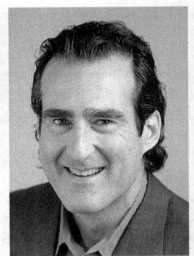

A          B

图 10-18 法尔（A）和梅洛（B）

（引自 https://www.nobelprize.org/nobel_prizes/medicine/laureates/2006/）

### （三）转座子——跳跃的基因

康奈尔大学爱默生玉米小组有一位很有名的学者麦克林托克，她一辈子研究玉米。麦克林托克一辈子没有结婚，因此大家就称她为玉米夫人。1938 年，麦克林托克只有三十几岁，她描述了玉米染色体里一种"断裂-融合-桥"的现象。当时学术界很难接受这种现象，几十年后，用分子遗传学的方法证实了这一现象，就是转座子，或者称为"可移动的基因"或"跳跃的基因"。麦克林托克获得了 1983 年的诺贝尔生理学或医学奖，她发现这种现象到她获奖等了 40 多年，但麦克林托克还不是等待时间最长的。

验证时间最长的，或者说等待时间最长的，是"基因与癌"的发现者。劳斯在 1910 年的时候，就发现了劳斯肉瘤病毒。这是一种 RNA 病毒，它可以导致恶性肿瘤，也就是癌。但是这样一个非常重要的发现，被长期忽视。因为在诺贝尔奖历史上，对于癌症工作的颁奖一直比较谨慎，因为曾经误发过一次。所以劳斯一直等待了 55 年，最后他在 1966 年获得了诺贝尔生理学或医学奖。劳斯也是三大诺贝尔自然科学奖里等待时间最长的一位。有趣的是劳斯的女婿霍奇金在 1963 年就获得了诺贝尔生理学或医学奖。

日本的大隅良典（Yoshinori Ohsumi）因为发现细胞自噬机制和相关基因获得了 2016 年的诺贝尔生理学或医学奖（图 10-19）。

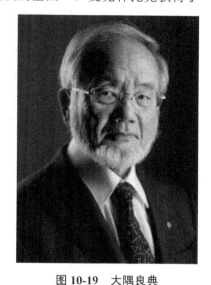

图 10-19　大隅良典

（引自 https://www.nobelprize.org/nobel_prizes/medicine/laureates/2016/ohsumi-facts.html）

# 第四节　无奈与遗憾

有关基因研究方面的精彩纷呈的工作，很难在一个章节里进行全面和细致的介绍。无奈有些重要的工作没有获得诺贝尔奖，成为历史上的遗憾。其中最有名的就是美国艾弗里（Oswald Avery，1877～1955）（图 10-20）证实 DNA 是遗传物质的工作和富兰克林有关 DNA 结构的工作。

1944 年，美国的艾弗里通过肺炎双球菌的转化实验，证明遗传物质是 DNA，而不是蛋白质。当时在生物学界有一个非常大的争议，就是不知道遗传物质是 DNA 还是蛋白质。艾弗里非常巧妙地运用肺炎双球菌转化实验，证明了遗传物质是 DNA，这个发现是一个诺贝尔奖级的工作，但很遗憾，艾弗里的工作没有获得诺贝尔奖。

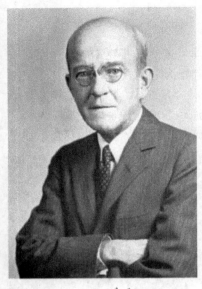

**图 10-20　艾弗里**

（引自 http://www.nasonline.org/publications/
biographical-memoirs/memoir-pdfs/
avery-oswald-t.pdf）

他为什么没有获得诺贝尔奖呢？有学者分析，一个原因可能是艾弗里发现 DNA 是遗传物质时，年龄已经很大了，有 67 岁。诺贝尔奖通常有一个所谓的考察期，主要是看这个研究成果能不能经得起更多的实验验证，这就需要时间。麦克林托克的工作考察期是 40 多年，劳斯的工作考察期是 50 多年。如果是 67 岁有一项重要的发现，再考察 40 多年，大多数学者可能难以如此高寿。当然，近年来，由于科学技术的发展和实验条件的改善，所谓的考察验证周期大大缩短了。有时候有些学者也开玩笑，一旦你做出来一个很优秀的工作，是个诺贝尔奖级的工作，别人会跟你开玩笑，要注意锻炼身体，要活得足够长，要等到诺贝尔奖给你颁奖的那一天，因为诺贝尔奖有一个潜规则，它从来不给去世的人颁奖。当然 2011 年给斯坦因曼发奖是个例外，他刚好在公布获奖者的前几天去世了。另外一个原因可能是艾弗里在美国是一个非常有名的细菌学家，但是他在遗传学里面的知名度并不是太高，而大家都认为证明遗传物质是 DNA 是遗传学家的事情，没想到是一个细菌学家首先做出来的。

美国的德尔布吕克（Max Delbrück，1906～1981）、赫尔希（Alfred D. Hershey，1908～1997）和卢里亚（Salvador E. Luria，1912～1991）因发现病毒的复制机制和遗传结构，分享了 1969 年的诺贝尔生理学或医学奖。他们通过对噬菌体的研究，再次证实了遗传物质是 DNA 而不是蛋白质。

另外一位特别遗憾的是位女性——富兰克林（图 10-21）。富兰克林对解析 DNA 双螺旋的结构做出了非常重要的贡献。DNA 双螺旋结构的解析主要是由克里克和沃森完成的，中间还有威尔金斯的参与。威尔金斯提供给沃森和克里克一个非常重要的实验证据，就是富兰克林做出来的 DNA 晶体结构的 X 射线衍射图。据说威尔金斯没有经过富兰克林的允许，就把这张著名的图片给沃森和克里克看了。沃森和克里克看到这张图片后非常感慨，认为如果 DNA 晶体结构的 X 射线衍射图是这种十字交叉的图形，那么 DNA 的结构一定是双螺旋。

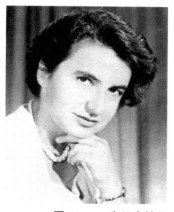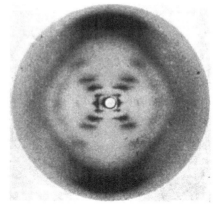

图 10-21　富兰克林和 DNA 晶体结构的 X 射线衍射图

（引自 https://en.wikipedia.org/wiki/Rosalind_Franklin#/media/File：Rosalind_Franklin.jpg；
http://blog.sina.com.cn/s/blog_4904ce730100075p.html）

　　富兰克林的工作为双螺旋模型的建立提供了非常重要的证据。但是很遗憾，富兰克林在 38 岁时，就因为患癌症去世了，没有活到 1962 年沃森、克里克和威尔金斯分享诺贝尔生理学或医学奖的那一天。更为遗憾的是，沃森后来写了一本在科学史上非常著名的书——《双螺旋》。沃森回忆了建立双螺旋模型的历史过程，在这本书最初的版本里，对富兰克林的评价，应该来说是比较负面的。所以当时有很多学者，对这本书提出了异议，沃森后来对这本书进行了修订。

　　在讲科学史的时候都会讲到富兰克林，她的工作为解析 DNA 双螺旋结构做出了非常重要的贡献。很遗憾，她英年早逝。

　　基因的故事有很多启示和思考。在很多科学工作者的故事里，有些人是被人曲解的，有些人的工作生前没有得到认可，有些伟大的发现没有获得诺贝尔奖，人生常有如此多的不如意乃至不幸，但是对于一个科学工作者，没有什么比为人类科学事业乃至人类文明做出自己的贡献，并得到世人的认可更为有幸！

# 第十一章
# 从神经元到大脑

　　脑是人类最好奇的器官，人脑也是人类产生好奇之处。学习与记忆、思维与智慧，都产生于人的脑。人脑的重量为 1200～1500g，也就是说不到 3 斤（1 斤 = 500g）。有一种很小的猴子叫倭狐猴，倭狐猴的脑只有几厘米（图 11-1）。脑和脊髓构成中枢神经系统，脑和脊髓之外的 12 对脑神经和 31 对脊神经等构成周围神经系统，中枢神经系统和周围神经系统组成神经系统。神经系统基本的结构单位和功能单位是神经元。人脑有大约 1000 亿个神经元，大脑里有大约 140 亿个神经元。

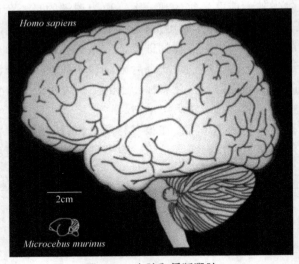

**图 11-1　人脑和倭狐猴脑**

（引自 Squire，2003）

　　脑中除了神经元以外，还有一些其他的细胞，称为胶质细胞，如星形胶质细胞、小胶质细胞、少突胶质细胞和室管膜细胞。有些人脑里边可能会长恶性肿瘤，主要是因为胶质细胞恶性增殖，神经元不会恶性增殖，所以脑里边的恶性肿瘤都是胶质细胞瘤。

# 第一节　卡哈尔与神经元学说

　　西班牙的卡哈尔（Santiago Ramóny Cajal，1852～1934）和意大利的高尔基（Camillo Golgi，1843～1926），因为对神经系统精细结构的研究，分享了 1906年的诺贝尔生理学或医学奖（图 11-2）。他们对神经元的结构和功能的研究，提出了两个学说。高尔基提出了神经网状学说，而卡哈尔提出了神经元学说。这两个学说在一些观点上是相互对立的，比如神经元之间的联系，神经网状学说认为神经元之间是相互连通的、有细胞质的联系，而神经元学说认为神经元是相互独立的结构和功能单位，没有细胞质相互沟通，神经元之间通过特殊的结构联系。这个特殊的结构后来被证实就是突触。

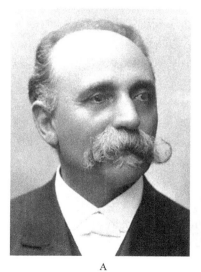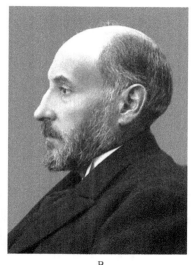

A　　　　　　　　　　　　　　　B

**图 11-2　高尔基（A）和卡哈尔（B）**

（引自 https://www.nobelprize.org/nobel_prizes/medicine/laureates/1906/）

　　由两个相互对立学说的代表者分享同一年的诺贝尔生理学或医学奖，在诺贝尔生理学或医学奖历史上是比较罕见的。在这一年颁奖大会上，高尔基做了一个演讲，演讲的题目是"神经元学说"，高尔基的演讲并不是同意神经元学说里的某些观点，而是对神经元学说进行了批评。卡哈尔在他的获奖感言里提到了他用到的研究技术，是高尔基发明的银染技术。

　　在 1873 年，高尔基发现用硝酸银染色新鲜的脑组织，新鲜的脑组织里会有3%左右的神经元被染色。硝酸银不是染色所有的脑组织，而只有 3%左右的神经元被染色，这样就可以观察到一个神经元的完整结构，即神经元胞体、树突和轴突。为什么只有3%被染色，而其他的部分不被染色呢？这一个原理至今都不清楚，但这个技术一直用到现在。

高尔基当时做实验的条件是比较差的，他的实验室是由一个厨房改造出来的。高尔基的很多实验是在这个厨房里面完成的。

卡哈尔在回忆自己的一生时说，自己的一生是战斗的一生。少年时代和父亲分歧很大；做研究工作时坚持己见，要想尽办法得到同行的认可；建立了"神经元学说"，却要不断证明这是属于自己的主要成就而不是别人的。

## 一、少年时代的"离经叛道"

卡哈尔在少年时代特别顽皮，不是一个传统意义上的乖孩子。卡哈尔曾在回忆录里写到，他小的时候，不是像小鹿一样不停地奔跑，就是像一个猴子一样爬树爬房子。卡哈尔在少年时代还做过一个非常荒唐的事情，据说他跟邻居吵架，吵不过别人，就自己做了一门木头土炮，去轰击这个邻居家的大门。

卡哈尔的父亲是一位医生，他非常希望卡哈尔能成为他事业的接班人，但卡哈尔小的时候非常喜欢画画。西班牙人在艺术方面特别有天赋，历史上有很多伟大的画家、伟大的歌唱家都出自西班牙。卡哈尔似乎也继承了这种传统，特别喜欢绘画。现在还可以看到卡哈尔在他的论文和著作里边的一些插图，这些插图是卡哈尔亲自绘制的，有人评价卡哈尔在神经解剖和神经组织学里绘制的一些插图是教科书里最好的插图（图11-3）。

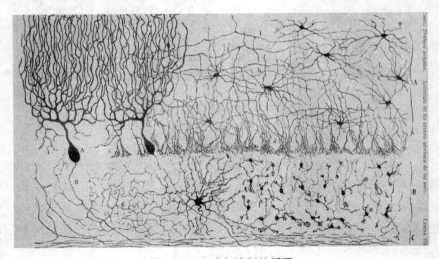

**图 11-3　卡哈尔绘制的插图**

（引自 DeFelipe，2002）

少年的卡哈尔非常顽皮，被认为是一个离经叛道的孩子。卡哈尔不仅学习成绩糟糕，还被学校开除、甚至被警察局拘留过。卡哈尔的父亲就用一些方法引导卡哈尔，送给他一个显微镜，让他观察显微镜下的有趣现象，然后把显微镜下看到的景象给画出来。这种方法逐渐培养了卡哈尔对显微解剖的爱好，使他后来走上了医学研究的道路。

卡哈尔的顽皮在他高中时代戛然而止，除了父亲和家人的影响外，据说还有一位他心仪的女同学对他的不屑，这位女孩子对卡哈尔说"顽童都是弱者！"不愿做弱者的卡哈尔重新回到了学校，开始努力学习，最后以全年级第一名的成绩从高中毕业。真可谓浪子回头！

## 二、坚持己见

卡哈尔从医学院毕业仅4年就成为母校的教授，他最初研究细菌，而后转向神经解剖学的研究。卡哈尔对高尔基发明不久的银染技术很感兴趣，进行了改进和完善，制作了很多非常漂亮的切片标本。但由于卡哈尔是西班牙人，许多论文都是用西班牙语写的，因此他的工作没有得到欧洲学术界的关注。当时的欧洲，科学研究的中心是法国，科学研究的通用语言是英语、法语或者德语。大家进行学术交流多用法语和德语。卡哈尔甚至自己办了一本杂志，发表自己的论文，但杂志仍然是西班牙语，所以引用率非常低。卡哈尔自己感叹，做了这么好的研究，发表了这么好的论文，怎么没有人引用、没有引起足够的关注呢？

卡哈尔注意到外语的重要性，开始努力学习法语。他也非常关注欧洲的学术会议，到欧洲科学研究发达的国家和地区去，展示自己的研究成果。在一次学术会议上，卡哈尔用法语报告自己的研究成果，但发现自己的口语实在是不行，别人不仅听不清楚，反而越听越糊涂了，没法让其他学者清楚地了解自己的研究成果。卡哈尔灵机一动，就在会场的一角设置了一个小展台，把自己做的一些神经组织的切片，放在显微镜下进行展示。这样，大家都被卡哈尔漂亮的工作吸引了。其中有一位德国的组织学家克里克（Albert von Kolliker，1817～1905）（图11-4）对卡哈尔的工作非常赞赏。克里克是德国组织学的创始人，在学术界的影响力很大，

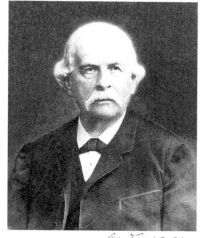

**图11-4　克里克**

（引自 https://en.wikipedia.org/wiki/Albert_von_K%C3%B6lliker#/media/File：K%C3%B6lliker_Rudolph_Albert_von_1818-1902.jpg）

他把卡哈尔的理论介绍到学术界。卡哈尔的理论由此逐渐走向了欧洲,最后走向了世界。

## 三、证明自己

神经元学说是卡哈尔创立的,但是在很长一段时间里,甚至在卡哈尔获得诺贝尔奖之后,大家都认为神经元学说是德国解剖学家瓦尔德尔(Wihelm von Waldeyer,1836~1921)创立的。主要原因是瓦尔德尔在卡哈尔研究工作的基础之上写了一些综述,这些综述概括了卡哈尔关于神经元学说的一些主要观点,因此很多人认为神经元学说是德国人瓦尔德尔创立的。甚至在诺贝尔奖的颁奖仪式上,高尔基抨击神经元学说的时候,他并没有提卡哈尔的名字,而是提到了瓦尔德尔的神经元学说。

因此有一段时间,在学术界卡哈尔都不被认为是神经元学说的创立者,为此,卡哈尔一直都在证明自己,即使他获得了诺贝尔奖之后,都在用各种机会证明自己。

在获得诺贝尔奖之后,卡哈尔写了很多本书,其中有一本传记,他写了自己是怎样做实验的,是怎样建立神经元学说的。这些书进一步证明了卡哈尔的贡献,现在大家都认为神经元学说是卡哈尔建立起来的。

瓦尔德尔,在科学史上也有他的贡献。neuron(神经元)这个词就是瓦尔德尔创造的。

在卡哈尔的一生中,他始终在证明自己。从童年阶段,一直到他后来获得诺贝尔奖以后,他一直在证明自己,所以卡哈尔认为,他一生都在战斗。

# 第二节　巴甫洛夫和他的狗

巴甫洛夫的实验主要是用狗来做的,巴甫洛夫非常关爱他的狗。在俄罗斯和苏联历史上最困难的时候,粮食特别少,人都吃不饱。列宁(Vladimir Lenin,1870~1924)曾委托负责教育和科学的人民委员高尔基(Maxim Gorky,1868~1936;苏联文学家)为巴甫洛夫等科学和教育工作者提供一些粮食,巴甫洛夫和很多工作人员宁可自己挨饿也要分些食物给实验狗。在巴甫洛夫的研究所里还矗立着一个狗的雕像,纪念那些为科学研究而献身的实验狗。巴甫洛夫因为对消化生理的研究获得了 1904 年的诺贝尔生理学或医学奖。他是诺贝尔生理学或医学奖历史上,第一个获奖的严格意义上的生理学家。

巴甫洛夫在 1897 年出版了一本《消化腺功能讲义》的书,这本书总结了他对消化腺功能的研究成果,有学者认为正是这本著作使他获得了1904年

的诺贝尔生理学或医学奖（图 11-5）。巴甫
洛夫对于消化生理做了哪些非常有影响的
工作呢？

## 一、假饲实验和慢性实验法

为了研究动物在咀嚼食物时消化腺是如何
分泌消化液的，巴甫洛夫设计了假饲实验。巴
甫洛夫在狗的颈部把狗的食管离断，将食管的
管口缝在狗颈部的皮肤创口上形成一个瘘管。
当给狗喂食的时候，食物进到狗的嘴里，经过
咀嚼后不再通过食管流向狗的胃，而是从瘘管
漏出来了。

假饲实验的意义在于可以观察狗在咀嚼
食物的时候，也就是食物在狗的口腔里，胃
液是如何分泌的，在生理学上称为头期分泌。
通过这个实验发现，食物在狗的口腔里时，
狗的胃液已开始分泌，这为后来发现的一些反射性的活动奠定了基础。

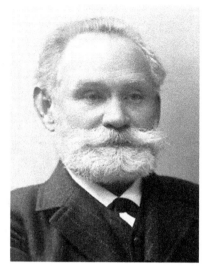

**图 11-5 巴甫洛夫**

（引自 https://www.nobelprize.org/nobel_prizes/
medicine/laureates/1904/pavlov-facts.html）

通过假饲实验，巴甫洛夫进一步发明了所谓的慢性实验法。慢性实验法就是
在实验的过程中不把实验动物很快处死，而是让动物存活相当长的一段时间。传
统的解剖学实验和生理学实验，往往会在做实验的时候，把实验动物处死，或者
做完实验就把实验动物处死了，称为急性实验法。巴甫洛夫的实验，狗要存活很
长时间，这就是慢性实验法。尽可能保持外界环境接近于自然，慢性实验法可以
较长时间观察和纪录自然环境下的动物生理功能变化。

## 二、巴甫洛夫小胃

巴甫洛夫在消化生理研究中另外一个很重要的贡献，就是发明了制作巴甫洛
夫小胃（也叫巴氏小胃）的方法。巴甫洛夫用外科手术的方法，在狗的胃大弯处，
把胃体分离出来一小部分，这个分离的部分还保留有神经支配，称为巴甫洛夫小
胃（图 11-6）。巴甫洛夫小胃的意义在于观察胃液分泌时，既不受到食物的干扰，
又可了解神经对胃消化功能的调节。因为食物进到胃以后和胃液混在一起，很难
观察胃液分泌的量和胃液分泌的成分。如果做了一个巴甫洛夫小胃，胃的主体部
分可以让狗进行正常的消化，而小胃的部分，食物是进不去的，就可以去观察胃
液分泌的量和成分，观察神经系统对胃功能调节的效果，所以巴甫洛夫小胃在消
化生理研究中非常重要。

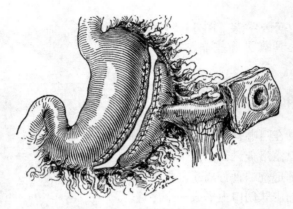

**图 11-6　巴甫洛夫小胃**

（引自 http://blog.renren.com/share/345367503/7957365130）

## 三、条件反射

　　很多人知道巴甫洛夫，主要不是因为巴甫洛夫在消化生理研究中的贡献，而是因为巴甫洛夫发现了条件反射。当饲养员每次给狗喂食物的时候，狗听见饲养员的脚步声，唾液和胃液就会分泌，巴甫洛夫将这一现象称为条件反射，后来巴甫洛夫提出并建立了条件反射学说。

　　什么是条件反射呢？食物可以引起狗唾液的分泌，而一个无关刺激比如脚步声或铃声，是不能引起狗的唾液分泌的。食物可以引起狗唾液的分泌是非条件反射，非条件反射是先天就有的，如摄食反射、避害反射和性反射。如果把一个无关刺激和食物结合在一起，就形成了一个条件刺激。每次喂食物之前给动物一个铃声，或者狗每次喂食物之前都听到了饲养员熟悉的脚步声，铃声或脚步声与食物结合在一起，就形成了条件刺激，条件刺激也可使唾液分泌。由条件刺激导致的反射活动称为条件反射（图 11-7）。

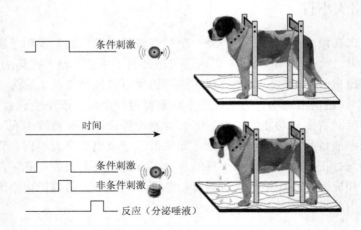

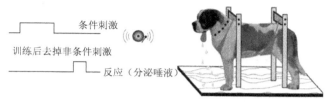

**图 11-7 条件反射示意图**

（引自 Squire，2003）

很有意思的是，巴甫洛夫最初了解到他的学生和助手发现了这个很有趣现象的时候，他很想亲眼看看狗听见脚步声时分泌唾液的情景。但每一次巴甫洛夫在狗旁边的时候，随着饲养员脚步声的到来，狗却不流口水。为什么呢？这实际上是一个新的刺激对已建立的条件反射的抑制作用，巴甫洛夫又发现了一个新的规律。当一个新的刺激出现时，原已建立的条件反射会被这个新的刺激所破坏。本来狗对一个熟悉的饲养员的脚步声会产生条件反射，因为这个饲养员是给它喂食物的，听到脚步声，它就开始流口水。但是，一旦巴甫洛夫站在狗面前的时候，这个狗的注意力转移到巴甫洛夫身上了，巴甫洛夫成了一个新的刺激。所以巴甫洛夫只要出现，狗就不流口水。

在生活中，也经常遇到这样的情况。在看马戏表演的时候，驯兽师都要求大家保持安静。为什么呢？马戏表演，很多都是动物的条件反射，就是在长期训练中使动物形成条件反射。这个条件反射可能是声音的信号，比如哨子，也可能是一个手势的信号。如果在马戏表演的现场出现一个新的刺激，这个动物原已形成的条件反射就会被破坏。比如说你带一个铜锣，当驯兽师要这个动物计算 2 加 3 等于几时，驯兽员要发出指令，使动物产生条件反射去选择 5 的牌子。如果这个时候，敲一下铜锣发出"哐"的声音，动物就不会形成条件反射去选择正确的数字，因为新的刺激将条件反射抑制了。巴甫洛夫对于消化生理的研究，以及对条件反射学说的建立做出了重要的贡献。

## 四、巴甫洛夫的老师

巴甫洛夫在他的学习和科学生涯中，有 4 位老师对他的影响非常大。第一位是谢切诺夫（Ivan Sechenov，1829～1905）（图 11-8），巴甫洛夫称他为俄罗斯生理学之父。巴甫洛夫后来为什么热衷于反射的研究呢？谢切诺夫写过一本《脑的反射》的书，有学者认为巴甫洛夫对于反射的研究兴趣是受到了谢切诺夫这本书的影响。

第二位是齐昂（图 11-8），也是一位俄罗斯的生理学家，有一条调节心脏活动的神经就是齐昂发现的。齐昂是巴甫洛夫的老师，巴甫洛夫大学毕业以后，最初是跟着齐昂在做研究工作。齐昂是一个很傲慢的人，由于对某些政治观点的看法不同，与学生的关系一度非常紧张。齐昂的手术做得非常好，他当时是大学的校务委员会的委员，经常要出席校务委员会的一些活动。西方人出席一些比较正式的活动需要穿正装，而齐昂在解剖学或生理学的课堂教学时，需要在教室里直接解剖尸体，这时通常要穿工作服。解剖尸体要穿工作服，但是上完课以后又马上要去参加活动，需要穿正装，怎么办呢？齐昂有时就穿着正装上解剖课，他解剖尸体时身上可以不沾上一滴污物，手术做得非常精湛。巴甫洛夫小胃的手术很难做，巴甫洛夫在做巴甫洛夫小胃时曾失败了 19 次，最后还是成功了。巴甫洛夫成为一个手术高手，与齐昂有关。

谢切诺夫和齐昂都是德国学者路德维希的学生，巴甫洛夫本人也在路德维希的实验室学习过。路德维希在生理学史上或者在生命科学史上，是一个非常重要的人物。他不仅自己在生理学领域做出了很大的贡献，还培养了一批优秀的生理学家。曾在路德维希实验室学习和工作过的生理学家就超过 200 位，包括德国、俄罗斯和美国一些很著名的生理学家都在路德维希的实验室学习过。路德维希创立的德国的莱比锡大学生理学研究所，是生理学乃至生命科学史上的一个典范（图 2-7）。

第四位是德国学者海登海因（Rudolf Heidenhain，1834～1897）（图 11-8），他将大胃里面分离出一个小胃，即海登海因小胃。巴甫洛夫曾在海登海因的实验室学习过，巴甫洛夫小胃就是在海登海因小胃的基础上改进而来的，它保留了神经的支配。

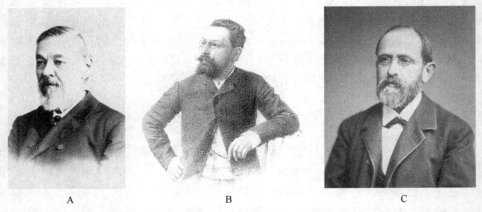

图 11-8　谢切诺夫（A）、齐昂（B）和海登海因（C）

（引自 http://vlp.mpiwg-berlin.mpg.de/vlpimages/images/img28270.jpg；https://en.wikipedia.org/wiki/File：Ilya_Cyon.jpg；https://en.wikipedia.org/wiki/Rudolf_Heidenhain#/media/File：Heidenhain.jpg）

从巴甫洛夫的四位老师可以看到，一个伟大学者的成长与他的老师是密切相关的。在诺贝尔生理学或医学奖的得主中，很重要的一点就是师承关系，通过学术传承，学生在老师的基础上做出更大的贡献。

## 五、巴甫洛夫的失误

巴甫洛夫在科学研究中也有失误，甚至是重大失误。巴甫洛夫的学生和助手曾经多次报告，当酸性食糜进入小肠后，可以引起胰液的分泌。这时即使把相关的神经切断，胰液分泌的现象仍然存在。这实际上是发现了由激素所导致的体液调节作用。当这个现象报告给巴甫洛夫后，巴甫洛夫始终坚持认为是局部反射，是神经调节的作用，是学生的手术不佳导致的神经没有完全被切断。这一失误使巴甫洛夫错过了第一个发现激素的机会。一位已经有所成就的学者，当他有了很重要的发现以后，有些人就会固守他自己建立起来的理论或学说，从而忽视一些新的发现，或者难以突破已形成的固有观念，不再挑战自我的权威，甚至也难以接受别人的挑战。巴甫洛夫的这一失误在科学史上被认为是一个比较重要的失误，斯塔林（Ernest Starling，1866～1927）和贝利斯（William Bayliss，1860～1924）（图11-9）在1902年证实这是由胰泌素（也称促胰液素）导致的体液调节的结果，胰泌素成为人类发现的第一个激素。当巴甫洛夫得知这一消息后，将实验室全体成员召集在一起，重复了这个实验。面对结果，巴甫洛夫说了一句"真理就是真理"，然后默然离去。

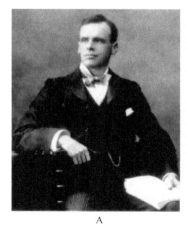 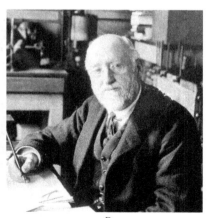

A                                    B

**图 11-9　斯塔林（A）和贝利斯（B）**

（引自 Fye，2006；https://en.wikipedia.org/wiki/William_Bayliss#/media/File：William_Bayliss_1918b.jpg）

# 第三节 神奇的脑

有关神经元、突触、神经递质和反射活动的研究多次获得诺贝尔生理学或医学奖，本书在"肌肉为什么会收缩"一章里进行了一些介绍，此处不再赘述。人类对学习、记忆和思维等功能的好奇一直推动着对脑的探索。

人对于脑是非常好奇的，人类能不能够认知自己的脑呢？问题在于人类最好奇的人脑就是人类产生好奇之处。世界上的学者大致分为两派，一派是可知论（knowability），认为用人脑弄清楚人脑是可行的；另一派则是不可知论（agnosticism），认为用人脑去研究脑的本身，是不可能把它弄清楚的。实际上可知论和不可知论不仅在脑的问题上有分歧，在其他很多问题上都有分歧。不可知论最早是由英国学者赫胥黎在 1869 年提出来的，它是与可知论相对立的认识论，认为除了感觉或现象之外，世界本身是无法认识的。可知论则认为世界上只有尚未被认识的事物，而不存在不能认识的事物，世界统一于物质，思维与存在具有同一性。同样，人脑也是可以被认识的。

## 一、斯佩里和裂脑人

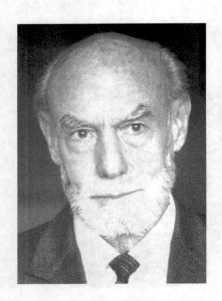

**图 11-10 斯佩里**

（引自 https://www.nobelprize.org/nobel_
prizes/medicine/laureates/1981/
sperry-facts.html）

斯佩里（Roger W. Sperry，1913～1994）因对大脑半球功能分工的研究与另外两位学者一起分享了 1981 年的诺贝尔生理学或医学奖（图 11-10）。斯佩里的工作主要是通过对裂脑人的研究，发现了左右脑的分工。斯佩里认为人大脑半球的左半球和右半球是有功能分工的，左脑也称为理性的脑，有关逻辑思维、语言、数学、推理分析等功能主要是在大脑的左半球，所以也称之为学术脑或抽象脑。另外一侧则称为艺术脑和创造脑，也就是右半球，主要功能是绘画、音乐、情感、想象和创造等，所以也称大脑右半球为感性的脑。

斯佩里研究左右脑分工的实验主要是裂脑实验。什么叫裂脑实验呢？人脑中两个大脑半球之间由很多神经纤维相互沟通，其主要沟通的部分是胼胝体，此外还有前连合和穹窿连合。裂脑实验就是把人或者灵长类动物的两个大脑半球之间的胼胝体从中间一刀切开，使两个大脑半球之间的主要联系被切断，形成所谓的裂脑。

从 20 世纪 40 年代开始，一些医生用切开癫痫患者胼胝体的方法进行治疗，主要是减少癫痫发作的次数和降低发作的强度。当时认为胼胝体的作用就是将癫痫从大脑一侧传递到另一侧，使癫痫的病况更严重。真的如此吗？斯佩里对胼胝体的作用进行了细致研究。

斯佩里通过一系列的实验，发现两个大脑半球在功能上是有差异的，他做了几个很有名的实验。首先切开一个猴子的胼胝体，使它成为裂脑动物。为了观察裂脑猴子的视觉反应，还将其视交叉切断。高等动物和人的视交叉是指两眼传向脑的视神经，鼻侧的部分交叉到对侧，而颞侧的部分不交叉。也就是说一只眼睛看到的情景可通过视交叉传递到脑的两侧。

斯佩里蒙住猴子的一只眼睛，对另一只眼睛进行单眼训练。给它看"+"时有食物，看"0"时没食物，形成条件反射。然后，将受训的眼蒙上，让另一只眼观察。实验结果是，正常的猴子两眼都可分别进行单眼状态下的条件反射，而裂脑猴子只能由受训练的眼产生条件反射，而没有受训练的眼则不能产生条件反射。这表明裂脑猴子的胼胝体被切断后，影响了两侧大脑皮层的有效联系。

斯佩里又对一些因治疗癫痫而离断了胼胝体的裂脑人进行了测试。他在患者的两眼中间快速展示一个由两个词组成的复合词，其中一个词在左边，另外一个词在右边。比如说"hat band"（帽带），裂脑人会说看到了一个什么带，他会猜测说球带或者鞋带，但他不能准确地说出是帽带。对于正常人来说，很容易说出复合词。斯佩里认为，这是因为裂脑人不能将分别由两只眼看到的信息通过左右大脑的联系进行处理。

斯佩里通过一系列的实验表明，两个大脑半球在功能上是有分工的。但是大脑左右半球的分工，在学术界还是有一定的争论。在认知科学领域对大脑半球分工有很大争议，相当多的学者认为各种认知活动大脑皮层几乎全部参与，只是某些分区可能有优势。这不仅使人想起法国学者布罗卡（Paul Broca，1824～1880）（图 11-11）发现的

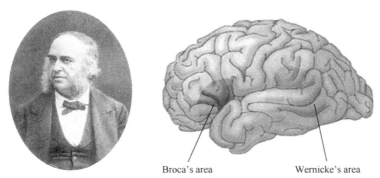

Broca's area　　　　Wernicke's area

**图 11-11　布罗卡、布罗卡区（Broca's area）和威尔尼克区（Wernicke's area）**

（引自 https://en.wikipedia.org/wiki/Paul_Broca#/media/File：Paul_Broca.jpg；
https://quizlet.com/5353491/neuro-unit-3-l3-flash-cards/）

运动性语言中枢和威尔尼克（Carl Wernicke，1848～1905）发现的感觉性语言中枢。布罗卡的发现被认为是生理学和神经科学的一大进步，他的发现为大脑皮层功能分区和定位的观点提供了证据，而现代认知科学的研究又进一步发现语言的表达不仅仅是布罗卡区的功能。通过正电子发射断层成像术（positron emission tomography，PET）发现人的很多认知功能需要脑的多个区域参与，但某些区域的活动会更为活跃。

## 二、多巴胺与帕金森病

卡尔松（Arvid Carlsson，1923～）、格林加德（Paul Greengard，1925～）和坎德尔（Eric R. Kandel，1929～）因为对于人类脑神经细胞间的信号相互传递的研究，分享了 2000 年的诺贝尔生理学或医学奖（图 11-12）。卡尔松和格林加德很重要的一个工作是揭示了帕金森病，也就是震颤麻痹的机制。坎德尔对于海兔的研究主要是揭示了非联合型学习中习惯化和敏感化的机制。

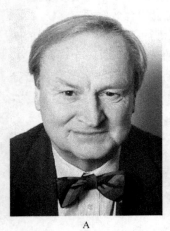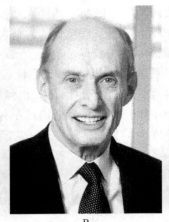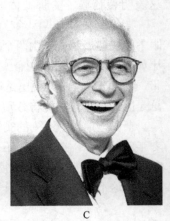

A        B        C

**图 11-12　卡尔松（A）、格林加德（B）和坎德尔（C）**

（引自 https://www.nobelprize.org/nobel_prizes/medicine/laureates/2000/）

帕金森病（Parkinson's disease，PD）又名震颤麻痹，是一种常见的中老年人神经系统变性疾病，主要病变是在中脑黑质和基底神经核的纹状体。震颤、肌强直及运动减少是本病的主要临床特征。

帕金森病是英国医生帕金森（James Parkinson，1755～1824）在 1817 年发现的，现在患帕金森病的人很多，据报道全球患帕金森病的人近千万，其中中国约占一半，有约 500 万患者。帕金森病患者有几个很重要的特征，第一个就是上肢的末端静止性地震颤，手不停地抖。第二个就是随意运动发起困难，就是他想发起一个随意运动的时候很困难。比如说他站在一个地方准备向前走，这时候腿始终迈不起来，人的姿势都不平衡了，都快摔倒了，他的腿却很难迈出去；一旦行走起来则是慌张步态。第三个就是面部表情呆滞。

世界上有很多名人患上了帕金森病，比较典型的一个很著名的人物是拳王阿里（Muhammad Ali，1942～2016）。在1984年洛杉矶奥运会的开幕式上，阿里是一个火炬手。在火炬传递过程中，阿里帕金森病的症状表现得可谓是一览无余。第一，他拿着火炬的手在不停地抖；第二，阿里的表情非常呆滞；第三，他跑步的时候可以明显地看出来，他的随意运动发起和控制困难。当时他已经表现出典型的帕金森病症状了。

卡尔松揭示了或者说发现了什么问题与帕金森病有关呢？卡尔松和格林加德的工作主要是发现了在人的中脑黑质里有一种神经元，这种神经元释放的神经递质叫多巴胺。中脑黑质里的神经元又和基底神经核纹状体里面的一个神经元，即胆碱能神经元发生突触联系。一旦中脑黑质里面的多巴胺神经元受到损伤，多巴胺神经元释放出来的多巴胺就会减少，多巴胺与胆碱能神经元上的多巴胺受体所产生的效应，以及这些效应所引起的一些细胞的活动就会产生变化，这些变化最终就使脑对躯体运动的调节失常。

卡尔松等揭示了帕金森病产生的机制是神经递质多巴胺及其与它的受体的关系发生了变化，这个变化导致了黑质纹状体系统的功能产生了一个变化，这个功能的变化从而形成了帕金森病所呈现的现象，比如说上肢末端的静止性震颤、面部表情呆滞及随意运动发起和控制困难（图11-13）。

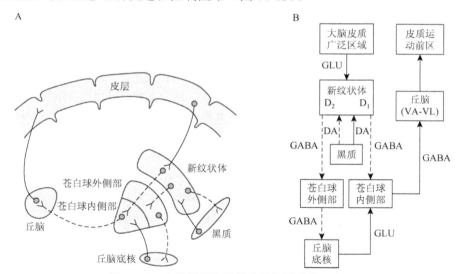

A

B

图 11-13　中脑黑质和纹状体神经联系的示意图

（引自 http://zengzhi.ipmph.com/zhbooks/memberBook/viewImage?SiteID=35&ResourceID=4328&ISBN=978-7-117-17129-8&ResourceType=IMG；http://zengzhi.ipmph.com/zhbooks/memberBook/viewImage?SiteID=35&ResourceID=4329&ISBN=978-7-117-17129-8&ResourceType=IMG）

从帕金森病产生的机制，很容易看到三个层面的关系：第一个是分子，神经递质和受体都是分子；第二个是细胞层面的关系，细胞受到了损伤；第三个是行为。即分子—细胞—行为这三者之间的联系。

新的研究认为中脑黑质多巴胺神经元和新纹状体中神经元的关系通常有两条通路：一条是多巴胺与 $D_1$ 受体结合增强神经元的活动，称直捷通路；另一条则是与 $D_2$ 受体结合抑制神经元活动，称间接通路。多巴胺神经元受损（神经元数量减少或释放神经递质减少）则导致对纹状体神经元活动的增强作用减弱和抑制作用增强，进而使运动皮层活动减少，结果出现震颤麻痹的症状。

## 三、习惯化和敏感化

肯德尔通过研究加利福尼亚海兔的缩腮反射，揭示了学习与记忆中非联合型学习的习惯化和敏感化的机制。加利福尼亚海兔是一种比较低等的动物，给海兔一个刺激的时候，它会产生缩腮反射。海兔的体积会缩得很小，实际上是一种防御性的反射，起到避害的作用。肯德尔的研究与海兔的缩腮反射有关。

在学习的类型中有一种学习的类型叫非联合型学习。非联合型学习是一种层次比较低的，或者比较低等的学习。这种学习中刺激与反应之间并不形成一个明确的联系，所以称这种学习为非联合型学习或非结合型学习。在非联合型学习中最典型的现象就是习惯化和敏感化。

习惯化就是一个非伤害性的刺激重复作用于生物有机体时，这个生物有机体对刺激的反射性行为或者反应会逐渐减弱，这个过程称为习惯化。肯德尔用加利福尼亚海兔做了习惯化的实验。用一个光滑的玻璃棒或毛刷子去轻轻地刺激海兔，一开始轻轻刺激海兔的时候，海兔就会产生一个缩腮反射。当连续用非常弱的强度，光滑的玻璃棒或者毛刷子轻轻地刺激海兔，海兔缩腮反射时缩小的程度会越来越小，最后基本上不缩小，缩腮反射不是很明显了，这个过程就叫习惯化。

其实人在生活中也有习惯化的问题。总是有一个不是伤害性的刺激重复作用于人的时候，人对它就不敏感了，就习惯了。通常讲的视而不见和充耳不闻，实际上也是习惯化，当然这种习惯化和海兔缩腮反射的习惯化是不同层次和水平上的。

敏感化是与习惯化相对应的。当一个强的刺激存在时，生命有机体对一个弱的刺激的反应会加强。肯德尔对加利福尼亚海兔的实验表明，如果一开始用一根针扎海兔一下，海兔的缩腮反射会特别明显，缩小的程度很大；然后再用一个光滑的玻璃棒或者毛刷子轻轻地刺激它，这时海兔仍然会缩得很小。针扎是伤害性刺激，而光滑的玻璃棒或者毛刷子是非伤害性的刺激，在伤害性刺激后用非伤害性刺激去刺激海兔，它仍然会缩得很小，这就是敏感化。

其实人在生活中也有敏感化的问题，比如说走夜路的时候，在荒郊野外很安静，只要有一点点响声，就会觉得很恐怖、很害怕，特别敏感，这就是一个敏感化。当然这种敏感化和海兔缩腮反射的敏感化也是不同层次和水平上的。肯德尔因揭示了习惯化和敏感化的机制而获得了 2000 年的诺贝尔生理学或医学奖。

习惯化的机制主要是神经元里面钙离子内流减少，导致运动神经元的兴奋性降低，最后使海兔的缩腮反射形成了习惯化。此处，不对习惯化和敏感化的分子与细胞机制进行详细的解析，单从习惯化形成的基本机制，也可以看到分子、细胞和行为三个层面的关系。

# 第四节　还原与整合

现代生物学研究的基本的方法论，生物学研究的认识论，或者说大部分生物学家进行研究的主要哲学思想就是还原论和整合论的思想。在观察生命有机体行为的时候，要解释生命有机体行为的生物学机制的时候，一般都会还原到它的细胞水平去解释。也就是在细胞水平上会有一些什么样的变化？要解释细胞水平上变化的时候，一定要还原到分子水平上去解释。这种研究方法在哲学上就是还原论。这种还原论是一种组成上的还原论，它是一种层次上的还原，所以本节还会介绍生物学研究的层次观。

在 20 世纪 40 年代，著名的物理学家薛定谔（图 11-14）在爱尔兰讲了大概一个学期的课，讲了几十讲。后来把他讲课的内容归纳成一个小册子，这本小册子叫 *What is Life*（《生命是什么》）。在这本书里薛定谔提出，对于生物学研究最底层的东西是什么呢？他认为是基本粒子。

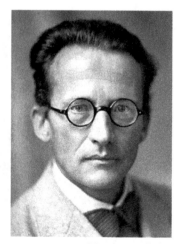
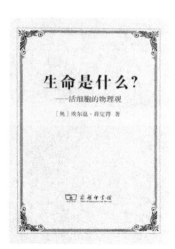

**图 11-14　薛定谔和《生命是什么》**

（引自 https://www.nobelprize.org/nobel_prizes/physics/laureates/1933/schrodinger-facts.html）

　　基本粒子和物理学或者物理学家研究的东西是一样的。基本粒子再往上是一个什么样的层次呢？就是分子。分子有小分子和大分子，生物学所关注的是生物大分子。那么生物大分子再往上是什么东西呢？是细胞器。细胞器往上就是细胞，相同的细胞就构成组织，不同的组织构成器官，器官又构成系统，系统构成生命有机体的个体，相同的个体在一起就是种群，不同的种群生活在一起就是群落，不同的群落构成了生态系统，不同的生态系统构成了生物圈。从生物大分子到生物圈就构成了生物学的主要层次（图11-15）。

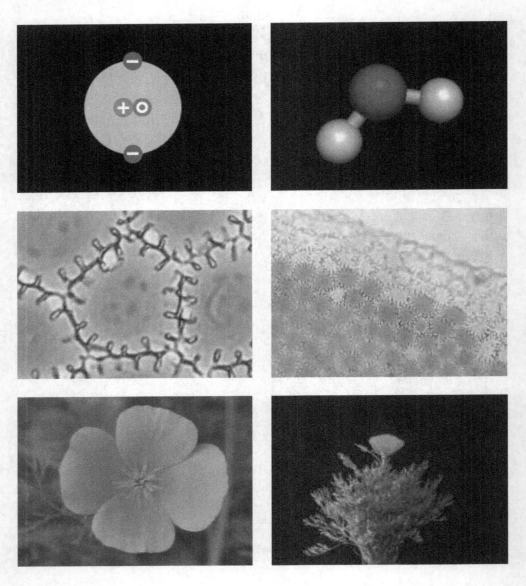

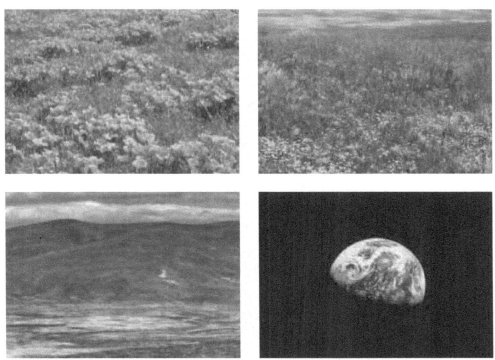

**图 11-15** 原子、分子、细胞、组织、器官、生命有机体、种群、群落、生态系统和生物圈

（引自 Starr et al., 2016）

大家可以看看所学过的生物学是不是全在这些层次里面。在这些层次里面，生物学家基本不用去做基本粒子的研究，因为所有物质的基本粒子都是一样的，基本粒子的研究是物理学家去做的。对于分子来说，小分子研究主要是化学家去做的。所以生物学研究底层的东西是什么？是生物大分子，主要是蛋白质和核酸。

分子生物学为什么重要？因为它是底层的东西，所有的研究最后都要还原到分子水平。另外一个很重要的层次是什么呢？就是细胞。因为细胞是生命有机体最基本的结构单位和功能单位。第三个重要的层次是什么呢？就是生命有机体的个体。

现代生物学研究，不仅要有还原论的思想，从行为到细胞，从细胞到分子，还要有整合论的思想，就是说怎么样通过分子上的变化，即基因的表达、分子之间的相互作用去解释细胞的功能，怎么样从细胞的功能的变化去解释行为水平上的变化，这就是整合。有意思的是在生物学研究里往往是一加一大于二的，也就是说整合后会出现一些新的东西。

整体又是怎么样工作的？这都是生物学研究所要追求的东西。将来现代生物学研究还是要上升到一个整体的水平，但是到目前来看还是处在一个还原与整合的水平，还没有上升到一个整体的水平。这就是生物学研究的一些基本的哲学思想。

近年来，不少学者提出量子水平的生物学研究将是未来解释意识和思维等生命活动本质的基础，但也有一些学者不太认同这种观点，因为生物的复杂性和多样性、生命现象的演化和变异等大多难以在量子水平上解释。

# 第五节 （外一篇）对感觉和认知的探索

感觉是脑对作用于感受器或感觉器官的各种刺激个别属性的反应。内外环境中各种刺激各不相同，作用的感受器或感觉器官各不相同，不同的感觉具有不同的特殊传导路径并且投射到脑的不同区域，形成视觉、听觉、前庭觉、嗅觉和味觉等。感觉是一种认知过程，认知通常指人或动物获得知识、对信息进行加工和应用知识的过程。认知多作为心理学研究的范畴，但其物质基础和生理机制又是生理学和神经科学研究的热点。认知包括感觉、知觉、学习、记忆、思维和语言等。人类对动物和自身的感觉和认知极为好奇，在诺贝尔奖的历史上，多项获奖工作与感觉和认知有关。

有关视觉的研究多次获得诺贝尔奖。瑞典人古尔斯特兰德（Allvar Gullstrand，1862～1930）因有关眼睛屈光学方面的研究获得了 1911 年的诺贝尔生理学或医学奖（图 11-16）。古尔斯特兰德通过对视觉现象特别是散光现象的研究，基本弄清了人眼的成像系统和机制。这一成就是在 19 世纪德国生理学家穆勒提出的感觉系统"特殊能量学说"和亥姆霍兹的"三原色学说"等有关感觉研究成就基础上的又一个重大进展。

眼睛的主要功能除了有一套成像系统外，还有一套感光系统。1876 年，德国生理学家波尔（Franz Christian Boll，1849～1879）发现视杆细胞上有一种物质视紫红质（rhodopsin）。德国生理学家库奈（Willy Kuhne，1837～1900）在 19 世纪七八十年代发现了视紫红质的光化学还原机制，并用胆碱提取了视紫红质，提出光可以解构视紫红

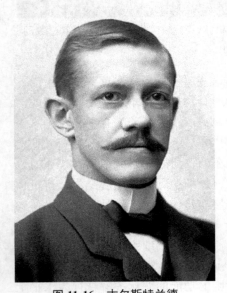

**图 11-16 古尔斯特兰德**

（引自 https://www.nobelprize.org/nobel_prizes/medicine/laureates/1911/gullstrand-facts.html）

质，解构的光化学反应产物可以刺激视神经。也就是说光刺激可通过一个物质的化学反应转化为电信号。美国学者沃尔德（George Wald，1906～1997）从 20 世纪 30 年代开始就不断地探索视网膜的感光换能机制，也就是视网膜上的感光细胞是如何将光能转化为电信号的机制。经过几十年的努力，终于弄清楚了感光细胞中的视杆细胞中含有视紫红质，视紫红质在光照下分解，进而将光信号转化为电信号。视紫红质的产生则需要视蛋白和视黄醛的结合，而视黄醛则需要通过食物中的维生素 A 补充。有趣的是这一发现也解释了导致夜盲症的机制。瑞典人格拉尼特（Ragnar Granit，1900～1991）和美国人哈特兰（Haldan Keffer Hartline，1903～1983）用电生理学的研究方法，发现了视网膜中神经元的抑制现象和侧抑制现象。格拉尼特、哈特兰和沃尔德分享了 1967 年的诺贝尔生理学或医学奖（图 11-17）。

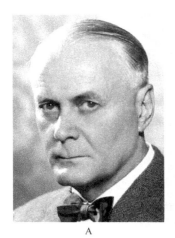
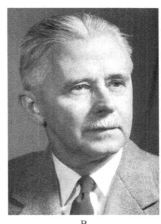
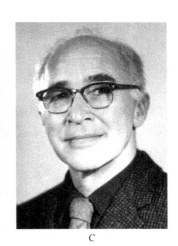

A          B          C

**图 11-17** 格拉尼特（**A**）、哈特兰（**B**）和沃尔德（**C**）

（引自 https://www.nobelprize.org/nobel_prizes/medicine/laureates/1967/）

1981 年，美国人休伯尔（David H. Hubel，1926～2013）和瑞典人威塞尔（Torsten N. Wiesel，1924～）因有关脑神经元对视觉系统的信息加工研究获得了诺贝尔生理学或医学奖（图 11-18）。

眼是动物和人类的视觉器官，它的主要功能是可以看，也就是说可以感受光（一定范围波长电磁波）的刺激。能不能让细胞也能"看见"光呢？或者说能不能让细胞长"眼"呢？这似乎是无稽之谈。因为眼是一个器官，单个细胞上是不可能长出一个器官的。但是，有人就不信这个邪。

视紫红质的本质是一种光敏蛋白。既然眼对光的感受是由细胞上的光敏蛋白所决定的，如果能将光敏蛋白的基因转到某个细胞上，那么这个细胞不是就"长"

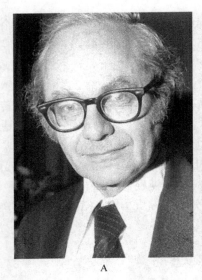 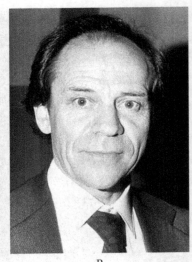

A                                              B

图 11-18  休伯尔（A）和威塞尔（B）

（引自 https://www.nobelprize.org/nobel_prizes/medicine/laureates/1981/）

了眼吗？如果细胞长了眼，就可以用光来刺激细胞而不是传统的电刺激，这样就可以更精准地研究生理功能的机制，特别是神经系统的功能和机制，探索学习和记忆、行为的调控等。

开启这扇大门的是一位年轻的美国学者戴瑟罗斯（Karl Deisseroth，1971～）。戴瑟罗斯选择细菌中的光敏蛋白，对细菌视紫红质蛋白、藻类光驱动氯离子泵（halorhodopsins）和蓝光激活的离子通道（channel rhodopsins，ChR）进行了试验。最终他们将蓝光激活的离子通道 ChR2 导入培养的哺乳动物神经元。在用安全的蓝光脉冲刺激时，可以精确到毫秒的时间级别调控神经元的兴奋，也就是用光来控制某个专一神经环路的活性。

用光刺激神经元研究脑的功能有三个主要优点：一是精确，可以用一束激光刺激一个神经元而不影响周围的其他神经元，而传统的电刺激则难以做到；二是专一，运用药物进行传统的化学刺激可以使很多神经元产生效应，而光刺激则只是使具有光敏蛋白的神经元产生效应；三是迅速转换，光刺激能够使神经元的活动迅速从抑制转向兴奋，或从兴奋转向抑制，开关灵巧、操纵方便。戴瑟罗斯开创了一门崭新的学科——光遗传学（optogenetics），这位"70 后"被称为是光遗传学之父，也是最有可能获得诺贝尔奖的人。

戴瑟罗斯（图 11-19）在研究光控制的神经活动时，有一位华裔学生和助手张锋（Zhang Feng，1982～）。张锋又因发展了 CRISPR 基因编辑技术而开创了基因编辑的时代，也被认为是诺贝尔奖的热门候选者。

奥地利人巴拉尼（Robert Bárány，1876～1936）因有关前庭器官生理学和病理学的研究获得了1914年的诺贝尔生理学或医学奖（图11-20）。巴拉尼发现人的内耳除了有听觉功能外，还有调节身体平衡的功能，是重要的前庭器官。当身体运动时，运动速度和方向的变化刺激前庭器官兴奋，兴奋从前庭器官传至小脑和脑干的中枢，经过分析处理，再发出指令到脊髓，支配肢体完成相应的姿势反射以调节或平衡躯体。巴拉尼发明了著名的巴拉尼椅（转椅），他采用的变温试验、旋转试验和指鼻试验至今仍是前庭功能的临床检查方法。

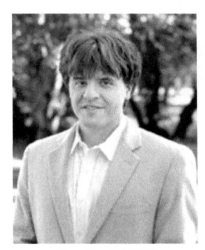

图 11-19 戴瑟罗斯

（引自 https://web.stanford.edu/group/dlab/about_pi.html）

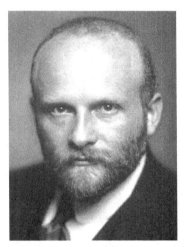

图 11-20 巴拉尼

（引自 https://www.nobelprize.org/nobel_prizes/medicine/laureates/1914/barany-facts.html）

匈牙利人贝克西（Georg von Bekesy，1899～1972）因发现耳蜗感音的物理机制，提出有关听觉机制的行波学说获得了1961年的诺贝尔生理学或医学奖（见第十二章中的"贝克西与行波学说"）。

2004年，美国学者阿克塞尔（Richard Axel，1946～）和巴克因为发现嗅觉受体和嗅觉系统的组织形式获得了诺贝尔生理学或医学奖（图11-21）。他们的研究结果表明，动物的嗅觉机制与嗅细胞上的G蛋白受体有关，产生嗅觉的刺激分子的受体都是G蛋白受体。人的嗅觉之所以不如老鼠敏感，原因之一是人类有相当一部分表达气味分子的嗅受体基因不再表达，而鼠类的1000个左右的嗅受体基因几乎全部表达。

2014年，英国学者欧基夫（John O'Keefe，1939～）和挪威学者迈-布里特·莫泽、爱德华·莫泽（Edvard I. Moser，1962～）夫妇因发现构建大脑定位系统的细胞获得了诺贝尔生理学或医学奖（图11-22）。欧基夫在1971年发现大鼠的海马背

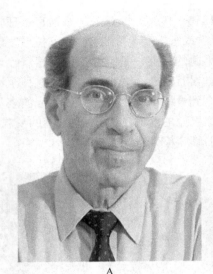
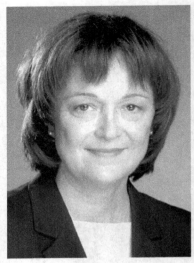

**图 11-21　阿克塞尔（A）和巴克（B）**

（引自 https://www.nobelprize.org/nobel_prizes/medicine/laureates/2004/）

侧有一种"位置细胞"，它负责大鼠在有限区域内的运动。20 世纪 90 年代末，莫泽夫妇发现了内嗅皮质中的"网格细胞"。进一步的研究发现了脑中"位置细胞"和"网格细胞"的关系，它们一同构建了大脑中的定位系统。

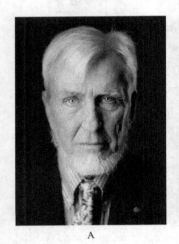
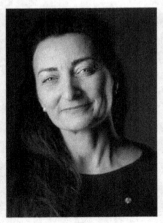
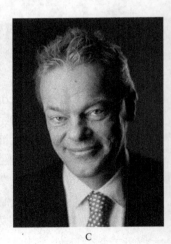

**图 11-22　欧基夫（A）和莫泽夫妇（B 和 C）**

（引自 https://www.nobelprize.org/nobel_prizes/medicine/laureates/2014/）

　　昼夜节律只是生物许多节律中的一种，睡眠正是昼夜节律的表现。人们早就发现大多数生物都有昼夜节律：法国学者于 1729 年就观察到含羞草在恒定的黑暗环境中仍有昼夜变化。人们试图通过外界环境的变化、电生理技术（比如脑电图）、激素水平的变化等去揭示生物昼夜节律的本质，但都不太成功。

透过现象看本质，人们试图通过有特殊行为的果蝇突变体寻找与昼夜节律相关的基因。经过多年的努力，1971 年，本泽（Seymour Benzer，1921～2007）（图 11-23）和他的学生克纳普卡（Ronald J. Konopka，1947～2015）发现三种影响果蝇生物钟的突变体，这三种突变体可能是同一个基因的影响。克纳普卡把这个基因命名为 period。

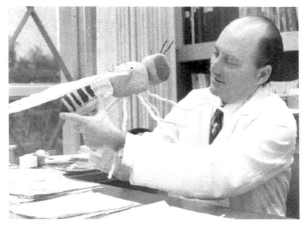

图 11-23　本泽

（引自 https://en.wikipedia.org/wiki/Seymour_Benzer#/media/File：Seymour_Benzer.gif）

1984 年，霍尔（Jeffrey C. Hall，1945～）、罗斯巴什（Michael Rosbash，1944～）和杨（Michael W. Young，1949～）分离出 period 基因，他们把这个基因编码的蛋白命名为 "PER"。PER 蛋白晚上会在果蝇体内积累，白天又会被分解，浓度循环振荡的周期为 24h。PER 蛋白可以让 period 基因失去活性，它与 period 基因之间形成了一个抑制反馈环路。

1994 年，杨发现了第二个节律基因 timeless。timeless 编码的 TIM 蛋白可以结合到 PER 上。两个蛋白一起进入细胞核，进而抑制 period 基因的活性。杨还发现了 doubletime 基因。这个基因编码 DBT 蛋白，DBT 蛋白可以延迟 PER 蛋白的积累，使振荡的周期稳定在 24h 左右。简单地说，三位学者发现三个基因表达的三个蛋白影响了昼夜节律，2017 年霍尔、罗斯巴什和杨获得了诺贝尔生理学或医学奖（图 11-24）。

进入 21 世纪后，很多获奖工作都涉及生物有机体的认知和行为及它们的分子机制，由此可见神经科学、认知科学、遗传学和分子生物学等学科的交叉和融合，也不难看到还原和整合思想在生物学研究中的作用。

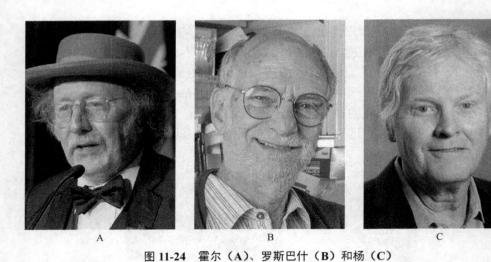

图 11-24　霍尔（A）、罗斯巴什（B）和杨（C）

（引自 https://www.nobelprize.org/nobel_prizes/medicine/laureates/2017/）

# 第十二章
## 诺贝尔生理学或医学奖百年探析

截止到 2017 年，诺贝尔生理学或医学奖颁发了 108 届，共有 214 位获奖者。本书讲了很多小故事，这些诺贝尔奖的获得者，或者这些诺贝尔奖的获奖工作，有些什么共性的地方？

## 第一节　从名师出高徒看科学传承

### 一、沃森和卢里亚——学生比老师先获诺贝尔奖

DNA 双螺旋结构的解析是现代生物学最伟大的发现之一。解析了 DNA 双螺旋结构的是两个小伙子，克里克和沃森。克里克、沃森和威尔金斯分享了 1962 年的诺贝尔生理学或医学奖（图 12-1）。沃森当时只有二十几岁，非常年轻，正在做博士后研究。克里克的年纪也不大，还在读博士学位。解析 DNA 双螺旋结构并不是沃森和克里克当时的主要研究工作，而是他们的"业余爱好"。克里克和

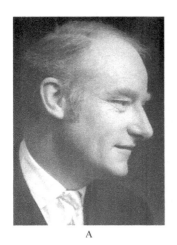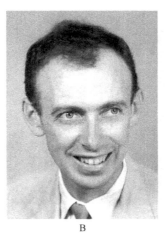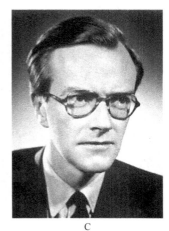

A　　　　　　　　　　　B　　　　　　　　　　　C

**图 12-1　克里克（A）、沃森（B）和威尔金斯（C）**

（引自 https://www.nobelprize.org/nobel_prizes/medicine/laureates/1962/）

沃森当时都在英国卡文迪什实验室的分子生物学实验室学习和工作，主要任务是协助老师佩鲁茨和肯德鲁解析蛋白质的结构。做 DNA 的结构是另外一个学校的主要任务。但是他们两个小伙子对 DNA 结构的问题非常感兴趣，一直在做这方面的研究。

沃森小时候就表现得很聪明，学习成绩也很好，十五六岁就进入大学学习。刚刚进入大学的时候，沃森对鸟类的分类很感兴趣。同现在很多学生物的大学生一样，进入大学之后一开始一般都对分类学很感兴趣。比如认识那个鸟是什么鸟？它的名字叫什么？认识那个植物是什么植物？它的名字叫什么？它是属于哪一科？

沃森后来转向对遗传学问题，或者对遗传学的一些根本的问题比较感兴趣。他读博士时选择的导师是卢里亚。卢里亚因为发现了病毒复制的机制和遗传结构的研究获得了 1969 年的诺贝尔生理学或医学奖。有意思的是学生比老师要先获得诺贝尔奖，作为学生的沃森 1962 年就获得了诺贝尔生理学或医学奖。卢里亚主要研究噬菌体——细菌的病毒。当时在全世界，有一批科学家在研究噬菌体，这批人研究噬菌体有很多很重要的发现，在科学史上被称为噬菌体小组。噬菌体小组有几位著名的人物，一位就是沃森的老师卢里亚，另一位是德尔布吕克，还有一位是赫尔希，他们三位分享了 1969 年的诺贝尔生理学或医学奖（图 12-2）。德尔布吕克是名门之后，他的外祖父是大名鼎鼎的德国化学家利比希，利比希是 19世纪最伟大的化学家之一，利比希的学生及学生的学生中有几十位获得了诺贝尔化学奖。

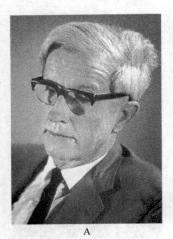 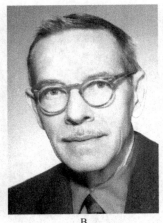 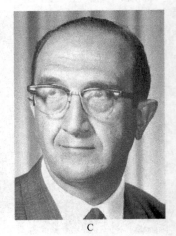

**图 12-2** 德尔布吕克（A）、赫尔希（B）和卢里亚（C）

（引自 https://www.nobelprize.org/nobel_prizes/medicine/laureates/1969）

沃森在卢里亚那里读博士学位时，卢里亚对这个学生关爱有加。沃森曾经写了一本著名的科普类的著作《双螺旋》，介绍了他解析双螺旋结构的经历，书中也讲了他当时读书时的一些情况。沃森在生物学研究思路上，在思想方面，是非常有远见的，但是在实验方面，相对思想方面来说就不是那么优秀了。据沃森自己回忆，在卢里亚那里读博士学位的时候，曾经做了一件非常荒唐的事情，用酒精灯去加热苯。苯是有机溶剂，用酒精灯去加热有机溶剂，会引起失火和爆炸，整个实验室都可能会被毁掉。

沃森后来就跟卢里亚说："在你这里做噬菌体虽然很有意义，但是我更想到欧洲去学习。"卢里亚就积极推荐他到欧洲去学习。到欧洲后首先在丹麦的一个实验室里，他觉得那个实验室的导师非常好，但是对他研究的内容不感兴趣，又很想到英国去。卢里亚就想办法给他申请奖学金，支持沃森从丹麦换到了英国，换到了著名的卡文迪什实验室里由小布拉格建立的分子生物学实验室。在该实验室，沃森遇到了他终生的好友克里克，他们两个人很喜欢聊天，经常会讨论一些生物学上的问题，进而撞出一些火花。可以看到卢里亚对沃森的影响非常大，非常支持这个学生。

沃森在剑桥大学的卡文迪什分子生物学实验室的博士后研究的导师是肯德鲁，肯德鲁和佩鲁茨因为血红蛋白和肌红蛋白结构的解析，一起分享了1962年的诺贝尔化学奖。

沃森的博士和博士后两个阶段的导师都是大名鼎鼎，沃森后来也培养出来了很多优秀的学生，其中一位是2002年的诺贝尔生理学或医学奖获得者霍维茨，霍维茨发现了细胞凋亡的机制。还有一位是卡佩奇，卡佩奇获得了2007年的诺贝尔生理学或医学奖。卡佩奇曾经说自己的导师特别有思想，经常有一些很有见地的观点或者想法，这些想法对学生的启发非常大。

从沃森的老师、沃森和沃森的学生可以看到师承关系在学术上的重要性。

## 二、一门三杰——列维和三个弟子

卢里亚的老师列维（Giuseppe Levi，1872～1965）是意大利都灵大学一位研究组织细胞的教授（图12-3）。列维有三位学生获得了诺贝尔生理学或医学奖，可谓一门三杰。培养了三个诺贝尔奖得主：卢里亚、杜尔贝科（Renato Dulbecco，1914～2012）和蒙塔奇尼。卢里亚获得了1969年的诺贝尔生理学或医学奖，杜尔贝科获得了1975年的诺贝尔生理学或医学奖（图12-3），蒙塔奇尼获得了1986年的诺贝尔生理学或医学奖。卢里亚又培养了沃森，杜尔贝科著名的学生有特明（Howard M. Temin，1934～1994；获得了1975年的诺贝尔生理学或医学奖）和利根川进。

一个老师培养的三个学生分别在20世纪60年代、70年代和80年代获得了诺贝尔生理学或医学奖，真是不简单！真可谓人们常说的"名师出高徒"。

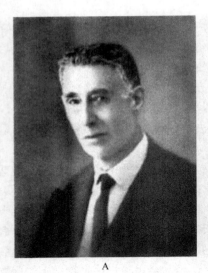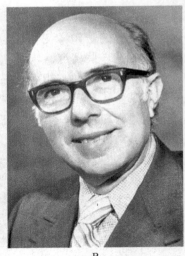

A                                B

**图 12-3　列维（A）和杜尔贝科（B）**

（引自 Bentivoglio et al., 2006；https://www.nobelprize.org/nobel_prizes/medicine/laureates/1975/dulbecco-facts.html）

列维当时的实验工作是非常艰苦的，环境也非常恶劣。蒙塔奇尼曾回忆在第二次世界大战时他们做实验的情况。因为意大利人起义推翻墨索里尼，意大利曾经一度被德国人占领。德国人进入意大利，对于他们这些有犹太血统的人是非常危险的。但他们为了做实验，不惜从中立国家的难民营跑回到家里继续开展他们的实验，非常了不起。

中文的"三"有多的意思，从科学史看，培养了多个优秀的弟子，乃至多位学生获得诺贝尔奖的学者大有人在。小布拉格、杜尔贝科、卢里亚等诺贝尔奖获得者都培养出了不少优秀弟子，他们的很多学生也获得了诺贝尔奖。

## 三、群星荟萃——结构生物学领域的师生

前面讲到沃森，下面看看结构生物学领域里的师生关系。在"从神经元到大脑"一章里介绍了还原与整合。生物学问题的还原，大多都要还原到生物大分子水平。还原到生物大分子水平有一项很重要的工作，就是要弄清楚各种生物大分子的结构。把生物大分子的结构弄清楚了，再去分析它的功能，就比较容易弄清楚结构和功能之间的关系。所以结构生物学一直是生物学里的热点。

最开始做结构化学和结构生物学研究的是父子两人，老布拉格和小布拉格，他们创造了用 X 射线衍射的方法来做晶体结构的分析，两人分享了 1915 年的诺贝尔物理学奖。老布拉格有一个很著名的学生叫贝尔纳（John Desmond Bernal，1901～1971）（图 12-4），贝尔纳进一步发展了布拉格父子的方法。1934 年，贝尔纳首次获得蛋白质晶体结构的 X 射线照片，解析出烟草花叶病病毒的结构。贝尔纳是一个

非常有思想的人，有很多人说，和贝尔纳聊
一次天，他所提出来的新思想，照着他那个
新思想去做，你没准就很有可能拿诺贝尔
奖。但此节介绍的结构生物学领域的师生
中，唯独没有得诺贝尔奖的就是贝尔纳。贝
尔纳当时的工作做得非常好，不仅科学研究
工作做得好，而且在科学学和科学哲学方面
的工作也做得非常好，贝尔纳是科学学的创
始人。贝尔纳在当时接受了马克思主义的科
学研究观，影响了一大批人。从科学史和科
学哲学来看，贝尔纳的成就都是非常辉煌的。
贝尔纳非常热爱中国，曾在 20 世纪五十年代
两次到访中国。小布拉格还有一位著名的
学生是鲍林，在"维生素的故事"里介绍过。

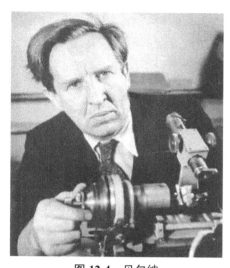

图 12-4　贝尔纳

（引自 https://zhuanlan.zhihu.com/
zhishifenzi/20558122）

　　贝尔纳也培养了一个很优秀的学生霍
奇金，霍奇金是因为解析了青霉素等分子
的结构获得了 1964 年的诺贝尔化学奖。霍奇金也带了一些助手和学生，其中比较
有名的是佩鲁茨和肯德鲁，佩鲁茨和肯德鲁因为解析了血红蛋白和肌红蛋白的结
构分享了 1962 年的诺贝尔化学奖（图 12-5）。佩鲁茨和肯德鲁的学生沃森和克里

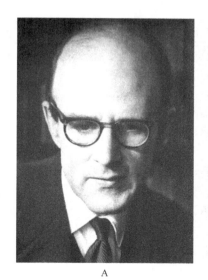

A

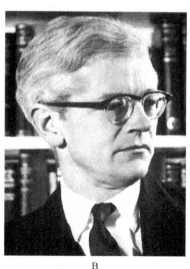

B

图 12-5　佩鲁茨（A）和肯德鲁（B）

（引自 https://www.nobelprize.org/nobel_prizes/chemistry/laureates/1962/）

克因为解析了 DNA 双螺旋结构而分享了 1962 年的诺贝尔生理学或医学奖。在物质结构方面的研究，从老布拉格一直到沃森和克里克师承的关系非常清楚。首先是获得诺贝尔物理学奖，然后是获得诺贝尔化学奖，现在做得最多的是生物大分子的结构，获得了诺贝尔生理学或医学奖。

# 第二节　合作与竞争

## 一、小线虫大发现

科学研究中少不了合作与竞争，首先来看看线虫的研究。线虫的研究在"基因的故事"一章里介绍过，布雷内、霍维茨和苏尔斯顿因线虫的研究发现了细胞凋亡的机制而分享了 2002 年的诺贝尔生理学或医学奖。

生命个体在成熟的过程中，有些细胞会程序化地死亡，称为细胞凋亡。比如妈妈肚子里的胎儿，最初手指中间都有蹼，像鸭蹼一样。在出生之前，手指间形成蹼的细胞会一个个死掉，当婴儿出生的时候就是 5 个手指。假如这个机制出了问题，生出来的婴儿就是鸭蹼手。这就是细胞凋亡（图 12-6）。

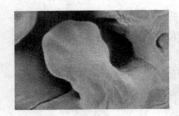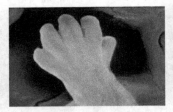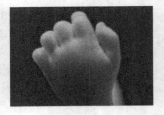

**图 12-6　胎儿手的发育**

（引自 https://baijiahao.baidu.com/s？id = 1561853181441066&wfr = spider&for = pc）

研究细胞凋亡主要用的模式生物是线虫，小小的线虫只有 1mm 那么大。布雷内在 20 世纪 60 年代末研究线虫的时候，有很长一段时间没有发表论文。但是卡文迪什实验室的分子生物学实验室能够容忍他，后来发表了"线虫的遗传学"，做线虫研究的人几乎都会引用到他的这篇文章。现在世界研究线虫的人特别多，因为线虫比较容易饲养，饲养方法很简单，占用场地很小，是一个非常好的模式生物。

做线虫研究的人，在全世界合作得非常好。线虫可以做各种各样的突变体，当做发育生物学或遗传学研究的时候，需要用到别人已经做好的一个突变体时，很简单。找到那个实验室，写封信或者发个邮件说很需要某个突变体，能不能发给实验者。几乎所有的实验室都会很快发给实验者，他们所提出来的要求就只有一个，在发表文章的时候注明所用到的这个突变体是从哪个实验室得到的并表示感谢。

　　线虫研究的合作机制使得对线虫的研究迅速发展，研究线虫的人越来越多，研究成果也越来越多。人们通过有关线虫的研究发现了细胞凋亡的机制和 RNA 干扰机制，这些机制的发现都获得了诺贝尔奖。有很多学者说小线虫大发现，有关线虫的研究在未来还有可能获得更多的诺贝尔奖。线虫研究的合作机制功不可没。

## 二、胆固醇代谢的机制

　　现代营养学的基本原则是人体需要摄入一定量的胆固醇，因为机体中有一类激素的形成是需要胆固醇的，但摄入过多胆固醇又容易导致血管粥样硬化等疾病。当然胆固醇的摄入是否应当限制也存在着一些争议，因为人体也可以产生胆固醇。

　　讲到胆固醇代谢，都会提到美国学者布朗（Michael S. Brown，1941～）和戈登斯坦（Joseph L. Goldstein，1940～），他们因发现了胆固醇代谢的规律和致病机制分享了 1985 年的诺贝尔生理学或医学奖（图 12-7）。这两位学者，一位是遗传学家，另一位是生物化学和分子生物学家，两个人是好朋友。戈登斯坦是美国拉斯克医学奖的主席。诺贝尔奖网站曾介绍他们是合作时间最长的诺贝尔奖得主，而且一直都是好朋友。有一些学者曾经合作研究而获得诺贝尔奖，但获奖以后因产生了一些分歧或其他原因而不再合作。

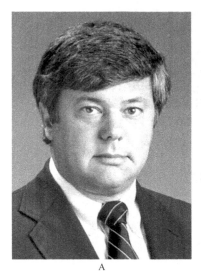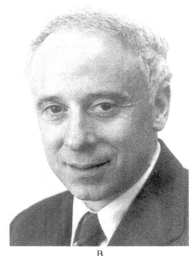

A　　　　　　　　　　　B

**图 12-7　布朗（A）和戈登斯坦（B）**

（引自 https://www.nobelprize.org/nobel_prizes/medicine/laureates/1985/）

在做体检的时候，会检测 LDL（低密度脂蛋白）和 HDL（高密度脂蛋白）这两个指标。一般情况下，在体检指标临界值范围之内，大多认为低密度脂蛋白低一点好，而高密度脂蛋白高一点好。因为低密度脂蛋白的作用是使血液里的胆固醇增加，这对人体是不利的，容易导致血管粥样硬化等心血管疾病；而高密度脂蛋白的作用正好相反，它使血液里的胆固醇减少。正是有关低密度脂蛋白及其受体机制的发现使布朗和戈登斯坦分享了 1985 年的诺贝尔生理学或医学奖。

讲到胆固醇代谢也不能不提远藤章（Endō Akira，1933～），在 20 世纪 70 年代，远藤章和他的助手经过艰苦的努力，从 6000 多种微生物中筛选出能抑制 HMG-CoA 还原酶的物质，这种物质可以控制人体血液中脂类的水平。在这些工作的基础上，远藤章发现了一种控制血脂的药物——他汀。远藤章获得了拉斯克奖，但是没有获得诺贝尔奖（图 12-8）。很多人认为这个工作是一个诺贝尔奖级的工作。

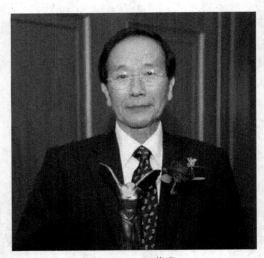

**图 12-8　远藤章**

（引自 http://www.laskerfoundation.org/awards/show/statins-for-lowering-ldl-and-decreasing-heart-attacks/）

## 三、“诺贝尔决斗”——发现下丘脑调节肽的竞争

在高中生物中介绍关于激素的调节作用，最常用的例子就是下丘脑分泌的一种肽类物质——促甲状腺素释放激素，促甲状腺素释放激素调节垂体里促甲状腺素的释放，而促甲状腺素又去调节甲状腺释放甲状腺素。这一机制形成体液调节的下丘脑-垂体-靶腺轴。神经系统通过下丘脑释放调节肽，实现了神经调节和体液调节的相互联系，共同调节生理机能的活动。

人类很早就想弄清楚下丘脑分泌的激素有哪些？是什么物质？有趣的是，在 20

世纪六七十年代，两位学者率领各自的团队经过十余年（1962～1976）你追我赶的
竞争，把下丘脑分泌的主要激素基本上弄清楚了。吉立明（Roger Guillemin，1924～）
和沙利（Andrew V. Schally，1926～）因下丘脑调节肽的发现和研究与发明放射免
疫技术的耶洛夫人一起分享了 1977 年的诺贝尔生理学或医学奖（图 12-9）。

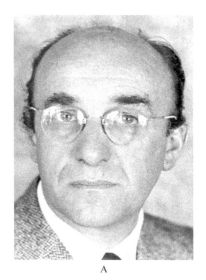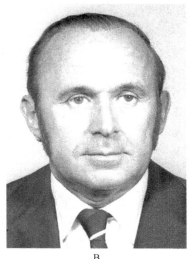

**图 12-9　吉立明（A）和沙利（B）**

（引自 https://www.nobelprize.org/nobel_prizes/medicine/laureates/1977/）

　　吉立明和沙利年龄相仿，吉立明出生于法国，沙利是一个波兰将军的后代。
吉立明的专长是生理学，沙利的专长是生物化学，两人都在加拿大的麦吉尔大学
学习和工作过，都对内分泌的调节感兴趣。当时已有学者提出激素分泌的调节是
通过下丘脑-垂体-靶腺轴的关系实现的，但这一理论尚无证据，其中最重要的证
据就是能否找到下丘脑分泌的调节激素。沙利加入了吉立明在美国的实验团队，
两人希望合作找到下丘脑分泌的激素。两人合作了 5 年，试图找到促肾上腺皮质
激素释放激素，结果非但激素没找到，合作关系也破碎了。究其原因，可能主要
还是两人都比较年轻，三十出头，火气正旺，都想快出成果、出好成果，结果事
与愿违，一山难容二虎。

　　无奈，沙利离开了吉立明的实验室，自己另外成立了一个实验室，但他们俩
研究的问题是完全一样的。两个不同的学者领导两个不同的实验室做同一个问题
的研究，形成了科学史上一次非常激烈的竞争。

　　人的下丘脑在脑的中间，仅 3～4g，动物的下丘脑也很小，一般不足 10g。想
要研究下丘脑里的激素，必须首先得到动物的下丘脑。俩人都放弃了合作时做的促

肾上腺皮质激素释放激素，不约而同地选择先做促甲状腺素释放激素。沙利得知吉立明用羊的下丘脑做实验后，决定用猪的下丘脑做实验。吉立明用了 500 万头羊的下丘脑，而沙利则用了 100 多万头猪的下丘脑。经过 7 年艰苦和曲折的工作，在 1969 年，两人几乎同时发现了具有活性的促甲状腺素释放激素，并弄清了这种激素的结构是一个由三个氨基酸残基组成的肽。两篇论文接受的时间仅相差 37 天，这在没有互联网的时代和持续 7 年的研究事件背景下几乎就是同时完成了研究。

1971 年，两人率领各自的小组，又几乎同时发现了促黄体激素释放激素（促性腺激素释放激素）。这次，沙利用了 16 万头猪的下丘脑，而吉立明用了 40 万头羊的下丘脑。

吉立明和沙利的研究成果证明了下丘脑-垂体-靶腺轴理论的正确性，此后，下丘脑和其他部位的激素陆续被发现，人类对由激素产生的体液调节机制的认识越来越深入。吉立明和沙利都获得了诺贝尔奖，他们之间的竞争被戏称为"诺贝尔决斗"。

# 第三节　偏重科学理论和技术基础

在诺贝尔生理学或医学奖的百年史中，很多获得诺贝尔生理学或医学奖的工作是科学理论基础或者技术基础。

## 一、再说双螺旋

沃森和克里克解析 DNA 双螺旋结构的论文发表在 1953 年 4 月 25 日这一期 *Nature* 杂志上。这篇论文其实很短，大概只有一页半，但这篇论文又被称为生命科学史上最重要的一篇论文（图 12-10）。

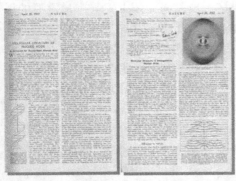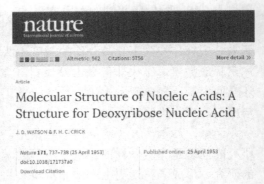

**图 12-10**　沃森和克里克的论文及 *Nature* 网站上的该论文信息

（引自 https://www.nature.com/articles/171737a0）

沃森和克里克在剑桥大学的卡文迪什实验室的分子生物学实验室学习和工作时，主要工作应该是做蛋白质的结构，但是他们两个人对 DNA 的结构非常感兴趣。两个人经常在一起神侃，而且克里克认为灵感就是在和别人神侃的时候迸出来的火花。他们经常去和别人交流 DNA 结构方面的信息，而且经常有做 DNA 研究方面的学者到他们实验室来访问，比如查加夫，他们就和别人交流。因为他们实验室是世界上顶尖的实验室，在实验室工作和来访的学者很多也是世界上顶尖的科学家，同这些学者的交流，使他们了解了最新的研究进展。

用现在的观点来看，或者用现在某些人的观点来看，他们两人好像是有点不务正业，导师给他们安排的工作是做血红蛋白和肌红蛋白结构的研究，而他们俩居然去做 DNA 结构的分析。但是在卡文迪什分子生物学实验室里，那些导师又能够容忍他们去做这些事情，这是非常不简单的。

有人说卡文迪什分子生物学实验室是一个传奇的实验室，现在国内外有很多实验室都想复制它的运作和管理模式，想办法鼓励大家探索那些最有价值的研究，开展原创的研究，做生物学研究中最重要最有意义的工作。

DNA 双螺旋结构解析这篇论文篇幅虽然很短，但是它在生物学上的意义非常重要。因为 DNA 是遗传物质，它是决定物种之间差异、物种延续的关键物质。要把 DNA 的功能弄清楚，首先就要把它的结构弄清楚，所以结构是最基本的东西，把这个最基本的东西弄清楚了，很多功能和机制相对就很容易慢慢地弄清楚了。

以 DNA 双螺旋结构的解析为标志，现代生物学进入了分子生物学时代，人类开始主要从生物大分子的层面解释各种生物现象的本质，所以沃森和克里克的发现是生命科学史上最重要最伟大的发现。

克里克是一个非常有思想的人，后来转向做神经科学方面的研究，经常会提出来一些非常有意思的想法，写过不少著作，他于 2004 年去世。沃森在 2017 年还到中国来过。沃森有时会说一些主流社会不愿意接受的话，他曾经在英国访问时，由于言语不当饱受质疑。

近年来，对有关量子水平的生物学研究议论纷纷，英国学者哈利利（Jim Al-Khalili，1962～）和麦克法登（Johnjoe Mcfadden，1956～）出版了 *Life on the Edge：The Coming of Age of Quantum Biology*（中译本：神秘的量子生命——量子生物学时代的到来）一书，更是造成了很大的影响。生物学研究是否很快会从分子生物学时代进入量子生物学时代呢？也有人认为至少近年基本不可能。一是因为生物大分子涉及的原子数量巨大，基本粒子数量更大，其活动规律和机制目前难以用计算机进行模拟，现在还只能模拟化学小分子（此项工作获得过诺贝尔化学奖）；二是生物学家很难在量子水平解释生物的演化和多样性。

## 二、再说单克隆抗体技术

米尔斯坦和科勒尔因为单克隆抗体技术获得了 1984 年的诺贝尔生理学或医学奖。有学者说这项技术即使不是他们两个人做出来，肯定很快也会有人做出来。现在看起来，这并不是一个很难的技术，思路上好像也不是很难。

想要得到大量同样的特异性抗体，仅仅用免疫细胞是得不到的，因为免疫细胞很难一代代地传下去进行连续培养。一定要用传代很好的细胞，自然会想到用骨髓瘤细胞。把免疫细胞和骨髓瘤细胞进行杂交得到杂交瘤细胞，杂交瘤细胞具有双重特性，既可以产生特异性抗体，又可以进行传代培养。这样就可以得到大量具有同样特异性的抗体。单克隆抗体技术在生物学上是一个非常重要的技术，很多生物学研究里都会用到单克隆抗体技术，它现在是一种非常普及非常常见的技术。从这个技术获奖来看，诺贝尔奖主要是鼓励基础技术的创新，鼓励理论上的发现或创新。

## 三、PCR 的故事

学过现代生物学的人没有一个不知道 PCR（polymerase chain reaction，聚合酶链反应）的，而发明 PCR 技术的穆利斯（Kary B. Mullis，1944～）当时却是一个"小人物"。这个看来并不复杂的技术推动了分子生物学的发展和应用，成为生命科学和医学领域发展中的里程碑。

PCR 技术中的一些环节很早就有学者提出过，并进行了一些实验。但完整地提出 PCR 技术的概念并实现这一技术的人是穆利斯。

据穆利斯回忆当时蹦出这个想法的时候正开着车。1983 年 4 月一个周末的夜晚，穆利斯驾车沿鲜花盛开的公路回他的森林小屋，突然蹦出一个想法：如果在有模板 DNA 的试管中，加入 DNA 片段引物、DNA 聚合酶和 4 种碱基的脱氧核苷酸，就可以产生出与原模板互补的 DNA。而且这一过程如能循环进行，将呈指数型增长，也就是说在很短的时间里可以得到与原模板一样的大量的 DNA。这对于分子生物学研究来说无疑是一个简单便捷而又实用的方法。

穆利斯当时在一家名叫塞特斯的生物技术公司工作，他把自己的想法告诉了他的同事和好友，但大家觉得这个想法没什么新奇的地方，对于 DNA 的合成很多实验室都是这么做的，只是没有循环进行而已。甚至循环进行的设想也有学者提出过，只是没有付诸实施。

穆利斯是一个敢想敢做的人，很快将自己的设想付诸实验。穆利斯的 DNA 扩增实验开始时并不成功。这一技术的开发逐渐得到了穆利斯所在公司的重视，在公司的支持下，有关 PCR 技术的研究进展迅速。经历近两年不断的改进，PCR 技术不断完善并被广泛使用。1993 年穆利斯因 PCR 技术获得了诺贝尔化学奖（图 12-11）。

生活中的穆利斯有点另类，先后结过 4 次婚。据说其产生灵感的那个夜晚，就是在去与新女友约会的路上的突发奇想。穆利斯在诺贝尔奖颁奖典礼上的获奖感言是："感谢你们，在我还能尽情享受生活的年龄把诺贝尔奖授予了我。"

# 第四节　交叉研究的神韵

现在大家都知道交叉研究的重要性，学科之间的交叉非常重要。在诺贝尔奖获奖工作里有很多交叉研究的工作，学科交叉或者不同学科的学者合作。

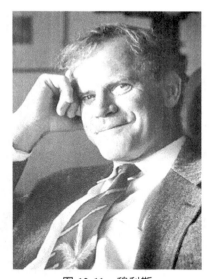

图 12-11　穆利斯

（引自 https://www.nobelprize.org/nobel_prizes/chemistry/laureates/1993/mullis-facts.html）

## 一、贝克西与行波学说

贝克西是匈牙利人，最初他不是一个生物学家，而是一个物理学家。贝克西是学物理的，当时的工作是在电话电报局负责通信线路的保障，主要是保障电话通话时声音清晰而不失真。贝克西在工作中发现了一个问题，如果想要听电话很清楚，需要对听觉的机制弄得很清楚，但当时生理学对人耳接受声音形成听觉的机制还没弄清楚。比如声音有不同的频率，人可以听到的声音是 20～20 000Hz，不同的动物听到的声音频率的范围是不一样的，蝙蝠可以听到的声音的频率比人要高得多，可以听到 10 万 Hz 频率甚至更高频率的声音。

贝克西当时就想，如果要把听清楚电话这个问题弄清楚，首先要把听觉的机制弄清楚。贝克西开始研究听觉的问题，由物理学转向生理学研究。贝克西开始研究耳的结构，他没有学过解剖学，要研究耳的结构，只有到医学院去学解剖学，去做实验，有的时候还把标本带回家里进行解剖研究。

贝克西设计了一些实验，通过他的研究提出了行波学说。

人耳分为外耳、中耳和内耳，内耳的耳蜗像蜗牛一样旋转了 2.5～2.75 圈。耳蜗里面是膜迷路，外面是骨迷路，不是直的。假想把它拉开来就是一根管子，管子中间有一条膜带叫基底膜，基底膜上有毛细胞——细胞上有纤毛的细胞。

贝克西认为人能感受到不同频率的声音与基底膜不同位置上的振动有关，当

217

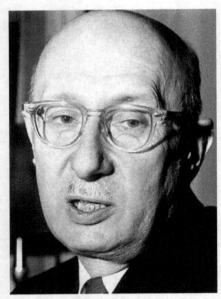

**图 12-12　贝克西**

（引自 https://www.nobelprize.org/nobel_prizes/
medicine/laureates/1961/bekesy-facts.html）

声波的频率是低频的时候，基底膜前端振动最大，其上毛细胞纤毛的摆动也最大；在高频的时候，基底膜振动的最大部位则在后端。也就是说声波的频率不同使得耳蜗里面的基底膜产生最大振动的部位不一样，基底膜上不同部位的毛细胞的纤毛偏转不一样，进而导致对不同的频率声波的接收。这种接收声音的方式是通过行波来完成的，故称为行波学说。

行波学说的提出对于听觉机制的解析做出了非常重要的贡献，贝克西获得了 1961 年的诺贝尔生理学或医学奖（图 12-12）。

贝克西终生未娶，他很喜欢收集古董，特别喜欢拜占庭时代的青铜器。据说他得了诺贝尔奖以后，正好看上了一个古董，就用奖金购买了心仪的青铜器。贝克西去世时，因为没有子嗣，他将所有的收藏捐献给了诺贝尔奖基金会。有些人调侃说贝克西把得到的奖金买了古董，升值以后又还给了诺贝尔奖基金会。

贝克西在研究耳的听觉机制时设计了频闪观测仪进行研究。说到频闪观测仪，可能很少有人知道。但说到走马灯，可能无人不晓了。当蜡烛点燃，走马灯在气流的驱动下旋转时，那些马儿和人的画片好像动了起来，不停地奔跑。这是一种视觉暂留现象，看电影和视频，都是一幅幅的画片快速播放，前一幅图像在眼里还未消失时，后一幅又来了，感觉一切都动了起来。

如果物体或图像运动的速度加快会是怎样的结果呢？我们会看不清具体的物体或图像。比如旋转的电扇和车轮，我们是看不见扇叶和轮辐的。同样我们也无法看清快速或瞬间发生的变化，比如爆炸，因为人类的肉眼只能分辨 0.1s 间隔的影像差异。

频闪观测器（stroboscope）又称同步定时仪，其原理是利用同步闪光技术与人眼视觉暂留功能，使人眼能看得清具有一定周期的快速运动的图像。其方法是当图像以某个速度运动到某一位置时闪光灯发出闪光，加深这一幅图像对眼睛的刺激，图像每次运动到这一位置时，闪光灯都发出闪光，这样眼睛就会看清这幅图像，而忽略其他图像。我们可以自己设计一个简单的频闪观测器观察旋转的电扇和车轮，会发现通过频闪观测器可以清楚地看见扇叶和轮辐。目前在报道体育运动和科学实验中广泛使用的高速摄像机采用的就是频闪观测器。

频闪观测器的应用获得过两次诺贝尔奖。一次就是贝克西1961年的诺贝尔生理学或医学奖，另一次是1999年的诺贝尔化学奖。贝克西在检测不同频率的声波在基底膜上产生振动时就用到了频闪观测器，他设计了一个频闪立体显微镜，可以很好地观察基底膜的振动。

艾哈迈德·泽维尔（Ahmed H. Zewail，1946～）因运用激光技术观测化学反应时分子中原子的运动获得了1999年的诺贝尔化学奖（图12-13）。泽维尔使用的是更快的频闪观测器，被认为是世界上最快的照相机，能够观测时间量度为飞秒（fs）（$1fs = 10^{-15}s$）时的化学反应。在化学反应中有许多过渡态，这些过渡态发生的时间非常短暂。如果能观察到过渡态，就能够了解化学物质是怎样从原始物质到最后产物的每一个环节的变化，就像用慢动作电影一样来观察化学反应（图12-14）。这种研究方法被形象地称为"飞秒化学"。

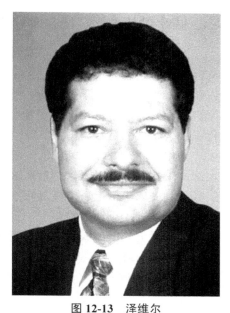

**图 12-13　泽维尔**

（引自 http://www.nobelprize.org/nobel_prizes/chemistry/laureates/1999/zewail-facts.html）

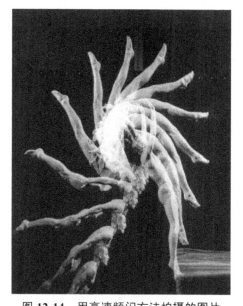

**图 12-14　用高速频闪方法拍摄的图片**

（引自 http://blog.sina.com.cn/s/blog_1655db91f0102wspt.html）

## 二、膜片钳技术、显微技术和成像技术

内尔和萨克曼因为发明了膜片钳技术分享了 1991 年的诺贝尔生理学或医学奖。尽管都是从事生理学和生物物理学研究,但他们两个人的学科背景不一样。内尔是一个具有物理学背景的科学家,动手能力特别强,而萨克曼是一个生理学家。萨克曼的母亲是德国非常著名的医生,他的外公据说是泰国历史上第一个现代医院的院长,是泰国国王的御医。

内尔、萨克曼和另外三人一起合作发明了膜片钳技术。他们把玻璃电极拉得很细,尖端只有几微米,然后在玻璃电极里施加一点负压,把细胞上一小片细胞膜吸附到玻璃电极上。电极周围在这一小片细胞膜周围形成一个高电阻的封接,而电极中间这一小块细胞膜上则很可能含有一个离子通道。这个时候就可以测量单个离子通道的电流或者电导的变化。

霍奇金和赫胥黎建立离子学说时,不能确认钠离子是通过什么方式进入细胞的。通过内尔和萨克曼的膜片钳技术和分子生物学技术,证实钠离子是通过细胞膜上的特殊的蛋白质即离子通道进入细胞的。他们两个人的合作是典型的具有不同学科优势的学者一起合作创新的典范。

有些学生物学的同学在学生物物理的时候,感觉准确掌握膜片钳技术的原理和方法时有些难度,要去发明这样的技术就更难。现代生物学研究非常注重学科之间的交叉,在诺贝尔生理学或医学奖的获奖者里面,很多人一开始都不是学生物的,比如贝克西、内尔、德尔布吕克,他们最初是学物理的,但是后来发明的一些技术或方法用到生物学研究里面,产生了非常重要的影响,体现了现代的学科交叉尤其是在生物学领域学科交叉的重要性。

诺贝尔三大自然科学奖曾多次授予有关科学仪器的创新和发明,很多科学仪器被广泛用于生物学研究和医学检测,如显微技术和成像技术,这些技术的创新和仪器的研发几乎都是多学科交叉和应用的结果。

荷兰学者泽尼克(Frits Zernike,1888~1966)因于 1932 年发现相差法并发明了相差显微镜而获得了 1953 年的诺贝尔物理学奖。相差显微镜运用光通过细胞中密度不同的各个区域所产生的相位变化,更精确地观察细胞的结构。还是在1932 年,年轻的德国学者卢斯卡(Ernst Ruska,1906~1988)制作成功第一台电子显微镜。德国学者宾尼(Gerd Binnig,1947~)和瑞士学者罗雷尔(Heinrich Rohrer,1933~2013)在 20 世纪 80 年代初发明了扫描隧道电子显微镜。卢斯卡、宾尼和罗雷尔分享了 1986 年的诺贝尔物理学奖(图 12-15)。

2014 年的诺贝尔化学奖授予了美国学者白兹格(Eric Betzig,1960~)、莫尔纳尔(William E. Moerner,1953~)和德国学者赫尔(Stefan W. Hell,1962~),以表彰他们在超分辨率荧光显微技术领域取得的成就。他们发明的显微技术

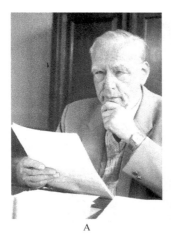 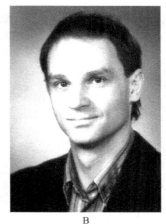 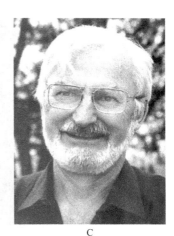

图 12-15　卢斯卡（A）、宾尼（B）和罗雷尔（C）

（引自 https://www.nobelprize.org/nobel_prizes/physics/laureates/1986/）

突破了著名的阿贝极限。德国物理学家阿贝（Ernst Abbe，1840～1905）在 19 世纪末发现光学显微镜分辨率的极限大约是可见光波长的一半。可见光中波长最短的蓝紫光波长大约为 0.4μm，如果两点之间的距离小于 0.2μm 则无法分辨，形成所谓的阿贝极限。病毒和生物大分子的直径通常小于 0.2μm，因此无法用光学显微镜直接观察其活动和变化。超分辨率荧光显微技术解决了这一难题。

瑞士学者迪波什（Jacques Dubochet，1942～）、德国学者弗兰克（Joachim Frank，1940～）和英国学者亨德森（Richard Henderson，1945～）因研究和发展了冷冻电镜技术用于高效率地在原子级分辨率获得生物分子的三维结构，分享了 2017 年的诺贝尔化学奖。冷冻电镜技术推动了复杂生物大分子结构研究的迅速发展。

2014 年和 2017 年诺贝尔化学奖的获奖工作获奖前就有很多学者认为是诺贝尔奖级的工作，有人认为可能获得诺贝尔物理学奖，有人认为可能获得诺贝尔化学奖，也有人认为可能获得诺贝尔生理学或医学奖。这些推测也说明了现代科学的学科交叉非常明显，甚至有学者戏称诺贝尔化学奖有时相当于诺贝尔理综奖。2014 年和 2017 年诺贝尔化学奖的获奖工作有多位华人学者贡献很大，如庄小威（1972～）和程亦凡。但很遗憾，他们没有成为诺贝尔奖的分享者。

美国人科马克（Allan M. Cormack，1924～1998）和英国人豪斯菲尔德（Godfrey N. Hounsfield，1919～2004）因发明电子计算机辅助 X 射线断层扫描仪分享了 1979 年的诺贝尔生理学或医学奖（图 12-16）。

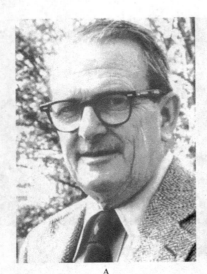
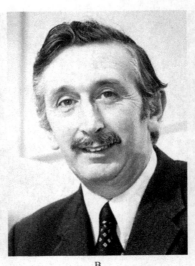

A                                    B

**图 12-16　科马克（A）和豪斯菲尔德（B）**

（引自 https://www.nobelprize.org/nobel_prizes/medicine/laureates/1979/）

　　美国人劳特布尔（Paul C. Lauterbur，1929～2007）和英国人曼斯菲尔德（Peter Mansfield，1933～2017）因有关核磁共振成像技术的研究分享了 2003 年的诺贝尔生理学或医学奖（图 12-17）。计算机断层扫描（computed tomography，CT）、

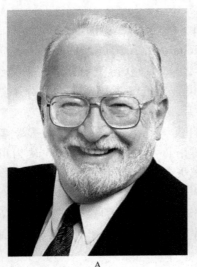
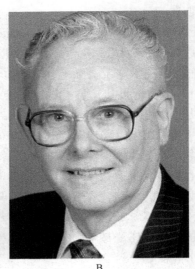

A                                    B

**图 12-17　劳特布尔（A）和曼斯菲尔德（B）**

（引自 https://www.nobelprize.org/nobel_prizes/medicine/laureates/2003/）

功能性磁共振成像（functional magnetic resonance imaging，fMRI）和 PET 等各种成像技术已广泛应用于科学研究和医学临床，已成为现代科学研究和医学应用的利器。

# 第五节　独立的人格和独立的思考

在现代社会中，不仅科学研究工作者要具有独立思考和独立判断的能力，每个人都应当培养自己独立思考和独立判断的能力，形成独立健康的人格。

## 一、耶洛夫人——巾帼不让须眉

耶洛夫人因为放射免疫技术获得了 1977 年的诺贝尔生理学或医学奖，其实她还有一个非常重要的贡献，就是发现了胰岛素抗体。

耶洛夫人毕业于美国沃尔顿高中，之所以提起这所中学，是因为从这所学校里走出了两位女性诺贝尔生理学或医学奖得主，即耶洛夫人和伊利昂（1988 年获奖）。耶洛夫人高中毕业后进入洪特学院。在 20 世纪 30 年代，居里夫人有关放射性现象的研究影响了无数少男少女，也激发了耶洛夫人对核物理学研究的兴趣。耶洛夫人打算本科毕业后继续深造物理学，但由于当时社会对女性的歧视，大家都希望她成为一个小学教师。尽管耶洛夫人希望继续学习物理学或医学，但最终未能如愿，而是进入一个秘书学院做助理。时值第二次世界大战爆发，大量美国青年奔赴前线导致一些大学的研究生院招生不足，一些大学的研究生院破例招收女生，耶洛夫人就进入了伊利诺伊大学工程学院。开学后，她才知道自己是学院400 多位学生中唯一的女生，也是该院建院以来第一位女生。在开学的第一天，她结识了未来的丈夫耶洛（Aaron Yalow），两人于读书期间结婚，故后人一直称她为耶洛夫人。

耶洛夫人拿到核物理学博士学位后，从事有关放射性应用的研究。作为女性，她受到很多质疑。尽管耶洛夫人在同位素应用方面能力出众，但在其所在部门仍只能作为副手，可见当时社会对女性的歧视。为了进一步开展同位素在医学方面应用的研究，需要一位具有医学背景的合作者，耶洛夫人在众多推荐者中选择了本森（Solomon Aaron Berson，1918～1972），他们合作了 22 年。两位不同学科背景的学者相互合作各取所长，发明了放射免疫技术，发现了胰岛素抗体，成为科学史上的佳话。遗憾的是本森没有活到放射免疫技术获得诺贝尔奖的那一天，耶洛夫人为了纪念本森，不仅将自己的实验室更名为本森实验室，而且在本森去世后发表的论文上都属上了本森的名字。

耶洛夫人和本森发现有的人在注射胰岛素后，胰岛素产生的效应会下降。后来就发现是免疫学的问题，一些人可以产生胰岛素抗体。他们觉得这是一个非常重要的发现，就写了一篇文章准备发表在美国最著名的 *Science* 杂志上，但 *Science* 把这篇文章给拒绝了。认为胰岛素这么小的一个分子怎么可能会产生抗体呢？按照免疫学当时的观点，这么小的分子是不可能作为一个抗原刺激体内产生抗体的。后来那篇文章改投到一个影响力比 *Science* 杂志低一些的一个杂志，结果还是被拒绝了。在有一个新的科学发现时，想要被社会所接受，即使是科学界也不是太容易。尽管那篇文章后来还是发表了，但过程非常曲折。

放射免疫技术在医学检测、生化和分子生物学实验中大量应用，各种试剂盒不断推出，供不应求。在 20 世纪 70 年代，各种试剂盒的销售额就达数亿美元，但耶洛夫人和本森都没有为放射免疫技术申请专利。耶洛夫人始终认为科学发现和发明的最大价值是为人类服务而不是为了获取个人的经济利益。从耶洛夫人身上可以看到在充斥着性别歧视和商业气息的社会中，一个人的独立思考和独立人格多么重要。

## 二、玉米夫人——麦克林托克

麦克林托克终身未嫁，很多学者说她是一辈子都嫁给了玉米，一辈子都在研究玉米，所以被称为玉米夫人。麦克林托克毕业于美国著名的康奈尔大学，后进入爱默生的玉米小组。康奈尔大学的农学在全世界是数一数二的，特别是爱默生领导的玉米小组，同摩尔根的果蝇小组一道被称为当时美国遗传学领域最著名的两个研究团队。

麦克林托克一直都在研究玉米。有一种印度彩色玉米，它的玉米粒是彩色的，有黄色的、蓝色的和紫色的，非常漂亮，甚至在一个玉米粒上也会有不同颜色的斑点。爱默生很早就注意到玉米的这种奇特现象，而且无法用孟德尔和摩尔根发现的遗传学规律进行解释。

麦克林托克早在 20 世纪 30 年代就研究过玉米的"断裂-融合-桥"现象。她认为，如果一条染色体有两处发生断裂，两个断裂端相互融合就会形成一个具两个着丝粒的环状染色体。环状染色体中的两条染色单体大部分时间独立复制，但也会偶然在染色单体之间发生交换，结果就产生了具有两个着丝粒的双环。由于两个着丝粒向着相反的方向运动，被牵引的染色单体就会形成一座桥。而随着牵引力量的增大，桥又会在某一位点处发生断裂，断裂端之间又形成新的融合，形成新的环。环的大小取决于桥的断裂位置，而断裂位置则是随机的。因此，当其形成一个很小的环时，常常会丢失环中的显性等位基因而使隐性等位基因得以表达，表现出隐性基因的表现型，而不是孟德尔学说中显性基因的表现型。

1944 年，麦克林托克发现在玉米细胞第 9 号染色体上有一特定位点经常发生断裂，并由此产生不同的表现型。进一步的研究发现，这一现象的形成正是所谓的"断裂-融合-桥"现象。当抑制色素形成的显性基因丢失时，玉米粒上呈现出不同颜色的斑点。而且导致玉米粒颜色变化这一特殊的断裂位点不是随机的，而是受到一个基因的控制。当麦克林托克试图通过实验精确地确定这个控制基因在染色体上的位置时，她惊奇地发现这个基因的位置是不稳定的，它可以从染色体的一个位点跳到另一个位点，遗传学中的"转座子"（也被称为跳跃基因）现象被发现了。有意思的是，这个最早发现的"转座子"在染色体位置上的变化又受到另一个基因的影响，而影响"转座子"转座的基因也是一个"转座子"。

麦克林托克花了整整 6 年的时间构建"转座子"理论体系。至今在学习这一遗传学机制时，不少同学都会犯晕，真不知麦克林托克是如何在一片黑暗中找到了这样一条路。但在当时她提出来这个现象时，几乎所有的遗传学家都不接受。基因怎么能跳呢？从这个染色体跳到那个染色体的说法，大家都不能接受。麦克林托克的研究在遗传学界受到多年的冷遇。后来经过多年对其他物种的研究发现，在很多物种里面都有转座子的现象，甚至发现人类的某些疾病（如猫叫综合征）也是类似的机制导致的。

经过了将近 40 年的时间，麦克林托克获得了 1983 年的诺贝尔生理学或医学奖。麦克林托克也被称为遗传学里三个最伟大的学者之一，人们称他们为遗传学里面的三 M：孟德尔（Gregor Mendel）、摩尔根（Thomas Morgan）和麦克林托克（Barbara McClintock）。

独立的思考和独立的人格特别重要，进入大学不仅是学习某个专业、某种技术，更重要的是培养独立思考、独立分析和独立判断的能力。

# 第六节　遗憾与不足

每年的诺贝尔奖常有各种各样的争议，诺贝尔三大自然科学奖也不例外，每年诺贝尔生理学或医学奖的颁发都有各种各样的争议。诺贝尔奖是由人来决定的一个奖项，它就必然带有评选者的主观判断和价值趋向，不可能是完全客观的。因此诺贝尔生理学或医学奖的历史上也有很多遗憾与不足。

## 一、艾弗里证明 DNA 是遗传物质

最遗憾的未获奖工作在"基因的故事"里介绍过，就是艾弗里证明 DNA 是遗传物质。1944 年，美国的细菌学家艾弗里成功地证明了 DNA 是转化因子的基本单位，也就是说遗传物质是 DNA 而不是蛋白质，这是生物学界最重要的一个发现。当时生物学界没办法判断什么东西是遗传物质，是 DNA 还是蛋白质。艾弗里的肺炎双球菌转化实验证明 DNA 就是遗传物质，但是艾弗里没有获得诺贝尔奖。未获

奖的原因可能主要是两个：其一是艾弗里做这项工作的时候，已经 67 岁，年纪很大；其二可能是与他当时在遗传学界的知名度并不是太高有关。

按照诺贝尔奖的规则，一般会有比较长的考察期。越是重要的发现、越是当时学术界没办法判断或拿不准的发现，考察期就越长。麦克林托克发现转座子，考察了近 40 年。像艾弗里 67 岁证明 DNA 是遗传物质，如果考察他几十年，那要活 100 多岁才能获得诺贝尔奖。

诺贝尔奖还有一个规则，就是原则上不给去世的学者颁奖。尽管 2011 年的诺贝尔生理学或医学奖颁给了已去世的斯坦因曼，但斯坦因曼是在诺贝尔奖委员会已通过了当年的获奖者，而仅在公布获奖名单的前几天去世的。

所以艾弗里就成为诺贝尔生理学或医学奖历史上一个很大的遗憾。当然如果要列一个未获奖的生物学领域里的重要发现和重大发明，还可以列一个长长的单子。

## 二、富兰克林对解析 DNA 双螺旋结构的贡献

富兰克林有关 DNA 晶体的 X 射线衍射的实验，为沃森和克里克构建 DNA 双螺旋模型提供了非常重要的证据，但是她没有获得诺贝尔奖。在当时对女性科学工作者的工作是比较忽视或不太认可的，当然这个问题现在仍然存在。而且沃森和克里克获得 1962 年的诺贝尔生理学或医学奖时，富兰克林已经因癌症于 1958 年 38 岁时去世了。沃森曾写过一本《双螺旋》的书回顾揭示 DNA 双螺旋结构的历史。在那本书最初的版本里，沃森对富兰克林的评价并不是太客观。甚至有些学者写书反驳沃森，可见这其中的偏见。

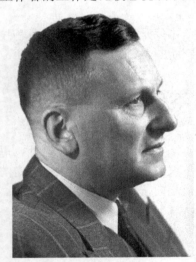

**图 12-18　穆勒**

（引自 https://www.nobelprize.org/nobel_prizes/medicine/laureates/1948/muller-facts.html）

## 三、有关 DDT 的争议

瑞士人穆勒（Paul Hermann Müller，1899～1965）发现 DDT 具有很好的杀虫作用而对大多数其他动物的影响较小，因此将 DDT 用作杀虫剂，穆勒获得了 1946 年的诺贝尔生理学或医学奖（图 12-18）。

在第二次世界大战时，无论在欧洲战场还是在太平洋战场，很多人死于传染病。在欧洲战场当时主要是伤寒和斑疹伤寒，伤寒通过一些苍蝇等虫媒污染食物和水，人通过被污染的食物和水被传染。在东南亚主要是疟疾，疟疾通过蚊子传染。

瑞士科学家穆勒发现可以通过 DDT 杀灭苍蝇、蚊子等虫媒，进而控制传染病的传播。类似的虫媒还有虱子、跳蚤、螨虫和蟑螂等。当时瑞士政府把 DDT 的作用，以及 DDT 作为杀虫剂的配方，同时给了第二次世界大战交战的两方——盟国和轴心国。以美国为代表的盟国非常重视，而以德国为代表的轴心国不太重视。盟国当时大量地使用 DDT，在前线设置防疫站，甚至用 DDT 喷洒士兵和难民的衣服内外，杀灭人体身上的寄生虫。DDT 的使用很快就把那些传染病给控制住了。有人认为 DDT 是第二次世界大战中继雷达、原子弹和青霉素之后的第四个伟大的发明。

但这个伟大的发明在 1962 年被一本书所质疑，这就是卡逊（Rachel Carson，1907～1964）的《寂静的春天》（图 12-19）。《寂静的春天》写到了一个小村子，过去都是鸟语花香，但大量使用 DDT 等杀虫剂以后，小村子就变得很安静了。杀虫剂积聚在虫子中，鸟又去吃这些虫子。有毒的物质在鸟身上积聚，鸟都死掉了。春天成了没有鸟鸣的寂静的春天。

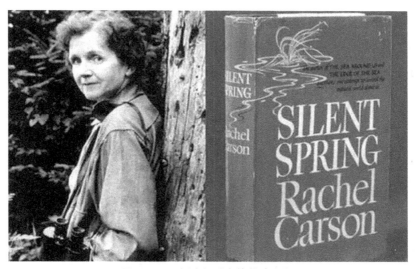

**图 12-19 卡逊和《寂静的春天》**

（引自 http://www.decogo.com/article/? 1460827 ）

对杀虫剂滥用的质疑，导致 DDT 的禁用。从美国开始，很多国家就慢慢开始禁止 DDT 的使用，世界卫生组织也宣布禁止 DDT 的使用。但到了 20 世纪八九十年代，非洲很多国家就 DDT 的禁用提出了抗议。因为不许用 DDT 就没办法去控制苍蝇和蚊子，尤其是在非洲撒哈拉沙漠以南。没有其他好的杀虫剂，又不能用 DDT，蚊子就多；蚊子一多，疟疾就多；疟疾一多，因疟疾而早夭的孩子就增加了。在学术上有争议，到底是环境重要还是非洲小孩子的生命更重要。

有人研究发现，DDT 对人类的危害并不像传说的那么大，DDT 没有那么严重的危害。从 20 世纪末开始，非洲又在使用 DDT，用 DDT 来控制蚊子和苍蝇等虫媒，进而控制传染病的传播。

很多人说 DDT 这一次颁奖是一次失误，但从另外的角度看 DDT 获奖还是很有价值的。

## 四、致癌的线虫——错误的颁奖

在诺贝尔生理学或医学奖历史上，大家公认有错误的一次是在 1926 年。丹麦的费比格（Johannes Fibiger，1867～1928）因为发现线虫致癌获得 1926 年的诺贝尔生理学或医学奖（图 12-20）。现在知道致癌的机制并不是因为线虫，这次错误使诺贝尔生理学或医学奖委员会对有关癌症的研究工作的选择和判断特别谨慎，不敢轻易颁奖给有关癌症的研究工作。

在诺贝尔生理学或医学奖历史上，考察期最长的获奖是劳斯肉瘤病毒的发现者劳斯，他等了 55 年。究其原因，其中之一就是这项工作与癌症相关。在费比格这次颁奖以后，时隔 40 年的 1966 年，诺贝尔生理学或医学奖才再次授予有关癌症的研究者。

## 五、癫痫与脑叶的横切——争议很大的获奖工作

葡萄牙人莫尼兹（Egas Moniz，1874～1955）因脑叶切除术获得 1949 年的诺贝尔生理学或医学奖（图 12-21），这是一个争议很大的获奖工作。

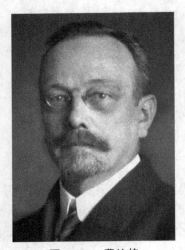

图 12-20　费比格

（引自 https://www.nobelprize.org/nobel_prizes/medicine/
laureates/1926/fibiger-facts.html）

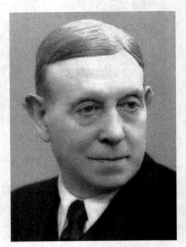

图 12-21　莫尼兹

（引自 https://www.nobelprize.org/nobel_prizes/medicine/
laureates/1949/moniz-facts.html）

癫痫患者发作时非常痛苦甚至有生命危险，莫尼兹采用切掉一部分额叶的方法缓解患者癫痫发作的症状。但大量手术的结果表明患者在手术后会产生意识和行为上的障碍，出现情感冷漠、行动迟缓、神经紧张和失去方向等问题。因为严重的副作用，这种手术被禁止了。有一些影视作品如《飞越疯人院》和《禁闭岛》中也表现了这种手术所产生的一些问题。

# 第七节　中国人与诺贝尔生理学或医学奖

## 一、首位获得诺贝尔生理学或医学奖提名的中国人——伍连德

伍连德是马来亚的华侨，小的时候非常勤奋。当时马来亚是英国的殖民地，只有取得了女王奖学金，才能到英国去留学。伍连德以第一名的成绩拿到女王奖学金，赴英国学医，并在欧洲多个实验室游学。伍连德获得医学博士学位后回到中国，为祖国服务。

1910～1911年，在中国的东北曾经暴发过一次鼠疫大流行。那个年代的中国非常动荡，又发生了鼠疫大流行，大家都不知道怎么办。鼠疫如果不能很好地控制，就会从东北一直南下，危害更多的人。当时只知道是传染病，但不知道是什么原因。要准确地判断传染病产生的原因，必须要到疫区去调查研究是哪些动物传染的？伍连德不惧危险、深入疫区，经过科学细致的研究，他发现是旱獭将肺鼠疫传染给人，人又传染给其他人的，而肺鼠疫产生的源头是动物毛皮的制作。在东北经常做一些动物的毛皮，做动物的毛皮一直都是比较专业的，工艺上比较讲究，世代相传。但是后来大家觉得做这个很赚钱，很多人都做。在做旱獭皮的时候，因为工艺不到位，如硝皮子，不能去除有机质，使致病微生物生长，导致了传染病。

伍连德把产生传染病的原因弄清楚以后，采取了相应的措施，在4个月之内就成功地扑灭了鼠疫。在当时那种历史环境下，真是一个非常了不起的奇迹。1911年，伍连德在沈阳主持召开了万国鼠疫大会，提出东北鼠疫大流行是肺鼠疫，最初是由旱獭传染给人的。当时在亚洲地区，传染病领域研究的权威是日本人北里柴三郎（"青霉素的故事"里介绍过）。北里柴三郎在德国科赫实验室和贝林一起合作发现了治疗白喉的抗血清，贝林因此获得了第一届诺贝尔生理学或医学奖。北里柴三郎认为不是肺鼠疫，伍连德就用自己研究的证据，非常严谨地证明就是肺鼠疫，北里柴三郎最后不得不承认伍连德的研究是正确的。

1913年，伍连德的研究发表在《柳叶刀》杂志上。1935年，伍连德获得了诺贝尔生理学或医学奖的提名，这是我们中国人首次被提名。

## 二、人工合成牛胰岛素

人工合成牛胰岛素是大家都比较熟悉的成就，这与结构生物学和结构化学领域世界上的顶级学者如霍奇金和肯德鲁的介绍、推荐不无相关。

人工合成牛胰岛素工作有几个代表性人物：邹承鲁院士（1923～2006）、王应睐院士（1907～2001）和钮经义院士（1920～1995）（图 12-22）。据一些学者回忆，钮经义被推荐代表人工合成牛胰岛素团队作为诺贝尔奖的候选者。（胰岛素和人工合成牛胰岛素的历史请看陈佳同学制作的简图，见图 5-11。）

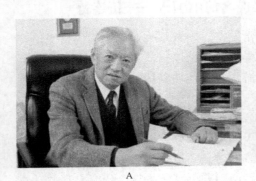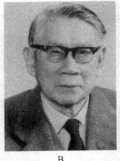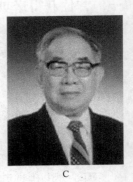

**图 12-22　邹承鲁（A）、王应睐（B）和钮经义（C）**

（引自 http://news.163.com/06/1127/16/30URHEGV000121EQ.html；

http://www.ebiotrade.com/newsf/2006-11/2006111785052.htm；http://baike.sogou.com/h8677697.htm?

sp = Snext&sp = 153207903 ）

直到 2015 年，屠呦呦因青蒿素的研究成为第一个获得诺贝尔生理学或医学奖的中国大陆科学家。近年来，中国学者在生命科学领域取得了很多重要的研究成果，中国人在不久的将来会获得更多的诺贝尔生理学或医学奖。

屠呦呦为研究青蒿素的毒性曾以身试药；泰勒为研究黄热病疫苗也多次以身试药。澳大利亚的马歇尔（Barry J. Marshall，1951～）为研究幽门螺旋杆菌与胃炎和胃溃疡等疾病的关系，不惜喝下含有幽门螺旋杆菌的培养液，使自己患上胃病。马歇尔和沃伦（J. Robin Warren，1937～）因发现幽门螺旋杆菌及其在胃炎和胃溃疡等疾病中作用的研究分享了 2005 年的诺贝尔生理学或医学奖（图 12-23）。

发现磺胺的拉马克不仅以身试药，还在自己心爱的小女儿身上试药；发明脊髓灰质炎（小儿麻痹症）灭活疫苗的索尔克（Jonas Salk，1914～1995）（图 12-24）不仅在自己和自己的夫人身上试药，还在自己三个年幼的孩子身上试药，以证明疫苗对儿童的无害。

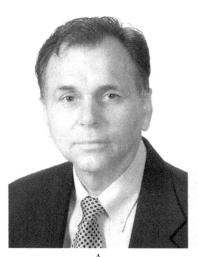
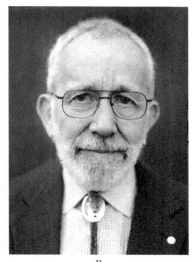

A                                    B

图 12-23    马歇尔（A）和沃伦（B）

（引自 https://www.nobelprize.org/nobel_prizes/medicine/laureates/2005/）

索尔克被称为"科学狂人"，索尔克的脊髓灰质炎灭活疫苗与萨宾（Albert Sabin，1906～1993）（图 12-25）的脊髓灰质炎减毒疫苗之争，使索尔克至死也未得到学术界应有的认可。但索尔克创建的索尔克生物研究所（Salk Institute for Biological Studies），成为当今世界上最著名的生物研究所之一。

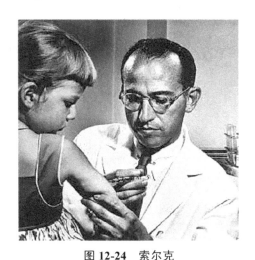
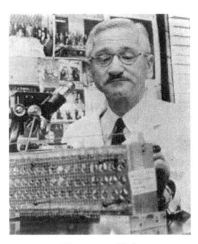

图 12-24    索尔克

（引自 http://blog.sina.com.cn/s/blog_
13ddca2680102x9ab .html）

图 12-25    萨宾

（引自 https://drc.libraries.uc.edu/handle/2374.
UC/664209）

1954 年，诺贝尔奖最终授予了与脊髓灰质炎疫苗研发密切相关的研究，美国的恩德斯（John Franklin Enders，1897～1985）、韦勒（Thomas Huckle Weller，1915～2008）和罗宾斯（Frederick Chapman Robbins，1916～2003）因脊髓灰质炎病毒组织培养的研究获奖（图 12-26）。虽然索尔克和萨宾都没有获得诺贝尔奖，但小儿麻痹症疫苗的发明拯救了很多人的生命！1975 年的诺贝尔生理学或医学奖得主杜尔贝科在索尔克的葬礼上感叹："如果人类健康的显著进步都不被看作科学贡献的话，我们不禁要问，科学在我们生活中又有什么作用呢？"

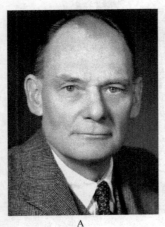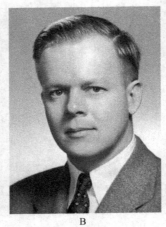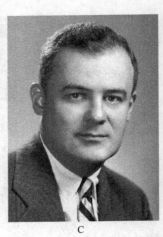

**图 12-26 恩德斯（A）、韦勒（B）和罗宾斯（C）**

（引自 https://www.nobelprize.org/nobel_prizes/medicine/laureates/1954/）

回顾历史，正是无数科学工作者的辛勤研究和探索，推动了人类文明的进步与发展，他们的功勋将名留青史。至于是否获得过诺贝尔奖，相比之下，就显得不是那么重要了。

# 主要参考文献

埃里克·伯根格伦. 1983. 诺贝尔传. 孙文芳译. 长沙：湖南人民出版社

艾伦·G·狄博斯. 2000. 文艺复兴时期的人与自然. 周雁翎译. 上海：复旦大学出版社

爱德华·胡美. 2011. 道一风同——一位美国医生在华 30 年. 杜丽红译. 北京：中华书局

贝尔纳 JD. 1982. 科学的社会功能. 陈体芳译. 北京：商务印书馆

比尔·海斯. 2016. 血液的故事. 2 版. 郎可华译. 北京：生活·读书·新知三联书店

彼得·梅达沃. 1999. 一只会思想的萝卜——梅达沃自传. 袁开文，曹殿文，王文静，等译. 上海：
    上海科技教育出版社

伯恩特·卡尔格-德克尔. 2004. 医药文化史. 姚燕，周惠译. 北京：生活·读书·新知三联书店

波珀（波普尔）KR. 1986. 科学发现的逻辑. 查汝强，邱仁宗译. 北京：科学出版社

曹育. 1998. 中国现代生理学奠基人林可胜博士. 中国科技史料，19（1）：26～41

陈步. 1982. 稳态和中医学——兼评坎农的《躯体的智慧》. 中华医史杂志，（4）：72～77

陈代杰，钱秀萍. 2014. 细菌简史——与人类的永恒博弈. 北京：化学工业出版社

陈沛志. 2012. 西欧中世纪大学与近代科学的产生. 自然辩证法研究，28（12）：74～79

陈其荣，廖文武. 2011. 科学精英是如何造就的——从 STS 的观点看诺贝尔自然科学奖. 上海：
    复旦大学出版社

陈琦. 2006. 王吉民、伍连德的《中国医史》及其中译本. 医学与哲学，27（1）：53～55

陈仁政. 2008. 科学机遇故事. 南京：江苏科学技术出版社

陈蓉霞. 2008. 破译生命的密码——诺贝尔奖和遗传学. 北京：商务印书馆

陈士奎. 1998. "以毒攻毒"与中西医结合研究. 医学与哲学，4：186～188

陈宜张. 2008. 神经科学的历史发展和思考. 上海：上海科学技术出版社

陈宜张. 2009. 探索脑科学的英才——从灵魂到分子之路. 上海：上海教育出版社

陈宜张. 2014. 光遗传学研究. 科学，66（4）：21～26

陈正宜. 1986. 激素的发现者——斯塔林. 生物学通报，（4）：47

戴维·霍瑟萨尔. 2015. 心理学家的故事. 郭本禹，魏宏博，朱兴国，等译. 北京：商务印书馆

戴维·林德伯格. 2013. 西方科学的起源. 2 版. 张卜天译. 长沙：湖南科学技术出版社

丹皮尔 WC. 1975. 科学史. 李珩译. 北京：商务印书馆

董国安，吕国辉. 1996. 生物学自主性与广义还原. 自然辩证法研究，12（3）：13～16

董华，李恒灵. 1996. 基因认识中的还原论与整体论. 自然辩证法研究，12（9）：25～28

杜菲. 2000. 从体液论到医学科学——美国医学的演进历程. 张大庆，李天莉，甄橙，等译. 青
    岛：青岛出版社

恩斯特·迈尔. 2010. 生物学思想发展的历史. 2 版. 涂长晟译. 成都：四川教育出版社

方舟子. 2007. 寻找生命的逻辑——生物学观念的发展. 2 版. 上海：上海交通大学出版社

傅杰青. 2004. 科技史上罕见的巧合——用生牛肝治愈恶性贫血而获诺贝尔奖的故事. 自然杂志，26(2)：116~117

弗·鲍尔生. 1986. 德国教育史. 滕大春，滕大生译. 北京：人民教育出版社

弗洛里斯·科恩·H. 2012. 世界的重新创造：近代科学是如何产生的. 张卜天译. 长沙：湖南科学技术出版社

傅继梁. 2016. 基因：探究、思辨与创新. 上海：上海科学技术出版社

傅维康. 2008. 实验医学的奠基者——伯尔纳. 上海中医药杂志，42（10）：63

高宣亮. 2009. 药物史话. 北京：化学工业出版社

高翼之. 2011. 基因回眸：遗传学的人和事. 南京：江苏科学技术出版社

顾凡及. 2011. 脑科学的故事. 上海：上海科学技术出版社

顾凡及. 2014. 脑海探险——人类怎样认识自己. 上海：上海科学技术出版社

关兵才，张海林，李之望. 2013. 细胞电生理学基本原理与膜片钳技术. 北京：科学出版社

郭贵春，杨维恒. 2012. 中心法则的意义分析. 自然辩证法研究，28（5）：1~5

郭华庆. 1998. 生物科学基本概念的演变. 太原：山西教育出版社

郭云. 2012. 民国时期中国科学文化的发展与影响（1927—1937）. 北京：知识产权出版社

郭照江. 2002. 哈维启示录——纪念哈维发现血液循环 390 周年. 医学与哲学（人文社会医学版），23（4）：58~59

哈尔·哈尔曼. 2008. 医学领域的名家之争. 马晶，李晶译. 上海：上海科学技术文献出版社

韩星. 2008. 身体七巧板——诺贝尔奖和生命调节. 北京：商务印书馆

汉斯·波塞尔. 2002. 科学：科学是什么. 李文潮译. 上海：上海三联书店

郝大程. 2009. 生物学和生物医学科学中的复杂性. 医学与哲学（人文社会医学版），30（3）：7~9

郝恩恩. 1995. 19 世纪德国医学家对世界医学的贡献. 医学与哲学，16（5）：260~261

贺国庆. 1998. 德国和美国大学发达史. 北京：人民教育出版社

胡镓. 2011. 新立法者培根. 北大法学评论，12（1）：273~290

胡文耕. 2002. 生物学哲学. 北京：中国社会科学出版社

黄炜. 2009. 走进真实的科学. 武汉：武汉出版社

黄希庭. 1983. 谢切诺夫对生理学和心理学的主要贡献. 西南师范学院学报，（2）：133~141

霍丽·塔克. 2016. 输血的故事——科学革命中的医学和谋杀. 李珊珊，朱鹏译. 北京：科学出版社

吉姆·艾尔-哈利利，约翰乔·麦克法登. 2016. 神秘的量子生命——量子生物学时代的到来. 侯新智，祝锦杰译. 杭州：浙江人民出版社

加兰·E·艾伦. 2000. 20 世纪的生命科学史. 田洺译. 上海：复旦大学出版社

贾斯汀·波拉德. 2014. 科学囧途——史上最牛发现背后的 100 个真实故事. 冯伟，孙怡，张琦译. 北京：科学普及出版社

凯瑟林·库伦. 2011. 生物学——站在科学前沿的巨人. 史艺荃译. 上海：上海科学技术文献出版社

科恩. 1998. 科学中的革命. 鲁旭东，赵培杰，宋振山译. 北京：商务印书馆

科勒德 P. 1985. 微生物学的发展. 王龙华, 高小琪译. 北京: 科学出版社

科学月刊社. 2016. 诺贝尔化学奖 2005—2015. 新北: 八旗文化/远足文化事业股份有限公司

科学月刊社. 2016. 诺贝尔生理学或医学奖 2005—2015. 新北: 八旗文化/远足文化事业股份有限公司

克里斯蒂娜·J·罗宾诺维兹, 丽萨·W·卡尔. 2015. 当代维京文化——关于瑞典人的历史、心理和习俗. 肖琼译. 北京: 中国社会科学出版社

克洛德·贝尔纳. 1996. 实验医学研究导论. 夏康农, 管光东译. 北京: 商务印书馆

黎润红, 饶毅, 张大庆. 2013. "523 任务"与青蒿素发现的历史探究. 自然辩证法通讯, 35 (1): 107～121

黎润红. 2011. "523 任务"与青蒿抗疟作用的再发现. 中国科技史杂志, 32 (4): 488～500

李东升. 2010. 亥姆霍兹哲学思想的变迁刍议. 科学文化评论, 7 (2): 21～39

李东升. 2011. 亥姆霍兹科学哲学思想的历史考察. 北京: 北京理工大学出版社

李建会. 2006. 生命科学哲学. 北京: 北京师范大学出版社

李清晨. 2012. 心外传奇. 北京: 清华大学出版社

李叔飞. 2009. 海峡华人知识精英的民族主义观念——伍连德与林文庆的比较研究. 华人华侨历史研究, (4): 42～51

李醒民, 宋德生, 王身立. 1988. 思想领域最高的音乐神韵——科学发现个例分析. 长沙: 湖南科学技术出版社

李英. 2016. "中国抗疟药青蒿素及其衍生物研究协作组"（China Cooperative Research Group on Qinghaosu and Its Derivatives as Antimalarials）获得 2003 年度泰国玛希顿亲王奖（Prince Mahidol Award in Medicine）的前前后后. http://blog.sciencenet.cn/blog-3032092-955617.html

李雨民, 陈洪. 2008. 诺贝尔奖和诺贝尔奖学. 上海: 上海科学技术出版社

李振良. 2012. 哈维"生理学革命"的社会历史背景. 自然辩证法通讯, 34 (1): 52～54

丽莎·扬特. 2011. 现代遗传学——设计生命. 邹晨霞译. 上海: 上海科学技术文献出版社

利萨·罗斯纳. 2007. 科学年表. 郭元林, 李世新译. 北京: 科学出版社

林宇梅. 2004. 伍连德科学防疫思想及其实践. 民国档案, (4): 121～123

刘鹤玲. 1998. 世界科学活动中心形成的经济-政治-文化前提. 自然辩证法研究, 14 (2): 47～50

刘林海. 2001. 论加尔文对现代自然科学的积极影响. 聊城大学学报（哲学社会科学版）, (3): 84～86

刘天路. 2010. 身体·灵魂·自然——中国基督教与医疗、社会事业研究. 上海: 上海人民出版社

刘育志, 白映俞. 2015. 玩命手术刀——外科史上的黑色幽默. 上海: 上海文艺出版社

刘远明. 2003. 贝尔纳的生命观对现代生理学的影响. 中华医史杂志, 33 (1): 42～45

刘远明. 2012. 中华医学会与博医会的合作及合并. 自然辩证法研究, 28 (2): 93～99

刘志斌. 2011. 生物哲学中的物理学还原. 理论界, (6): 102～103

罗伯特·金·默顿. 2000. 十七世纪英格兰的科学、技术与社会. 范岱年译. 北京: 商务印书馆

罗伯特·卡尼格尔. 2012. 师从天才——一个科学王朝的崛起. 江载芬, 闫鲜宁, 张新颖译. 上海: 上海科技教育出版社

罗布·布恩. 2016. 勇敢的心. 林静怡, 王颖, 高思行译. 北京: 人民邮电出版社

罗兴波. 2012. 17 世纪英国科学研究方法的发展——以伦敦皇家学会为中心. 北京：中国科学技术出版社

马伯英. 1995. 中国近代医学卫生事业的先驱者伍连德. 中国科技史料, 16（1）：30～42

马格纳. 2009a. 生命科学史. 3 版. 刘学礼译. 上海：上海人民出版社

马格纳. 2009b. 医学史. 2 版. 刘学礼译. 上海：上海人民出版社

马学博. 2007. 伍连德学术生涯中的开创性理论建树. 自然辩证法通讯, 29（3）：73～76

马学博. 2008. 慎思明辨才能无愧先贤也谈《国士无双伍连德》. 博览群书, （3）：29～30

马学博. 2010. 伍连德的三部传世经典. 黑龙江史志, （6）：27～28

马学博. 2011. 伍连德年谱新编. 黑龙江史志, （3）：29～30

迈克·戈德史密斯. 2011. 科学家和他们的疯狂大实验. 林静慧译. 郑州：海燕出版社

美国科学促进会. 2001. 面向全体美国人的科学. 中国科学技术协会译. 北京：科学普及出版社

孟昭威, 吕运明, 王志. 1982. 纪念卓越的生理学家林可胜教授. 生理科学进展, 13（4）：373～375

默顿·迈耶斯. 2011. 现代医学的偶然发现. 周子平译. 北京：生活·读书·新知三联书店

尼古拉·威特科斯基. 2009. 感伤的科学史. 高煜译. 北京：中国人民大学出版社

潘承湘. 1987. 关于施莱登与施旺建立细胞学说的历史地位问题. 自然科学史研究, 6（3）：273～280

潘承湘. 1989. 细胞学说的产生、发展与有关争议. 自然辩证法研究, （6）：72～77

彭永东. 2004. 控制论思想在中国的早期传播. 自然科学史研究, 23（4）：299～318

乔治·萨顿. 2007. 科学史与新人文主义. 陈恒六, 刘兵, 仲维光译. 上海：上海交通大学出版社

全俊. 2006. 在炼金术之后——诺贝尔化学奖获得者 100 年图说. 重庆：重庆出版社

饶毅, 黎润红, 张大庆. 2011. 中药的科学研究丰碑. 科学文化评论, 8（4）：27～44

饶毅, 黎润红, 张大庆. 2013. 化毒为药：三氧化二砷对急性早幼粒白血病治疗作用的发现. 中国科学：生命科学, 43（8）：700～707

饶毅. 2014. 饶议科学Ⅰ. 上海：上海科技教育出版社

任瑛, 李晓敏, 徐维廉, 等. 2001. 伯尔纳——实验生理学的奠基人. 中华医史杂志, 31（3）：153～154

阮芳赋. 1980. "稳态"概念的发展. 生理科学进展, 11（3）：284～286

阮芳赋. 1985. 沙皇政府迫害谢切诺夫——反动政治阻碍科学发展的一个典型事例. 生理科学进展, 16（2）：189～190

邵丹. 2004. 伍连德和英文版《中国医史》——一部老医书之存世价值与意义. 医学与哲学, 25（5）：61～62

施奈德. 2009. 疯狂实验史. 许阳译. 北京：生活·读书·新知三联书店

矢沢科学事务所. 2012. 诺贝尔奖中的科学——生理学或医学卷. 王沥译. 北京：科学出版社

宋琳, 孙雍君. 2012. W. L. 布拉格对卡文迪什实验室管理创新思想研究. 自然辩证法研究, 28（6）：71～75

苏上豪. 2015. 癫狂的医学——从野蛮到文明的另类医学进化史. 北京：现代出版社

孙昌昱. 2016. 光遗传学及其在神经科学方面的应用与进展. 生物学通报, 51（9）：1～5

汤浅光朝. 1984. 解说科学文化史年表. 张利华译. 北京：科学普及出版社

田文泽. 2010. 叩响诺贝尔医学奖大门的中华第一人——伍连德. 医学与哲学（人文社会医学版），31（10）：78～79

托马斯·海格. 2011. 显微镜下的恶魔——第一种抗生素的发现. 肖才德译. 长沙：湖南科学技术出版社

托马斯·克拉普. 2005. 科学简史——从科学仪器的发展看科学的历史. 朱润生译. 北京：中国青年出版社

托马斯·库恩. 2003. 科学革命的结构. 金吾伦，胡新和译. 北京：北京大学出版社

汪子春. 1994. 自然科学发展大事记——生物卷. 沈阳：辽宁教育出版社

王晓勇. 2001. 科学精神与诺贝尔奖. 自然辩证法研究，17（9）：60～64

王哲. 2011. 国士无双伍连德. 2版. 福州：福建教育出版社

王志均，陈孟勤. 1993. 中国生理学史. 北京：北京医科大学北京协和医科大学联合出版社

王志均. 1979. 发现促胰液素的故事. 生理科学进展，10（2）：184～185

王志均. 1980. 班廷的奇迹——发现胰岛素的故事. 生理科学进展，11（11）：281～283

王志均. 1983. 关于内分泌概念的相对性和发展. 生理科学进展，14（3）：195～198

王志均. 1984. 内环境来源于海水的理论. 生理科学进展，15（3）：280～282

王志均. 1993. 内环境恒定概念的提出——伯尔纳的伟大贡献. 生物学通报，28（11）：46～47

王志均. 1995. 巴甫洛夫：一个从神坛上请下来的人. 生物学通报，30（3）：44～45

王志均. 1996a. 雌雄外激素趣谈. 生物学通报，31（8）：1～3

王志均. 1996b. 摘取下丘脑皇冠上明珠的一对竞赛冤家（二）. 生物学通报，31（2）：40～42

王志均. 1996c. 摘取下丘脑皇冠上明珠的一对竞赛冤家（一）. 生物学通报，31（1）：44～46

王志均. 1997. 生物医学史上一些青年科学家的重大贡献. 生物学通报，32（2）：2～3

王志均. 1998. 生理学史上的一桩公案——贝尔和马让迪的优先权之争. 学会月刊，（3）：9～10

王志均. 2001. 名师风范——记19世纪生理学大师路德维希. 生理科学进展，32（1）：88～91

王子明，孟建伟. 2015. 从整体论、还原论到新的整体论——论生物学方法论的革命. 自然辩证法研究，31（1）：97～102

威廉·F·拜纳姆. 2000. 十九世纪医学科学史. 曹珍芬译. 上海：复旦大学出版社

威廉·哈维. 1992. 心血运动论. 田洺译. 武汉：武汉出版社

威廉·科尔曼. 2000. 十九世纪的生物学和人学. 严晴燕译. 上海：复旦大学出版社

维纳. 2009. 控制论——或关于在动物和机器中控制和通信的科学. 2版. 郝季仁译. 北京：科学出版社

沃森. 2009. 双螺旋——发现DNA结构的故事. 刘望夷译. 北京：化学工业出版社

吴襄. 1996. 近代生理学发展简史. 北京：高等教育出版社

西娅·库珀，亚瑟·恩斯伯格. 2011. 突破——胰岛素发现创造的科学奇迹. 谢琨译. 上海：上海人民出版社

夏媛媛. 2012. 医学的十大重要进程. 南京：东南大学出版社

解少柏. 1992. 激素史话——论医学与实践的关系. 医学与哲学，（3）：37～39

谢蜀生. 1989. 揭开抗体多样性的奥秘. 生理科学进展，20（3）：284～286

谢蜀生. 1994. 神经—内分泌—免疫网络理论的意义. 医学与哲学，15（8）：1～2

谢蜀生. 2000. 百年回眸：免疫学研究进展与医学. 医学与哲学，21（11）：27～30

谢蜀生. 2001. 美国生物医学崛起的基础——医学教育和科研的体制创新. 科学导报，（10）：

25~27

谢蜀生. 2006. 免疫学编史学研究述评. 自然辨证法通讯, 28（4）: 76~80

谢蜀生. 2007. 物理学家与分子生物学革命. 北京大学学报（医学版）, 39（4）: 445~449

辛彦怀. 2004a. 近代科学的诞生与意大利大学. 河北师范大学学报（哲学社会科学版）, 27（6）: 143~148

辛彦怀. 2004b. 十九世纪德国大学对科学发展的影响. 科学技术与辩证法, 21（3）: 113~117

熊卫民, 王克迪. 2005. 合成一个蛋白质. 济南: 山东教育出版社

熊言林, 周倩. 2012. 近代化学教育的圣地——德国吉森实验室. 化学教育,（3）: 76~78

徐科. 1999. 纪念巴甫洛夫 150 周年诞辰. 生命科学, 11（6）: 282~283

许良. 1999. 亥姆霍兹哲学思想研究. 上海: 复旦大学出版社

严春友. 1999. 关于科学精神与人文精神的思考. 淄博学院学报（社会科学版）,（3）: 9~15

杨建邺, 陈珩. 2013. 啊, 还有这样的事——诺贝尔奖背后的故事. 武汉: 华中科技大学出版社

杨舰, 戴吾三. 2003. 历史上的科学名著. 武汉: 湖北教育出版社

杨莉, 刘莉, 黄亮, 等. 2006. 疾病或被改变中的生命史——诺贝尔生理学或医学奖获得者 100 年图说. 重庆: 重庆出版社

伊什特万·豪尔吉陶伊. 2007. 通往斯德哥尔摩之路——诺贝尔奖、科学和科学家. 节艳丽译. 上海: 上海科技教育出版社

于善谦, 王洪海, 朱乃硕, 等. 2008. 免疫学导论. 2 版. 北京: 高等教育出版社

余海若. 2001a. 探索生命的奥秘（八）——纪念诺贝尔生理与医学奖 100 年. 科学就是力量,（8）: 26~27

余海若. 2001b. 探索生命的奥秘（二）——纪念诺贝尔生理与医学奖 100 年. 科学就是力量,（2）: 26~27

余海若. 2001c. 探索生命的奥秘（六）——纪念诺贝尔生理与医学奖 100 年. 科学就是力量,（6）: 26~27

余海若. 2001d. 探索生命的奥秘（七）——纪念诺贝尔生理与医学奖 100 年. 科学就是力量,（7）: 26~27

余海若. 2001e. 探索生命的奥秘（三）——纪念诺贝尔生理与医学奖 100 年. 科学就是力量,（3）: 26~27

余海若. 2001f. 探索生命的奥秘（四）——纪念诺贝尔生理与医学奖 100 年. 科学就是力量,（4）: 26~27

余海若. 2001g. 探索生命的奥秘（五）——纪念诺贝尔生理与医学奖 100 年. 科学就是力量,（5）: 26~27

余海若. 2001h. 探索生命的奥秘（一）——纪念诺贝尔生理与医学奖 100 年. 科学就是力量,（1）: 26~27

袁媛. 2010. 近代生理学在中国（1851—1926）. 上海: 上海人民出版社

约翰·詹姆斯. 2014. 生物学巨匠——从雷到汉密尔顿. 张钫译. 上海: 上海科技教育出版社

张大庆. 2002. 人道主义的凯歌——科学技术与 20 世纪的医学. 太原: 山西教育出版社

张大庆. 2007. 医学史十五讲. 北京: 北京大学出版社

张钢. 1991. 德国科学的体制化与科学文化的发展. 浙江大学学报, 4（5）: 112~118

张铭. 2008. 鲍尔·朗格汉斯——发现胰岛的人. 生理科学进展, 39（3）: F3

张铭. 2013. 杜波依斯·雷蒙德——实验电生理学之父. 生理科学进展, 44 (2): 158~160

张铭. 2015a. 从硝酸甘油到伟哥. 中小学实验与装备, 25 (5): 8~9

张铭. 2015b. 稳态应激——变化的稳态. 生理科学进展, 46 (4): 269~272

张铭. 2016. 青霉素背后的无名英雄——希特利. 中小学实验与装备, 26 (2): f2

张庆柱, 张均田. 2006. 书写世界现代医学史的巨人们: 历届诺贝尔生理学或医学奖获得者的传奇业绩和人生. 北京: 北京协和医科大学出版社

张亭栋. 2003. 开发砒霜. 中国中西医结合杂志, 23 (1): 65~66

张文虎. 2009. 创新中的社会关系: 围绕青蒿素的几个争论, 自然辩证法通讯, 31 (6): 32~39

张锡钧. 1981. 回忆客座教授坎农在北京的日子. 生理科学进展, 12 (2): 181~182

张燮泉, 杜慧群. 1983. 医学科学中的还原论初探. 医学与哲学, (8): 20~24

张永平, 殷正坤. 2006. 哈维《心血运动论》的产生及对近代生理学的影响. 医学与哲学 (人文社会医学版), 27 (8): 65~66

章效锋. 2015. 显微传——清晰的纳米世界. 北京: 清华大学出版社

赵磊, 谢树放. 2011. 大学生科学精神与人文精神的培育路径. 江苏高教, (1): 100~101

赵兴太, 王国领. 2007. 世界科学活动中心转移与 21 世纪的中国科技. 郑州: 河南人民出版社

郑艳秋, 朱幼文, 廖红, 等. 2009. 基因科学简史——生命的秘密. 上海: 上海科学技术出版社

中国科学技术馆. 2003. 征服瘟疫之路——人类与传染病斗争的科学历程. 石家庄: 河北科学技术出版社

中国科学院神经科学研究所. 2017. 大脑的奥秘. 上海: 上海科学技术出版社

周专. 2015. 李之望——当代中国生命科学黎明前的一位铺路人. 生理学报, 67 (2): 235~236

左汉宾. 2008. 从抗体到复合免疫网络. 西安: 第四军医大学出版社

Azar HA. 1997. Rudolf Virchow, not just a pathologist_ a re-examination of the report on the typhus epidemic in upper Silesia. Annals of Diagnostic Pathology, 1 (1): 66~71

Benaroyo L. 1998. Rudolf Virchow and the scientific approach to medicine. Endeavour, 22 (3): 114~116

Bentivoglio M, Vercelli A, Filogamo G. 2006. Giuseppe Levi: mentor of three Nobel laureates. Journal of the History of the Neurosciences, 15: 358~368

Bresadola M. 1998. Medicine and science in the life of Luigi Galvani(1737-1798). Brain Research Bulletin, 46 (5): 367~380

Cheatham ML. 2008. The death of George Washington: an end to the controversy? Am Surg, 74(8): 770~774

Cranefield PF. 1988. Carl Ludwig and Emil du Bois-Reymond: a study in contrasts. Gesnerus, 45 (Pt2): 271~282

Darwin CR. 2009. Collection science. The American Association for the Advancement of Science, 19: 31

de Palma A, Pareti G. 2011. Bernstein's long path to membrane theory: radical change and conservation in nineteenth-century German electrophysiology. J Hist Neurosci, 20 (4): 306~337

DeFelipe J. 2002. Sesquicentenary of the birthday of Santiago Ramóny Cajal, the father of modern neuroscience. TINS, 25 (9): 481~484

Dierig S. 2000. Urbanization, place of experiment and how the electric fish was caught by Emil du

Bois-Reymond. Journal of the History of the Neurosciences，9（1）：5～13

Dierig S. 2003. Engines for experiment：laboratory revolution and industrial labor in the nineteenth-century city. Osiris，18：116～134

Dierig S. 2006. Science and craftsmanship：the art of experiment and instrument making. C R Biol，329（5-6）：348～353

Elrod JM，Karnad AB. 2003. William bosworth castle：pioneer of haematological clinical investigation. British Journal of Haematology，121：391

Finkelstein G. 2000. The ascent of man_Emil du Bois-Reymond's reflections on scientific progress. Endeavour，24（3）：129～132

Finkelstein G. 2006. Emil du Bois-Reymond vs Ludimar Hermann. C R Biologies，329：340～347

Finkelstein GM. 2003. du Bois-Reymond goes to Paris. Br J Hist Sci，36（130 Pt 3）：261～300

Firestein S. 2005. A Nobel nose：The 2004 Nobel prize in physiology and medicine. Neuron，45（3）：333～338

Fye WB. 1983. Ernest Henry Starling, his law and its growing significance in the practice of medicine. Circulation，68（5）：1145～1148

Fye WB. 1986. Carl Ludwig and the Leipzig Physiological Institute：'a factory of new knowledge'. Circulation，74：920～928

Fye WB. 2006. Ernest Henry Starling. Clin Cardiol，29：181～182

Hall JE. 2016. Guyton and Hall Textbook of Medical Physiology. 13th ed. New York：W. B. Saunders Company

Hill AV. 1969. Bayliss and Starling and the happy fellowship of physiologists. J Physiol，（204）：1～13

Kandel ER，Schwartz JH，Jessell TM. 2000. Principles of Neural Science. 4th ed. New York：McGraw-Hill

Kettenmann H. 1997. Alexander von Humboldt and the concept of animal electricity. TINS，20（6）：239～242

Krnjevic K. 2005. From 'soup physiology' to normal brain science. J Physiol，569：1～2

Livet J，Weissman TA，Kang H，et al. 2007. Transgenic strategies for combinatorial expression of fluorescent proteins in the nervous system. Nature，450（7166）：56～62

Lohff B. 2001. Facts and philosophy in neurophysiology. The 200th anniversary of Johannes Müller（1801—1858）. J Hist Neurosci，10（3）：277～292

Lombard WP. 1916. The life and work of Carl Ludwig. Science，44（1133）：363～375

Magner LN. 2001. History of Physiology. London：Macmillan Publishers Ltd，Nature Publishing Group：1～10

Mervis J. 1996. Cancer research：ancient remedy performs new tricks. Science，273：578

Miller LH，Su X. 2011. Artemisinin：discovery from the Chinese herbal garden. Cell，146（6）：855～858

Nelson OE. 1993. A notable triumvirate of maize geneticists. Genetics，135：937～941

Pearce JM. 2001. Emil Heinrich Du Bois-Reymond（1818—96）. J Neurol Neurosurg Psychiatry，71（5）：620

Piccolino M，Bresadola M. 2002. Drawing a spark from darkness：John Walsh and electric fish.

Trends Neurosci，25（1）：51～57

Piccolino M，Finger S，Barbara JG. 2011. Discovering the African freshwater "torpedo": legendary Ethiopia，religious controversies，and a catfish capable of reanimating dead fish. J Hist Neurosci，20（3）：210～235

Piccolino M，Wade NJ. 2013. The frog's dancing master：science，séances，and the transmission of myths. J Hist Neurosci，22（1）：79～95

Piccolino M. 1998. Animal electricity and the birth of electrophysiology：the legacy of Luigi Galvani. Brain Research Bulletin，4（5）：381～407

Piccolino M. 2002. Fifty years of the Hodgkin-Huxley era. TINS，25（11）：552～553

Schickore J. 2003. The "philosophical grasp of the appearances" and experimental microscopy：Johannes Müller's microscopical research. Stud Hist Phil Biol & Biomed Sci，34：569～592

Seyfarth EA. 2006. Julius Bernstein（1839—1917）：pioneer neurobiologist and biophysicist. Biol Cybern，94（1）：2～8

Skrzypiec-Spring M，Grotthus B，Szeląg A，et al. 2007. Isolated heart perfusion according to Langendorff—still viable in the new millennium. Journal of Pharmacological and Toxicological Methods，55（2）：113～126

Squire L. 2003. Fundamental Neuroscience. 2nd ed. New York：Academic Press

Starr C，Evers CA，Starr L. 2016. Biology Concepts and Applications. 10th ed. Boston：Cengage Learning

Tansey EM. 2006. Pavlov at home and abroad：His role in international physiology. Autonomic Neuroscience，125（1～2）：1～11

Vesalius A. 2001. Human Anatomy. 6th ed. New York：The McGraw-Hill Companies：14

Zhang F，Vierock J，Yizhar O，et al. 2011. The microbial opsin family of optogenetic tools. Cell，（147）：1446～1457

Zimmer HG. 1996. Carl Ludwig：The man，his time，his influence. Eur J Physiol，432（3 Suppl）：R9～R22

Zimmer HG. 1997. Carl Ludwig，the Leipzig Physiological Institute，and introduction to the focused issue：growth factors and cardiac hypertrophy. J Mol Cell Cardiol，29（11）：2859～2864

Zimmer HG. 1998. The isolated perfused heart and its pioneers. Physiology，13：203～210

Zimmer HG. 1999. The contributions of Carl Ludwig to cardiology. Can J Cardiol，15（3）：323～329

Zimmer HG. 2002. Who discovered the Frank-Starling mechanism？ Physiology，17：181～184

# 附录
# 历届诺贝尔生理学或医学奖获奖名录

1901 年 Emil Adolf von Behring（贝林）（德国人）有关白喉血清疗法的研究

1902 年 Ronald Ross（罗斯）（英国人）有关疟疾的研究

1903 年 Niels Ryberg Finsen（芬森）（丹麦人）利用光辐射治疗狼疮

1904 年 Ivan Pavlov（巴甫洛夫）（俄国人）有关消化系统生理学方面的研究

1905 年 Robert Koch（科赫）（德国人）有关结核病的研究

1906 年 Camillo Golgi（高尔基）（意大利人）和 Santiago Ramóny Cajal（卡哈尔）（西班牙人）有关神经系统结构的研究

1907 年 Charles Laveran（拉韦朗）（法国人）发现并阐明了原生动物在引起疾病中的作用

1908 年 Ilya Ilyich Mechnikov（梅契尼科夫）（俄国人）和 Paul Ehrlich（埃尔利希）（德国人）有关免疫力的研究

1909 年 Emil Theodor Kocher（科歇尔）（瑞士人）有关甲状腺的生理学、病理学及外科学的研究

1910 年 Albrecht Kossel（科塞尔）（德国人）有关蛋白质、核酸方面的研究

1911 年 Allvar Gullstrand（古尔斯特兰德）（瑞典人）有关眼睛屈光学方面的研究

1912 年 Alexis Carrel（卡雷尔）（法国人）有关血管缝合和器官移植方面的研究

1913 年 Charles Richet（里歇）（法国人）有关抗原过敏的研究

1914 年 Robert Bárány（巴拉尼）（奥地利人）有关前庭器官生理学和病理学的研究

1915 年未颁奖

1916 年未颁奖

1917 年未颁奖

1918 年未颁奖

1919 年 Jules Bordet（博尔德特）（比利时人）有关免疫方面的发现（补体）

1920 年 August Krogh（克劳）（丹麦人）有关毛细血管运动的调节机制

1921 年未颁奖

1922 年 Archibald Vivian Hill（希尔）（英国人）有关肌肉产热的研究；Otto Fritz Meyerhof（迈尔霍夫）（德国人）有关肌肉中氧消耗和乳酸代谢的研究

1923 年 Frederick Banting（班廷）（加拿大人）和 John Macleod（麦克劳德）（加拿大人）发现胰岛素

1924 年 Willem Einthoven（爱因托芬）（荷兰人）发现心电图机理

1925 年未颁奖

1926 年 Johannes Fibiger（费比格）（丹麦人）发现线虫癌

1927 年 Julius Wagner-Jauregg（瓦格纳-姚雷格）（奥地利人）发现治疗麻痹的发热疗法

1928 年 Charles Jules Henri Nicolle（尼科尔）（法国人）有关斑疹伤寒的研究

1929 年 Christiaan Eijkman（艾克曼）（荷兰人）发现抗神经炎的维生素（维生素 $B_1$）；Frederick Gowland Hopkins（霍普金斯）（英国人）发现促进生长的维生素（维生素 $B_2$）

1930 年 Karl Landsteiner（兰德施泰纳）（奥地利人）发现血型

1931 年 Otto Heinrich Warburg（瓦尔堡）（德国人）发现呼吸酶的性质和作用方式

1932 年 Charles Scott Sherrington（谢林顿）（英国人）和 Edgar Douglas Adrian（亚德里安）（英国人）发现神经元的相关功能

1933 年 Thomas Hunt Morgan（摩尔根）（美国人）发现染色体的遗传机制

1934 年 George Whipple（惠普尔）（美国人）、George Minot（迈诺特）（美国人）和 William Parry Murphy（墨菲）（美国人）发现贫血病的肝脏疗法

1935 年 Hans Spemann（施佩曼）（德国人）发现胚胎发育中的组织效应

1936 年 Henry Dale（戴尔）（英国人）和 Otto Loewi（洛伊）（德国人）发现神经冲动的化学传递

1937 年 Albert von Szent-Györgyi（圣·乔治）（匈牙利人）发现生物氧化过程特别是维生素 C

1938 年 Corneille Jean François Heymans（海曼斯）（比利时人）发现颈动脉窦和主动脉弓在呼吸调节中的作用

1939 年 Gerhard Domagk（多马克）（德国人）发现百浪多息（磺胺药）的抗菌作用

1940 年未颁奖

1941 年未颁奖

1942 年未颁奖

1943 年 Henrik Dam（达姆）（丹麦人）发现维生素 K；Edward Adelbert Doisy（多伊西）（美国人）发现维生素 K 的化学性质

1944 年 Joseph Erlange（厄兰格）（美国人）和 Herbert Spencer Gasser（加塞尔）（美国人）有关单根神经纤维功能分化的研究

1945 年 Alexander Fleming（弗莱明）（英国人）、Ernst Boris Chain（钱恩）（英国人）和 Howard Walter Florey（弗洛里）（英国人）发现青霉素及青霉素对传染病的治疗效果

1946 年 Hermann Joseph Muller（穆勒）（美国人）发现用 X 射线产生突变的方法

1947 年 Carl Cori（卡尔·科里）（美国人）和 Gerty Cori（格蒂·科里）（美国人）发现糖原的转化机制；Bernardo Alberto Houssay（何赛）（阿根廷人）发现垂体前叶激素对糖代谢的作用

1948 年 Paul Hermann Müller（穆勒）（瑞士人）发现 DDT 的高效杀虫作用

1949 年 Walter Rudolf Hess（赫斯）（瑞士人）发现间脑（下丘脑）对内脏活动的调节作用；Egas Moniz（莫尼兹）（葡萄牙人）发现脑叶白质切除术对精神病患者的治疗作用

1950 年 Edward Calvin Kendall（肯德尔）（美国人）、Tadeus Reichstein（赖希施泰因）（瑞士人）和 Philip Showalter Hench（亨奇）（美国人）发现肾上腺皮质激素的结构和生物效应

1951 年 Max Theiler（泰勒）（南非人）有关黄热病及防治方法（黄热病疫苗）的研究

1952 年 Selman Waksman（瓦克斯曼）（美国人）发现链霉素，首个针对结核病的抗生素

1953 年 Hans Krebs（克雷布斯）（英国人）发现柠檬酸循环（三羧酸循环）；Fritz Lipmann（李普曼）（美国人）发现辅酶 A 及其对中间代谢的重要性

1954 年 John Franklin Enders（恩德斯）（美国人）、Thomas Huckle Weller（韦勒）（美国人）和 Frederick Chapman Robbins（罗宾斯）（美国人）有关脊髓灰质炎病毒的组织培养的研究

1955 年 Axel Hugo Theodor Theorell（西奥雷尔）（瑞典人）有关氧化酶的作用和特性研究

1956 年 André Frédéric Cournand（库南德）（美国人）、Werner Forssmann（福斯曼）（德国人）和 Dickinson W. Richards（理查兹）（美国人）心脏导管术和循环系统的病理变化的发现

1957 年 Daniel Bovet（博韦）（意大利籍瑞士人）发现抑制某些机体物质作用

的合成化合物，特别是对血管系统和骨骼肌的作用（合成类箭毒化合物、抗组织胺药物）

1958 年 George Wells Beadle（比德尔）（美国人）和 Edward Lawrie Tatum（塔特姆）（美国人）发现一切生物体内的生化反应都是由基因逐步控制的，Joshua Lederberg（莱德伯格）（美国人）有关基因重组和细菌遗传物质的研究

1959 年 Severo Ochoa（奥乔亚）（美国人）和 Arthur Kornberg（科恩伯格）（美国人）有关 RNA 和 DNA 合成机制的研究

1960 年 Frank M. Burnet（伯内特）（澳大利亚人）和 Peter B. Medawar（梅达沃）（英国人）发现获得性免疫耐受性

1961 年 Georg von Békésy（贝克西）（美国人）发现耳蜗感音的物理机制（行波学说）

1962 年 Francis Crick（克里克）（英国人）、James Watson（沃森）（美国人）和 Maurice Wilkins（威尔金斯）（英国人）发现核酸的分子结构及其对生物中信息传递的重要性

1963 年 John Eccles（埃克尔斯）（澳大利亚人）、Alan Lloyd Hodgkin（霍金奇）（英国人）和 Andrew Huxley（赫胥黎）（英国人）发现神经细胞膜的膜外和膜内部位与神经兴奋和抑制有关的离子机理（有关动作电位机制的离子学说）

1964 年 Konrad Bloch（布洛赫）（美国人）和 Feodor Lynen（吕南）（德国人）有关胆固醇和脂肪酸代谢和调控的机制

1965 年 Francois Jacob（雅各布）（法国人）、André Lwoff（雷沃夫）（法国人）和 Jacques Monod（莫诺）（法国人）有关酶和病毒的遗传调控机制的研究

1966 年 Peyton Rous（劳斯）（美国人）发现肿瘤诱导病毒；Charles Brenton Huggins（哈金斯）（美国人）发现前列腺癌的激素治疗

1967 年 Ragnar Granit（格拉尼特）（瑞典人）、Haldan Keffer Hartline（哈特兰）（美国人）和 George Wald（沃尔德）（美国人）发现眼睛视觉的化学及生理的初级过程

1968 年 Robert W. Holley（霍利）（美国人）、Har Gobind Khorana（霍拉纳）（美国人）和 Marshall W. Nirenberg（尼伦伯格）（美国人）有关遗传密码的破译及其在蛋白质合成中的作用

1969 年 Max Delbrück（德尔布吕克）（美国人）、Alfred D. Hershey（赫尔希）（美国人）和 Salvador E. Luria（卢里亚）（美国人）发现病毒的复制机制和遗传结构

1970 年 Bernard Katz（卡茨）（英国人）、Ulf von Euler（奥伊勒）（瑞典人）和 Julius Axelrod（阿克塞尔罗德）（美国人）发现神经末梢递质及其储存、释放和抑制机制

1971 年 Earl W. Sutherland Jr.（萨瑟兰）（美国人）发现激素的作用机制

1972 年 Gerald M. Edelman（埃德曼）（美国人）和 Rodney R. Porter（波特）（英国人）发现抗体的化学结构

1973 年 Karl von Frisch（弗里施）（德国人）、Nikolaas Tinbergen（廷伯根）（英国人）和 Konrad Lorenz（洛伦兹）（奥地利人）发现个体与社会性行为模式的组织和引发

1974 年 Albert Claude（克劳德）（比利时人）、Christian de Duve（德·迪夫）（比利时人）和 George E. Palade（帕拉德）（美国人）有关细胞结构和功能组织的发现

1975 年 David Baltimore（巴尔的摩）（美国人）、Renato Dulbecco（杜尔贝科）（美国人）和 Howard M. Temin（特明）（美国人）发现肿瘤病毒和细胞遗传物质之间的相互作用

1976 年 Baruch S. Blumberg（布伦伯格）（美国人）和 D. Carleton Gajdusek（加达塞克）（美国人）发现有关传染病产生和传播的新机制（发现澳大利亚抗原和库鲁病）

1977 年 Roger Guillemin（吉立明）（美国人）和 Andrew V. Schally（沙利）（美国人）发现了脑中的肽类激素；Rosalyn Yalow（耶洛）（美国人）建立了肽类激素的放射免疫分析法

1978 年 Werner Arber（阿尔伯）（瑞士人）、Daniel Nathans（那森斯）（美国人）和 Hamilton O. Smith（史密斯）（美国人）发现限制性内切核酸酶及其在分子遗传学方面的应用

1979 年 Allan M. Cormack（科马克）（美国人）和 Godfrey N. Hounsfield（豪斯菲尔德）（英国人）发明电子计算机辅助 X 射线断层扫描仪

1980 年 Baruj Benacerraf（贝纳塞拉夫）、Jean Dausset（多塞）（法国人）和 George D. Snell（斯内尔）（美国人）从事细胞表面调节免疫反应的遗传结构的研究

1981 年 Roger W. Sperry（斯佩里）（美国人）有关大脑半球功能分工的研究；David H. Hubel（休伯尔）（美国人）和 Torsten N. Wiesel（威塞尔）（瑞典人）有关视觉系统的信息加工研究

1982 年 Sune K. Bergström（伯格斯特龙）（瑞典人）、Bengt I. Samuelsson（萨米尔松）（瑞典人）和 John Vane（约翰·文）（英国人）发现前列腺素及其相关的生物活性物质

1983 年 Barbara McClintock（麦克林托克）（美国人）发现移动的基因

1984 年 Niels K. Jerne（杰尼）（丹麦人）、Georges J. F. Köhler（科勒尔）（德国人）和 César Milstein（米尔斯坦）（英国人）发现关于免疫系统的发育和控制的理论，以及单克隆抗体产生的原理

　　1985 年 Michael S. Brown（布朗）和 Joseph L. Goldstein（戈登斯坦）（美国人）发现有关胆固醇代谢的调节

　　1986 年 Stanley Cohen（库恩）（美国人）和 Rita Levi-Montalcini（蒙塔奇尼）（意大利人）发现神经生长因子和表皮细胞生长因子

　　1987 年 Susumu Tonegawa（利根川进）（日本人）阐明与抗体生成有关的遗传性原理

　　1988 年 James W. Black（布莱克）（英国人）、Gertrude B. Elion（伊利昂）（美国人）和 George H. Hitchings（希钦斯）（美国人）有关药物治疗的重要原理

　　1989 年 J. Michael Bishop（毕晓普）（美国人）和 Harold E. Varmus（瓦慕斯）（美国人）发现逆转录病毒致癌基因的细胞来源（原癌基因）

　　1990 年 Joseph E. Murray（默里）（美国人）和 E. Donnall Thomas（托马斯）（美国人）有关应用于人类疾病治疗的器官和细胞移植术

　　1991 年 Erwin Neher（内尔）（德国人）和 Bert Sakmann（萨克曼）（德国人）发现细胞中单个离子通道的功能（膜片钳技术）

　　1992 年 Edmond H. Fischer（费希尔）（美国人）和 Edwin G. Krebs（克雷布斯）（美国人）发现可逆的蛋白质磷酸化作用是一种生物调节机制

　　1993 年 Richard J. Roberts（罗伯茨）（英国人）和 Phillip A. Sharp（夏普）（美国人）发现断裂基因

　　1994 年 Alfred G. Gilman（吉尔曼）（美国人）和 Martin Rodbell（罗德贝尔）（美国人）发现 G 蛋白及其在细胞中的信号转导作用

　　1995 年 Edward B. Lewis（刘易斯）（美国人）、Christiane Nüsslein-Volhard（沃尔哈德）（德国人）和 Eric F. Wieschaus（维斯乔斯）（美国人）发现早期胚胎发育中的遗传调控机理

　　1996 年 Peter C. Doherty（杜赫提）（澳大利亚人）和 Rolf M. Zinkernagel（辛克纳吉）（瑞士人）发现细胞介导的免疫防御特性

　　1997 年 Stanley B. Prusiner（普鲁西纳）（美国人）发现朊病毒——有关传染的一种新的生物学原理

　　1998 年 Robert F. Furchgott（佛契哥特）（美国人）、Louis J. Ignarro（伊格纳罗）（美国人）和 Ferid Murad（穆拉德）（美国人）发现一氧化氮在心血管系统中作为信号分子

　　1999 年 Gunter Blobel（布洛伯尔）（美国人）发现蛋白质具有内在信号以控制其在细胞内的传递和定位

　　2000 年 Arvid Carlsson（卡尔松）（瑞典人）、Paul Greengard（格林加德）（美国人）和 Eric R. Kandel（坎德尔）（奥地利人）发现神经系统中的信号传递

2001 年 Leland H. Hartwell（哈特韦尔）（美国人）、Tim Hunt（亨特）（英国人）和 Paul M. Nurse（纳斯）（英国人）发现了细胞周期的关键调节因子

2002 年 Sydney Brenner（布雷内）（英国人）、H. Robert Horvitz（霍维茨）（美国人）和 John E. Sulston（苏尔斯顿）（英国人）发现器官发育遗传调控和细胞程序性死亡的机制

2003 年 Paul C. Lauterbur（劳特布尔）（美国人）和 Peter Mansfield（曼斯菲尔德）（英国人）有关核磁共振成像技术

2004 年 Richard Axel（阿克塞尔）（美国人）和 Linda B. Buck（巴克）（美国人）发现嗅觉受体和嗅觉系统的组织形式

2005 年 Barry J. Marshall（马歇尔）（澳大利亚人）和 J. Robin Warren（沃伦）（澳大利亚人）发现幽门螺杆菌及其在导致胃炎和胃溃疡中的作用

2006 年 Andrew Z. Fire（法尔）（美国人）和 Craig C. Mello（梅洛）（美国人）发现 RNA 干扰——双链 RNA 引发的沉默现象

2007 年 Mario R. Capecchi（卡佩基）（美国人）、Martin J. Evans（埃文斯）（英国人）和 Oliver Smithies（史密斯）（美国人）发现在小鼠中利用胚胎干细胞引入特异性基因修饰的原理

2008 年 Harald zur Hausen（豪森）（德国人）发现导致子宫颈癌的人乳头状瘤病毒（HPV）；Françoise Barré-Sinoussi（西诺西）（法国人）和 Luc Montagnier（蒙塔尼尔）（法国人）发现人类免疫缺陷病毒（HIV）

2009 年 Elizabeth H. Blackburn（布莱克本）（澳大利亚人）、Carol W. Greider（格蕾德）（美国人）和 Jack W. Szostak（绍斯塔克）（英国人）发现端粒和端粒酶如何保护染色体

2010 年 Robert G. Edwards（爱德华兹）（英国人）创立了体外受精技术

2011 年 Bruce A. Beutler（博伊特勒）（美国人）和 Jules A. Hoffmann（霍夫曼）（法国人）有关先天免疫激活的发现；Ralph M. Steinman（斯坦因曼）（美国人）发现树突细胞及其在获得性免疫中的作用

2012 年 John B. Gurdon（格登）（英国人）和 Shinya Yamanaka（山中伸弥）（日本人）发现成熟细胞可被重新编程而成为多功能细胞

2013 年 James E. Rothman（罗斯曼）（美国人）、Randy W. Schekman（谢克曼）（美国人）和 Thomas C. Südhof（苏德霍夫）（德国人）发现细胞内的主要转运系统——囊泡运输的调节机制

2014 年 John O'Keefe（欧基夫）（英国人）、May-Britt Moser（迈-布里特·莫泽）（挪威人）和 Edvard I. Moser（爱德华·莫泽）（挪威人）发现构建大脑定位系统的细胞

2015 年 William C. Campbell（坎贝尔）（爱尔兰人）和 Satoshi Ōmura（大村

智）（日本人）发现治疗寄生虫感染的新方法；Youyou Tu（屠呦呦）（中国人）发现治疗疟疾新方法（青蒿素）

2016 年 Yoshinori Ohsumi（大隅良典）（日本人）发现细胞自噬机制

2017 年 Jeffrey C. Hall（霍尔）（美国人）、Michael Rosbash（罗斯巴什）（美国人）和 Michael W. Young（杨）（美国人）发现控制生理节律的分子机制

（本表引自 http://www.nobelprize.org/nobel_prizes/medicine/laureates/；获奖者中文名仅按习惯列出姓氏。）

# 中文人名索引